高齢者の薬 よろず
お助け Q&A 100

桑島　巖／編

高齢者はここが違う!
症例に合わせた薬の安全処方
－使い分けとさじ加減

羊土社
YODOSHA

※薬剤名は使用頻度の高いものを中心に掲載しています．

謹告

　本書に記載されている診断法・治療法に関しては，発行時点における最新の情報に基づき，正確を期するよう，著者ならびに出版社はそれぞれ最善の努力を払っております．しかし，医学，医療の進歩により，記載された内容が正確かつ完全ではなくなる場合もございます．

　したがって，実際の診断法・治療法で，熟知していない，あるいは汎用されていない新薬をはじめとする医薬品の使用，検査の実施および判読にあたっては，まず医薬品添付文書や機器および試薬の説明書で確認され，また診療技術に関しては十分考慮されたうえで，常に細心の注意を払われるようお願いいたします．

　本書記載の診断法・治療法・医薬品・検査法・疾患への適応などが，その後の医学研究ならびに医療の進歩により本書発行後に変更された場合，その診断法・治療法・医薬品・検査法・疾患への適応などによる不測の事故に対して，著者ならびに出版社はその責を負いかねますのでご了承ください．

序

　高齢化社会の到来とともに，診療の対象も75歳以上の後期高齢者の患者さんが非常に多くなってきました．

　高齢になるにつれ生体にはさまざまな変化が出てきます．なかでも腎機能や肝機能といった薬物の代謝と関連した臓器が障害されてきます．また心機能や自律神経機能も低下するために血圧の変動も大きくなります．また認知機能に障害がみられる患者さんも増えてきて薬の服薬アドヒアランスも悪くなってきます．

　薬の安全処方が治療学の基本であることに議論の余地はありません．したがって，生体の生理機能が衰えた高齢者に対しては，当然特別な注意が必要です．

　特に高齢者を診療するうえで重要なことは，病態や社会的背景の多様性を考慮することです．エビデンス，あるいはそれを元に作成されたガイドラインは，均一な集団を元にした治療の結果や指針に過ぎません．それらは参考にはなりますが，その結果をそのまま個々の高齢者に当てはめるととんでもない誤りを犯すことになりかねません．

　特に後期高齢者の診療にあたって，担当医に求められることは，個々の患者さんの病態を把握して，治療のあり方を考えることです．

　本書では，高齢者医療に長年の経験をもつ選りすぐりの執筆者に，高齢者に対する安全処方のコツを伝授してもらいました．特に本書の執筆者の多くが所属する東京都健康長寿医療センターは，高齢者専門医療機関としてわが国の高齢者医療をリードしてきた実績があります．本書には他の書物では得られない宝物が詰まっていますので，これからの高齢者診療にあたって皆さんの座右の書として活用していただければ，編集者としては望外の喜びです．

2012年5月

東京都健康長寿医療センター顧問
桑島　巖

目次概略

第1章　高齢者に多い疾患に対する薬の使い方
1) 細菌感染症（Q1〜8） …… 14
2) ウイルス感染（Q9〜10） …… 30
3) 下痢（Q11〜12） …… 34
4) 骨粗鬆症（Q13〜16） …… 39
5) 認知症（Q17〜19） …… 51
6) COPDと気管支喘息（Q20〜24） …… 58
7) 不整脈（Q25〜26） …… 68
8) 血栓症（Q27〜32） …… 74
9) 心不全，ショック（Q33〜36） …… 87
10) 虚血性心疾患（Q37〜38） …… 99
11) 甲状腺機能低下症（Q39） …… 105
12) めまい，立ちくらみ（Q40〜41） …… 107

第2章　生活習慣病に対する薬の使い方
1) 高血圧（Q42〜46） …… 112
2) 糖尿病（Q47〜56） …… 124
3) 脂質異常症（Q57〜60） …… 154

第3章　知っておきたい重症疾患の治療法（Q61〜68） …… 162

第4章　高齢者で頻用される薬の使い方
1) 睡眠薬（Q69〜70） …… 186
2) 抗不安薬，抗うつ薬（Q71） …… 192
3) 解熱鎮痛薬（Q72〜74） …… 194
4) 消化性潰瘍治療薬（Q75〜77） …… 201
5) 便秘治療薬（Q78〜79） …… 210
6) 頻尿，尿閉，尿失禁（Q80〜82） …… 215

第5章　高齢者診療で重要な薬の使い方
1) 抗けいれん薬（Q83） …… 224
2) パーキンソン病治療薬（Q84） …… 226
3) せん妄（Q85） …… 228
4) 経口ステロイド（Q86〜87） …… 230
5) 電解質異常（Q88〜91） …… 236

第6章　禁忌あるいは用量調整が必要な薬（Q92〜100） …… 246

高齢者の薬 よろず お助け Q&A 100

CONTENTS

序 .... 桑島　巖　　3

第1章　高齢者に多い疾患に対する薬の使い方

1）細菌感染症

- **Q1** ツ反が陽性，画像もあやしい…結核？ 治療すべき？
  高齢者結核の予防と治療 .... 小金丸 博　14
- **Q2** 「先生カゼひいたみたい．コウセイザイください」出してもいい？
  感冒に対する抗菌薬の適応 .... 小金丸 博　16
- **Q3** クラビット®って，いろいろ使えて便利！…え？ だめ？
  ニューキノロン系抗菌薬の適応 .... 小金丸 博　18
- **Q4** 誤嚥，誤嚥，また誤嚥．しつこい敵に有効な方法は？
  繰り返す誤嚥性肺炎の治療戦略 .... 小金丸 博　20
- **Q5** 腎機能低下症例に抗菌薬はどう使う？
  腎障害のある高齢者への抗菌薬治療の注意点 .... 小金丸 博　22
- **Q6** MRSA感染症にバンコマイシンを投与したら，全身に紅斑！
  グリコペプチド系抗菌薬を投与する際の注意点 .... 小金丸 博　24
- **Q7** 尿路感染にペントシリン®は使わない方がいいって本当？
  ピペラシリン（ペントシリン®）の使い方 .... 小金丸 博　26
- **Q8** いつまで治療したらいいの？
  抗菌薬の中止・変更のタイミング .... 小金丸 博　28

2）ウイルス感染

- **Q9** インフルエンザの薬は用法で選ぶ
  抗インフルエンザウイルス薬の使い方 .... 稲松孝思　30
- **Q10** 高齢者の帯状疱疹はどう治療する？
  高齢者帯状疱疹治療の注意点 .... 種井良二　32

3）下痢

Q11 下痢の原因は？ 治療は？
感染性下痢への対応 ·· 稲松孝思 34

Q12 抗菌薬で感染症治療中に下痢発症！
クロストリジウム・デフィシール感染の診断と治療 ·············· 稲松孝思 37

4）骨粗鬆症

Q13 椎体骨折が疑われる激しい腰痛！ 痛みを抑えるにはどうする？
椎体骨折の診断と薬物療法 ··· 細井孝之 39

Q14 骨折予防の薬物療法を始める基準は？
骨粗鬆症の薬物療法の開始基準 ···································· 細井孝之 42

Q15 ビスホスホネート製剤の副作用に注意
ビスホスホネート製剤の使い方 ···································· 細井孝之 46

Q16 骨粗鬆症治療薬の併用は効果ある？
骨粗鬆症治療薬の併用 ·· 細井孝之 49

5）認知症

Q17 抗認知症薬の使い分けはどうすれば？
抗認知症薬4種の特徴 ··· 古田　光 51

Q18 もの忘れの訴えがあれば抗認知症薬を処方してもいいの？
抗認知症薬の投与開始時期 ··· 古田　光 54

Q19 抗認知症薬の副作用にどう対処する？
抗認知症薬の副作用 ··· 古田　光 56

6）COPDと気管支喘息

Q20 気管支喘息にはステロイド？ β_2刺激薬？ それとも配合剤？
高齢者気管支喘息の長期管理薬物療法 ···························· 望月英明 58

Q21 喘息の薬物治療では低カリウム血症に注意！
高齢者喘息の治療薬による副作用 ································· 望月英明 61

Q22 COPDの増悪で，呼吸困難が急激に悪化！
慢性閉塞性肺疾患（COPD）の増悪 ································ 望月英明 63

Q23 COPDの増悪を予防する方法は？
慢性閉塞性肺疾患（COPD）増悪の予防 ··························· 望月英明 65

Q24 COPDの薬物治療でなかなか治療効果が出ない
高齢者COPDの薬物治療についての注意事項 ····················· 望月英明 66

7）不整脈

Q25 抗不整脈薬投与後に，新たな致死的不整脈出現
高齢者不整脈治療の注意点 ··· 小松　隆 68

Q26 抗不整脈薬投与したが，治療効果がなかなかでない！
自律神経の関連性からみた薬剤選択法 ···························· 小松　隆 71

8）血栓症

Q27 新規経口抗凝固薬ってどんなの？
心房細動の脳卒中予防 ……………………………………… 後藤信哉 74

Q28 ダビガトランの前に腎機能，それでも難しい…
高齢者へのダビガトラン（プラザキサ®） ………………… 後藤信哉 77

Q29 脳梗塞予防もアスピリンでいいの？
高齢者の脳梗塞再発予防における抗血小板薬の選択 ……… 後藤信哉 79

Q30 複数の血管床に病変！ 抗血小板薬を追加したいが…
閉塞性動脈硬化症に対する抗血小板薬併用 ………………… 後藤信哉 81

Q31 肺血栓塞栓症予防に抗Xa薬投与したら出血！
高齢者の肺血栓塞栓予防 …………………………………… 後藤信哉 83

Q32 手術なので抗血栓薬を中止していい？
高齢者における抗血栓薬の中止 …………………………… 後藤信哉 85

9）心不全，ショック

Q33 心不全にhANP投与したらCr急上昇！
高齢者におけるhANPの適応と使い方 …………………… 原田和昌 87

Q34 ドブタミン増量で逆に血圧低下！
心原性ショック時のドパミンとドブタミンの使い分け …… 原田和昌 90

Q35 抗アルドステロン薬で血清カリウム値上昇！
高齢者における抗アルドステロン薬の適応と使い方 ……… 原田和昌 93

Q36 高齢者にβ遮断薬を20 mg処方したら著しい徐脈に！
高齢者におけるβ遮断薬の適応と使い方 …………………… 原田和昌 96

10）虚血性心疾患

Q37 冠動脈インターベンション後に予防で硝酸薬使える？
冠動脈インターベンション後冠動脈拡張薬の使用基準 …… 藤本　肇 99

Q38 ステント留置後に抗血小板薬はいつまで続ける？
薬剤溶出性ステント留置後の抗血小板薬 …………………… 藤本　肇 102

11）甲状腺機能低下症

Q39 甲状腺機能低下症にチラーヂン®Sは何錠から？
高齢者の甲状腺機能低下症へのホルモン補充 ……………… 森　聖二郎 105

12）めまい，立ちくらみ

Q40 急性期のめまいにメイロン®？
高齢者の急性期めまいに対する診療 ………………………… 木村百合香 107

Q41 めまい，立ちくらみと失神 - まず薬をチェック！
薬剤によるめまい …………………………………………… 桑島　巖 110

第2章 生活習慣病に対する薬の使い方

1) 高血圧

Q42 非常に高い血圧にアダラート® 投与したら，胸痛と冷や汗！
高齢者への降圧治療のピットフォール …… 桑島 巖 112

Q43 降圧不十分な高齢者に追加薬は ACE 阻害薬 or ARB？
心筋梗塞後の降圧薬の選択 …… 桑島 巖 114

Q44 後期高齢者でも薬で降圧した方がいいの？
後期高齢者に対する降圧薬の注意点 …… 桑島 巖 117

Q45 糖尿病で高血圧！ どう降圧する？
糖尿病を合併した高血圧症例の降圧 …… 桑島 巖 119

Q46 最近注目のナトリックス®，その注意点とは？
降圧利尿薬の注意点 …… 桑島 巖 122

2) 糖尿病

Q47 血糖コントロールにどの薬を最初に使うべき？
DPP-4 阻害薬とその他経口血糖降下薬の使い方 …… 荒木 厚 124

Q48 大量の SU 薬使用は重症低血糖を起こす！
高齢者の低血糖予防 …… 荒木 厚 128

Q49 糖尿病の治療中に物忘れが出てきたら？
糖尿病と認知症 …… 荒木 厚 131

Q50 肥満型，やせ型で使う薬は違う？
体型と経口血糖降下薬の使い方 …… 荒木 厚 134

Q51 ピオグリタゾンを使うベネフィットとリスクとは？
ピオグリタゾン（アクトス®）の使い方 …… 荒木 厚 136

Q52 高齢者でもビグアナイド薬は使える？
ビグアナイド薬の使い方 …… 荒木 厚 138

Q53 Ccr40以下となったらどの薬を使えばいい？
腎機能障害を合併した糖尿病患者の経口薬の使い方 …… 荒木 厚 141

Q54 低血糖はどのように対処したらいい？
軽症低血糖の対処法 …… 荒木 厚 143

Q55 低血糖による意識障害の対処法は？
重症低血糖の治療 …… 荒木 厚 146

Q56 インスリンの安全な使い方を教えてください
高齢者のインスリン療法 …… 荒木 厚 148

3) 脂質異常症

Q57 フィブラート系薬剤使用中に CPK が上昇！ 中止すべき？
フィブラート系薬剤と横紋筋融解症との関係 …… 森 聖二郎 154

CONTENTS

Q58 LDL-コレステロールもトリグリセリドも高い！ まずはスタチン？
スタチン薬とフィブラート系薬剤の併用 ……………………………… 森 聖二郎　156

Q59 高齢者や女性でも高LDL-コレステロール血症を治療すべき？
高LDL-コレステロール血症のエビデンス ……………………………… 森 聖二郎　158

Q60 LDL-コレステロールはどこまで下げるべき？
高齢者でもthe lower, the betterか？ ……………………………… 森 聖二郎　160

第3章　知っておきたい重症疾患の治療法

Q61 脳梗塞は発症後3時間以内なら間に合う！
高齢者（脳梗塞）における血栓溶解療法の注意点 ……………………… 小宮 正　162

Q62 高齢者では，術後の輸液はどう考えればよいですか？
術後輸液療法の基本と注意点 …………………………………………… 金澤伸郎　165

Q63 敗血症からのDIC！ 抗凝固薬はどれを使う？
高齢者DIC症例の治療方法 ……………………………………………… 宮腰重三郎　168

Q64 高齢者CMLへの分子標的薬の使い方や副作用は？
高齢者CMLの分子標的治療 ……………………………………………… 宮腰重三郎　171

Q65 リンパ腫の治療はどうするのがいいの？
高齢者悪性リンパ腫の治療 ……………………………………………… 宮腰重三郎　174

Q66 腎性貧血かも… と思ったら
高齢者の腎性貧血について ……………………………………………… 秋元寛正　177

Q67 高齢者関節リウマチで脱水傾向は要注意！
高齢者関節リウマチに対する免疫抑制薬使用の注意点 ……………… 杉原毅彦　180

Q68 生物学的製剤投与中のCRPは当てになる？
生物学的製剤投与中の高齢者関節リウマチの注意点 ………………… 杉原毅彦　183

第4章　高齢者で頻用される薬の使い方

1）睡眠薬

Q69 ベンザリン®で朝ふらつき転倒！
高齢者への睡眠薬処方の原則 …………………………………………… 小山恵子　186

Q70 増量，併用．それでも途中で目が覚めてしまう
睡眠薬併用の際の指針 …………………………………………………… 小山恵子　189

2）抗不安薬，抗うつ薬

Q71 転倒骨折は抗不安薬のせい？
高齢者への抗不安薬・抗うつ薬の処方 ………………… 岡村 毅，粟田主一　192

3）解熱鎮痛薬

Q72 関節痛で救急外来！ NSAIDs処方し帰宅はOK？
高齢者に対する非ステロイド性抗炎症薬の選択 ……………………… 杉原毅彦　194

- **Q73** 腰痛を直して！ でも狭心症の既往が…
  NSAIDs の心血管イベントのリスク ……………………………………………… 杉原毅彦　197
- **Q74** PL 顆粒とピリナジン® 処方したら吐き気，浮腫が出現
  アセトアミノフェンの過量投与 ………………………………………………… 杉原毅彦　199

4）消化性潰瘍治療薬

- **Q75** 胃潰瘍が見つかった！ さて，選択薬は？
  高齢者の胃潰瘍，逆流性食道炎治療薬選択 …………………………………… 千葉俊美　201
- **Q76** NSAIDs で心窩部痛に貧血！
  高齢者の NSAIDs 潰瘍に対する予防薬 ………………………………………… 千葉俊美　205
- **Q77** H_2RA か？ PPI か？
  安全なヒスタミン H_2 受容体拮抗薬とプロトンポンプ阻害薬の使い分け … 千葉俊美　207

5）便秘治療薬

- **Q78** 刺激性下剤で腹痛，排便困難，便失禁！
  高齢者に対する下剤使用の原則 ………………………………………………… 味村俊樹　210
- **Q79** 下痢と便秘を行ったり来たり…
  下痢と便秘を繰り返す高齢者への対処法 ……………………………………… 味村俊樹　213

6）頻尿，尿閉，尿失禁

- **Q80** 抗コリン薬の投与で，尿失禁が悪化！
  抗コリン薬使用の注意点 ………………………………………………………… 岡村菊夫　215
- **Q81** ハルナール®D は効かなかったのに，フリバス® が効くことがある
  前立腺肥大症治療薬の選択と使用法 …………………………………………… 岡村菊夫　218
- **Q82** 抗コリン薬の効果がいまひとつ…
  腹圧性尿失禁の治療 ……………………………………………………………… 岡村菊夫　221

第5章　高齢者診療で重要な薬の使い方

1）抗けいれん薬

- **Q83** 脳梗塞後の痙攣が止まらない！
  脳梗塞後の痙攣発作に対する対処法 …………………………………………… 金丸和富　224

2）パーキンソン病治療薬

- **Q84** パーキンソン病の薬で幻視が悪化！
  高齢者における抗パーキンソン病薬の使い方 ………………………………… 金丸和富　226

3）せん妄

- **Q85** 夜中に突然落ち着かなくなった！
  高齢者の夜間せん妄への対処 …………………………………………………… 小宮　正　228

4）経口ステロイド

Q86 関節痛にとりあえずプレドニン®？
ステロイドのリスク：感染症以外 ……………………… 杉原毅彦　230

Q87 高用量のステロイド療法開始1カ月後に肺炎合併
ステロイドのリスク：感染症 …………………………… 杉原毅彦　233

5）電解質異常

Q88 ARB投与で血清カリウムが上昇！投与中止すべき？
腎機能低下に合併した高カリウム血症の補正法 ……… 内田俊也　236

Q89 降圧利尿薬を投与したら血清カリウムが下がりすぎた！
高齢者における低カリウム血症の原因と補正法 ……… 内田俊也　239

Q90 低ナトリウム血症による意識障害で救急外来！
高齢者における低ナトリウム血症の原因と治療法 …… 内田俊也　241

Q91 脱水症状に対し輸液したら，心不全！
高齢者の脱水に対する輸液療法 ………………………… 内田俊也　244

第6章　禁忌あるいは用量調整が必要な薬

Q92 腎障害のある高齢者で気を付ける薬を教えて！
腎機能に応じて用量調整を要する薬剤 ………………… 桑島　巖　246

Q93 肝障害例で気を付ける薬を教えて！
肝炎，肝硬変などへの禁忌薬 …………………………… 桑島　巖　251

Q94 緑内障で気を付けるべき薬を教えて！
緑内障例への禁忌薬 ……………………………………… 桑島　巖　254

Q95 前立腺肥大症で気を付ける薬を教えて！
前立腺肥大症例への禁忌薬 ……………………………… 桑島　巖　256

Q96 COPD，気管支喘息で気を付ける薬を教えて！
COPD，気管支喘息への禁忌薬 ………………………… 桑島　巖　258

Q97 間質性肺障害の副作用が心配です
薬剤性肺疾患を起こす可能性のある薬剤 ……………… 桑島　巖　260

Q98 服薬時間をずらして処方しなければならない薬剤について教えて！
同時服用で吸収阻害の起こる薬剤 ……………………… 桑島　巖　262

Q99 名前の似た薬の処方ミスに注意！
類似名称薬 ………………………………………………… 桑島　巖　264

Q100 高齢者に不適切な薬剤とは？
高齢者への処方のポイント ……………………………… 桑島　巖　266

索引，薬剤名索引 …………………………………………………………… 268

執筆者一覧

*五十音順

秋元寛正	東京都健康長寿医療センター腎臓内科
荒木　厚	東京都健康長寿医療センター糖尿病・代謝・内分泌内科
粟田主一	東京都健康長寿医療センター研究所自立促進と介護予防研究チーム
稲松孝思	東京都健康長寿医療センター臨床検査科
内田俊也	帝京大学医学部内科学講座
岡村菊夫	国立長寿医療研究センター病院泌尿器科
岡村　毅	東京都健康長寿医療センター研究所自立促進と介護予防研究チーム 東京大学大学院医学系研究科臨床神経精神医学
金澤伸郎	東京都健康長寿医療センター外科
金丸和富	東京都健康長寿医療センター神経内科
木村百合香	東京都健康長寿医療センター耳鼻咽喉科
桑島　巖	東京都健康長寿医療センター顧問
小金丸 博	筑波大学附属病院感染症科
後藤信哉	東海大学医学部内科学系循環器内科
小松　隆	岩手医科大学内科学講座心血管・腎・内分泌内科分野
小宮　正	東京都健康長寿医療センター神経内科
小山恵子	東京医科歯科大学保健管理センター
杉原毅彦	東京都健康長寿医療センター膠原病・リウマチ科
種井良二	東京都健康長寿医療センター皮膚科
千葉俊美	岩手医科大学医学部内科学講座消化器・肝臓内科分野
原田和昌	東京都健康長寿医療センター循環器内科
藤本　肇	東京都健康長寿医療センター循環器内科
古田　光	東京都健康長寿医療センター精神科
細井孝之	国立長寿医療研究センター臨床研究推進部
味村俊樹	高知大学医学部附属病院骨盤機能センター
宮腰重三郎	東京都健康長寿医療センター血液内科
望月英明	東京都健康長寿医療センター呼吸器内科
森 聖二郎	東京都健康長寿医療センター臨床研究推進センター

高齢者の薬 よろず お助け Q&A 100

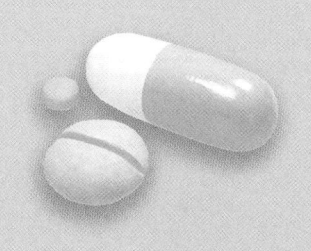

細菌感染症

Q1 ツ反が陽性，画像もあやしい…結核？治療すべき？

高齢者結核の予防と治療

高齢者において胸部画像検査とツベルクリン反応から結核が疑われる場合，咳・痰の症状がなくてもイソニアジド（イスコチン®）の予防投与が必要でしょうか？また，多剤併用療法はどのような症例に開始すべきでしょうか？治療期間についても教えてください．

A

　従来の「予防投与」は，「潜在性結核感染の治療」と表現が改められています．単なる将来の発病リスクに備えての投薬としてではなく，現存の潜在性結核感染の治療として行うと考え方が変わりました（本稿では「予防投与」で表現を統一します）．

　胸部画像検査で陳旧性結核の所見（胸膜癒着像や石灰化のみは除く）があり，ツベルクリン反応が強陽性であれば，**イソニアジド（イスコチン®）による予防投与を検討します**[1]．ただし，病歴聴取で結核治療歴を確認し，過去にリファンピシン（リファジン®，リマクタン®）を含む正規の抗結核薬の組み合わせを用いて必要十分な期間治療されている場合は，結核発病のリスクが低いため，予防投与の適応から除外します．また，予防投与を行う際は，注意深く活動性結核を除外する必要があります．結核発病者への予防投与は結核菌の薬剤耐性化を招く恐れがあるからです．イソニアジドの**予防投与は6または9カ月間行います**．

　結核に対する多剤併用療法は，活動性結核と診断した，あるいは強く疑う症例に対して行います．初回治療はできるだけイソニアジド，リファンピシン，エタンブトール（エサンブトール®，エブトール®），ピラジナミド（ピラマイド®）の4剤で開始しますが，80歳以上，肝機能障害，高尿酸血症のある症例では，ピラジナミドを除いた3剤で治療を開始します．

● 結核の診断と治療

　2週間以上持続する咳，痰，胸痛などの呼吸器症状や，発熱，倦怠感，食欲不振，体重減少があれば，結核を疑います．まず結核を疑うことが重要

です．

　結核はできる限り細菌学的に診断するべきで，原則，胸部X線などの画像所見のみで結核と診断・治療してはいけません．重要なのは治療前の喀痰の抗酸菌塗抹・培養検査です．喀痰の喀出が困難な場合には，3％高張食塩水の吸入による誘発喀痰や胃液を採取し，抗酸菌検査を行います．PCR法を用いた遺伝子検査も診断に有用ですが，死んだ菌でも陽性になるため，塗抹・培養検査と合わせて活動性結核かどうか判断します．

　しかし，胸水ADA高値から結核性胸膜炎を疑う場合や，画像所見から粟粒結核を疑う場合は，細菌学的に診断されていなくても抗結核薬の投与を開始します．粟粒結核は，肝生検や骨髄生検が診断に有用です．

　肺結核の場合，4剤で治療を開始した場合は6カ月，3剤の場合は9カ月が標準治療期間となります．イソニアジドまたはリファンピシンを使用できない場合，治療開始から2カ月経過しても結核菌が培養される場合，糖尿病，じん肺などを合併する場合，ステロイドや免疫抑制薬を長期投与されている場合は，おのおの治療期間を3カ月延長します．

Point 結核の予防と治療のポイント

- イソニアジドの予防投与を行う際には，慎重に活動性結核を除外しなければならない
- 培養検査やPCRで細菌学的に結核を証明できた患者に対して多剤併用療法を行う
- 通常4剤で開始するが，80歳以上，肝機能障害，高尿酸血症のある場合は，ピラジナミドを除く3剤で開始する
- 糖尿病など免疫低下状態の患者では治療期間を3カ月間延長する

● 文献
1) 日本結核病学会予防委員会・日本リウマチ学会：さらに積極的な化学予防の実施について．結核，79：747-748，2004
2) 『レジデントのための感染症診療マニュアル　第2版』青木眞/著，医学書院，2008

〈小金丸 博〉

細菌感染症

Q2 「先生カゼひいたみたい．コウセイザイください」出してもいい？

感冒に対する抗菌薬の適応

感冒の場合に抗菌薬を予防的に処方するべきという指導医と，処方するべきではないという指導医がいて判断に迷います．高齢の患者さんに対してはどのように対応すればよいのでしょうか？

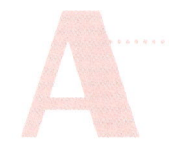

A

　感冒は鼻汁，咽頭痛などの上気道症状を呈する症候群であり，原因の多くはウイルス感染です．対症療法のみで2～3日で自然軽快するため，基本的に感冒に対して抗菌薬は不要です．2005年に発表された成人，小児を対象としたメタ解析でも，感冒に対する抗菌薬の有効性は認められていません[1]．**不適切な抗菌薬の使用は，不必要な副作用の発現，薬剤耐性菌の増加，医療費の増加の原因となるため避けなければなりません．**

　高齢者の場合，ウイルス感染後に細菌性肺炎を合併することをよく経験します．冬季に流行するインフルエンザなどは細菌性肺炎を合併しやすい代表的疾患です．しかし，感冒に対して予防的に抗菌薬を投与しても細菌感染症を効率よく予防することはできないため[2]，感冒症状で来院した高齢者に一律に抗菌薬を処方すべきではありません．

　感冒症状で来院した**高齢者に対して抗菌薬の投与が必要になる場面**として"実は肺炎"と"長引く風邪"があります．高齢者が咳などの下気道症状を強く訴える場合は，単なる感冒や気管支炎ではなく，"実は肺炎"ではないかと考え，抗菌薬の投与について検討する必要があります．また，高熱が3日以上持続する例，発症から来院まで日数が経過している例，二相性発熱をきたした例など"長引く風邪"では，副鼻腔炎や肺炎など細菌感染の合併を考えなくてはなりません．

　急性副鼻腔炎に対して抗菌薬を投与すべきかどうかは議論があるところですが，症状が7日以上持続する場合は抗菌薬の適応になると考えられています．最後に，日本呼吸器学会が提示したかぜ症候群に対して抗菌薬の投与を考慮すべき指標を示します（**表**）[3]．

● 表　かぜ症候群における抗菌薬投与の判断指標

❶高熱の持続（3日間以上）
❷膿性の喀痰，鼻汁
❸扁桃腫大と膿栓・白苔付着
❹中耳炎・副鼻腔炎の合併
❺強い炎症反応（白血球増多，CRP陽性，赤沈値の亢進）
❻ハイリスクの患者

（文献3より転載）

Point 高齢者感冒に対する治療のポイント

- 基本的に感冒に対して抗菌薬は不要である
- 高齢者が下気道症状を強く訴える場合は，感冒や気管支炎ではなく，肺炎の可能性がある
- 高齢者の長引く風邪では，副鼻腔炎や肺炎など細菌感染の合併を考える

● 文献

1) Arroll B & Kenealy T：Antibiotics for the common cold and acute purulent rhinitis. Cochrane Database Syst Rev, 3：CD000247, 2005
2) Peterson I et al.：Protective effect of antibiotics against serious complication of common respiratory tract infection: retrospective cohort study with the UK General Practice Research Database. BMJ, 335：982, 2007
3) 『成人気道感染症診療の基本的考え方』日本呼吸器学会呼吸器感染症に関するガイドライン作成委員会／編，日本呼吸器学会，2003

〈小金丸 博〉

細菌感染症

Q3 クラビット®って,いろいろ使えて便利!…え?だめ?

ニューキノロン系抗菌薬の適応

上気道炎や咽頭炎にレボフロキサシン（クラビット®），シプロフロキサシン（シプロキサン®）などのニューキノロン系抗菌薬は用いない方がよいと指導されましたが，なぜでしょうか？ニューキノロン系抗菌薬はどのような感染症に対して用いるべきですか？高齢者における併用薬の注意点なども教えてください．

A

そもそも上気道炎や咽頭炎は原因の多くがウイルス感染であるため，抗菌薬の投与は不要のことが多いです．しかし，咽頭炎の原因がA群β溶血性連鎖球菌（group A *streptococcus*：GAS）である場合，症状の軽減や扁桃周囲膿瘍などの合併症の予防を目的に抗菌薬を投与する必要があります．咽頭炎の原因がGASなのかどうかを臨床症状から判断するには，Center Strep Scoreという指標が有用です（表1）[1]．

GASによる咽頭炎に対しては，アモキシシリン（サワシリン®，パセトシン®）などのペニシリン系抗菌薬で十分カバーできるため，ニューキノロン系抗菌薬を投与する必要はありません．もしペニシリンアレルギーがある患者であれば，マクロライド系抗菌薬やクリンダマイシン（ダラシン®S）などとともに，ニューキノロン系抗菌薬も代替薬の1つとなります．

ニューキノロン系抗菌薬は，大腸菌などのグラム陰性菌に有効なため，**尿路感染症に対してよく用います**．前立腺への移行が優れているため，**前立腺炎の第一選択薬**でもあります．ただし，近年はキノロン耐性の大腸菌

● 表1　Center Strep Score

症状	ポイント	ポイント合計	GASによる咽頭炎の率（％）
38℃以上の発熱	1	−1 or 0	1
咳がない	1	1	10
前頸部の有痛性リンパ節腫脹	1	2	17
扁桃腺の腫大か浸出物の付着	1	3	35
年齢＜15歳	1	4 or 5	51
15歳≦年齢＜45歳	0		
年齢≧45歳	−1		

（文献1より引用）

● 表2 ニューキノロン系抗菌薬の注意すべき薬剤相互作用の例

	シプロフロキサシン （シプロキサン®）	レボフロキサシン （クラビット®）
抗不整脈薬（プロカインアミド，アミオダロン）	QT延長	QT延長
シクロスポリン	シクロスポリンの濃度上昇	―
NSAIDs	中枢神経刺激	中枢神経刺激
陽イオン（マグネシウム，アルミニウムなど）	シプロキサン®の吸収低下	クラビット®の吸収低下
テオフィリン	テオフィリンの濃度上昇	―
ワルファリン	プロトロンビン時間延長	プロトロンビン時間延長

が増えているため，薬剤感受性結果を確認する必要があります．

　また，レボフロキサシン（クラビット®）などの新しいキノロン系薬は肺炎球菌やレジオネラ菌などに対して良好な活性を有するため，**呼吸器感染症に対して好んで用いられます**．ニューキノロン系抗菌薬は結核菌に対しても有効なので，呼吸器感染症に用いる場合は肺結核でないかどうか十分検討してから投与する必要があります．

　ニューキノロン系抗菌薬は**多くの薬剤と相互作用があります**（表2）．高齢者は基礎疾患に対していろいろな薬を内服していることが多いため，ニューキノロン系抗菌薬を投与する際には，事前にサンフォードガイド[2]や薬の添付文書などで相互作用を確認する必要があります．

Point　ニューキノロン系抗菌薬を投与する際のポイント

- 尿路感染症や肺炎で用いる
- 結核菌に対して抗菌活性をもつ
- キノロン耐性大腸菌が増加している
- 多くの薬剤と相互作用をもつため，投与前に必ず確認する

● 文献

1) Mclsaac WJ et al. : The validity of a sore throat score in family practice. CMAJ, 163：811-815, 2000
2) 『The Sanford guide to antimicrobial therapy 2011』Gilbert DN et al. eds., Antimicrobial Therapy Inc., 2011

〈小金丸 博〉

細菌感染症

Q4 誤嚥, 誤嚥, また誤嚥. しつこい敵に有効な方法は？

繰り返す誤嚥性肺炎の治療戦略

誤嚥性肺炎を繰り返す要介護高齢者がまた肺炎で入院した場合，抗菌薬を選択するうえでの注意点や多剤を併用することの意義について教えてください．また，再発予防のためにはどのような方法が有効でしょうか？

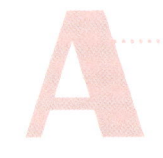

A

　誤嚥性肺炎は，口腔内の細菌が唾液や胃液と共に肺に流れ込んで生じる肺炎です．**再発を繰り返すと薬剤耐性菌が起炎菌となり，抗菌薬治療が効きにくくなってきます．**

　繰り返す誤嚥性肺炎では，口腔内の常在菌（*Peptostreptococcus*, *Fusobacterium*, *Prevotella*, *Bacteroides* などの嫌気性菌を含む）に加え，クレブシエラなどの腸内細菌属が起炎菌となります．これらの細菌をカバーするために，アンピシリン・スルバクタム（ユナシン®S）やセフメタゾール（セフメタゾン®）を投与します．

　最近まで入院していたケースや広域抗菌薬の投与を頻回に受けているケースでは，緑膿菌など耐性の強いグラム陰性桿菌もカバーするために，ピペラシリン・タゾバクタム（ゾシン®）やカルバペネム系抗菌薬を選択します．

　以前から，誤嚥性肺炎に対してはクリンダマイシン（ダラシン®S）がよく用いられてきましたが，クリンダマイシンでは嫌気性菌以外のグラム陰性桿菌をカバーできません．繰り返す誤嚥性肺炎に対してクリンダマイシンを選択する場合は，好気性グラム陰性桿菌をカバーできるセフトリアキソン（ロセフィン®）などを併用します．

　誤嚥性肺炎は脳血管疾患などをもつ高齢者において，咳反射や嚥下反射が低下することで起こります．咳反射や嚥下反射が低下すると，気付かない間に細菌や唾液を気道内に吸引する不顕性誤嚥が起こり，誤嚥性肺炎の原因となるため，繰り返す誤嚥性肺炎では**不顕性誤嚥を予防する対策を講じることが重要です．**

　誤嚥性肺炎の再発予防に有効と考えられている対策を示します（表）．脳

● 表　誤嚥性肺炎の予防策

❶薬物	1）抗血小板薬（シロスタゾール）
	2）アマンタジン
	3）アンジオテンシン変換酵素阻害薬
	4）カプサイシン
	5）半夏厚朴湯
❷口腔ケア・口腔マッサージ	
❸食後2時間の座位保持	
❹抗精神病薬の使用頻度の抑制	

梗塞後遺症に対して用いられる抗血小板薬〔シロスタゾール（プレタール®）〕やアマンタジン（シンメトレル®）は，咳反射や嚥下反射を改善します．アンジオテンシン変換酵素阻害薬やカプサイシンも咳反射を亢進させるため肺炎予防に有効と報告されています．また，口の中の細菌数を減らす口腔ケアや，食後に一定時間（2時間）座位を保持し胃液逆流を防ぐことも誤嚥性肺炎の予防に重要です．

　なお，嚥下障害のある患者に対して，胃瘻チューブや経鼻胃管を用いて経管栄養を行っても，誤嚥を防ぐことはできません[3]．また，抗菌薬の予防的投与の有効性も証明されていません[4]．

Point　誤嚥性肺炎の予防と治療のポイント

- 口腔内嫌気性菌，腸内細菌属が誤嚥性肺炎の起炎菌となる
- 繰り返す誤嚥性肺炎に対してクリンダマイシンの単剤投与は避ける
- 不顕性誤嚥を予防することが重要である
- 胃瘻造設は誤嚥の予防として有効ではない

● 文献

1）Bartlett JG：Aspiration pneumonia in adults. UpToDate 19.2
2）大類　孝：高齢者誤嚥性肺炎の現状と対策．日老医誌，47：558-560，2010
3）Park RH et al.：Randomised comparison of percutaneous endoscopic gastrostomy and nasogastric tube feeding in patients with persisting neurological dysphagia. BMJ, 304：1406-1409, 1992
4）Mouw DR et al.：Clinical inquiries. Are antibiotics effective in preventing pneumonia for nursing home patients? J Fam Pract, 53：994-996, 2004

〈小金丸 博〉

細菌感染症

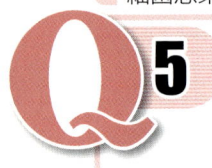

Q5 腎機能低下症例に抗菌薬はどう使う？

腎障害のある高齢者への抗菌薬治療の注意点

尿路感染症にゲンタマイシン（ゲンタシン®）を使っていたら，難聴になってしまいました．検査値をよく見たら，クレアチニン値が軽度上昇していました．腎障害のある高齢者に抗菌薬を使ううえで，避けるべき薬剤や用量調整における注意点について教えてください．

A 高齢者は潜在的に腎機能が低下しており，血清クレアチニン値が正常範囲にあっても，クレアチニンクリアランス（Ccr）を計算してみると腎機能が低下していることがあります．腎排泄型の抗菌薬を投与する際には，表1に示したクレアチニンクリアランス予測式から腎機能を推測し，用法・用量を調節する必要があります．腎機能に応じて投与法を調節すれば，腎障害のある高齢者であっても安全に抗菌薬を使用することができます．

抗菌薬は腎からの排泄態度により表2のように群別されます[1]．

腎障害のある高齢者では，**腎排泄型で血中濃度の安全域の狭いアミノグリコシド系抗菌薬**〔ゲンタマイシン（ゲンタシン®），アミカシン（ビクリン®）など〕は，第一選択としての使用は控えた方がよいと考えられています．バンコマイシンなどのグリコペプチド系抗菌薬も用法・用量の調節が難しく使用しづらいですが，重症のMRSA感染症に対しては躊躇せず使用すべきです．

βラクタム系であるペニシリン系抗菌薬やセフェム系抗菌薬は，腎機能が中等度以上に障害（30≦Ccr＜60 mL/分）されてから調節が必要になります．ただし，セフェム系抗菌薬のなかでもセフトリアキソン（ロセフィン®）は肝排泄型のため，腎障害があっても用量調節は不要です．

抗菌薬の投与法の調節は，薬剤によって，①1回投与量を減らす場合，

● 表1　Cockcroft-Gaultのクレアチニンクリアランス予測式

$$\mathrm{Ccr}\,(\mathrm{mL/}\text{分}) = \frac{(140-\text{年齢})\times\text{理想体重}}{72\times\text{血清クレアチニン値}\,(\mathrm{mg/dL})}$$

＊女性なら上の式に×0.85．理想体重：22×［身長（m）］^{2}

● 表2　抗菌薬の腎排泄態度からみた分類

分類		用量調節	抗菌薬の種類
第1群	腎排泄型で血中濃度の安全域が狭い	腎障害の早期から調節が必要	アミノグリコシド系 グリコペプチド系
第2群	肝排泄型	調節が不要	マクロライド系 クリンダマイシン ミノサイクリン
第3群	第1群と第2群の中間型	中等度以上の腎障害で調節が必要	βラクタム系 ニューキノロン系

（文献1を参考に作成）

②投与間隔を空ける場合，③両方を行う場合があります．各抗菌薬の具体的な調節方法はサンフォードガイド[2]等を参考にします．

Point　腎機能をふまえた抗菌薬使用のポイント

- 高齢者は潜在的に腎機能が低下している
- 腎排泄型の抗菌薬を投与する際には，クレアチニンクリアランスの予測式を用いて腎機能を推測し，用法・用量を調節する
- 高齢者に対してアミノグリコシド系抗菌薬は第一選択薬として使用しない

● 文献

1）『抗菌薬使用のガイドライン』日本感染症学会，日本化学療法学会／編，協和企画，2005
2）『The Sanford guide to antimicrobial therapy 2011』Gilbert DN et al. eds., Antimicrobial Therapy Inc., 2011

〈小金丸 博〉

細菌感染症

Q6 MRSA感染症にバンコマイシンを投与したら，全身に紅斑！

グリコペプチド系抗菌薬を投与する際の注意点

MRSA感染症に対してバンコマイシン，テイコプラニン（タゴシッド®）などのグリコペプチド系抗菌薬を使うのですが，高齢者で使用するにあたっての注意点を教えてください．Red man syndromeとはどのようなものですか？ その回避方法についても教えてください．

まず，抗MRSA薬を使用する際には，その患者さんに本当に抗MRSA薬が必要かどうかを吟味する必要があります．入院歴が長かったり，広域抗菌薬を投与されている高齢者では，培養検体からMRSAを検出することはよくあります．その場合は，MRSAによる感染か，単なる保菌（定着しているだけで感染徴候がみられない）かを区別し，**保菌者に対しては抗MRSA薬を使用してはいけません**．

● 腎毒性，耳毒性に注意

MRSA感染症に対して使用するバンコマイシン，テイコプラニン（タゴシッド®）といったグリコペプチド系抗菌薬は，腎毒性や耳毒性が問題となる薬剤です．副作用の腎毒性や耳毒性はトラフ値（最低血中濃度）に左右されると考えられているため，特に**腎機能が低下している高齢者にグリコペプチド系抗菌薬を使用する場合**には血中濃度を測定し，適切な用法・用量の調節（治療薬物モニタリング：TDM）を行う必要があります．また，アミノグリコシド系抗菌薬やNSAIDsなど腎毒性のある薬剤と併用すると高率に腎機能障害を生じるため，より一層の注意が必要となります．

● red man syndrome

バンコマイシンの有名な副作用に"red man syndrome"や"red neck syndrome"と呼ばれるものがあります．これは，バンコマイシンの静注後に，顔面，頸部，胸部など上半身優位に掻痒感や紅斑を呈するもので，重症例では血圧低下の報告もあります．同様の事象はテイコプラニンでも

起こりますが，バンコマイシンより稀と言われています．

　発生機序は，バンコマイシンを急速に静注したときに，バンコマイシンがIgEを介さず直接肥満細胞を刺激することでヒスタミンの分泌が起こるためと考えられています．**バンコマイシン500 mgあたり1時間以上かけてゆっくり静注することでred man syndromeを予防することができます．**症状からはアレルギーとの鑑別は困難ですが，気管支痙攣などのアナフィラキシー症状を伴っているときは薬剤アレルギーと考えるべきです．

Point グリコペプチド系抗菌薬使用のポイント

- 抗MRSA薬が必要な患者か吟味する
- グリコペプチド系抗菌薬を使用する場合には血中濃度を測定し，用法・用量の調節を行う
- バンコマイシンをゆっくり投与することでred man syndromeを予防できる

● 文献

1） Choi EI：Vancomycin hypersensitivity. UpToDate 19.2

〈小金丸 博〉

細菌感染症

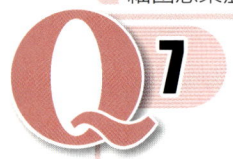

Q7 尿路感染にペントシリン®は使わない方がいいって本当？

ピペラシリン（ペントシリン®）の使い方

尿路感染症の高齢者にペントシリン®を用いたところ，指導医から感受性がはっきりしない段階で使用してはいけないと注意されました．なぜでしょうか？ペントシリン®が有効な感染症と使用にあたっての注意点について教えてください．

A

耐性菌とスペクトラム

ピペラシリン（ペントシリン®）は腸球菌，大腸菌，クレブシエラ，インフルエンザ桿菌，緑膿菌，嫌気性菌（βラクタマーゼ産生菌は除く）などに対して抗菌活性をもつペニシリン系抗菌薬です．幅広い抗菌スペクトラムを有するため，将来の耐性菌発生の危険性を考えると，適応は十分考慮しなければなりません．

尿路感染症の主要な起炎菌は大腸菌です．元来，ピペラシリンは大腸菌に対して良好な抗菌活性を有していましたが，最近はペニシリナーゼ（ペニシリン系抗菌薬を分解するβラクタマーゼ）を産生する耐性株が増加してきています（約30％）．そのため，尿路感染症の患者に対して，薬剤感受性結果が判明する前に行う**経験的治療では，ピペラシリンの単剤投与は推奨できません．**

ピペラシリンの抗菌スペクトラムの一番の特徴は，**緑膿菌を含む好気性グラム陰性桿菌をカバーできる**ことです．近年は，緑膿菌のピペラシリン耐性株が増加しているため，薬剤感受性結果を確認する必要があります．

アミノグリコシド系抗菌薬との併用

ピペラシリンは，緑膿菌感染症を疑う場合や好中球減少患者の発熱の際に，ゲンタマイシン（ゲンタシン®）などのアミノグリコシド系抗菌薬と併用して用います．緑膿菌感染症を疑う場面は，入院中あるいは長期の入院歴のある患者や，コントロール不良の糖尿病をもつ患者が発熱した場合などです．

ピペラシリンは，アミノグリコシド系抗菌薬の血中濃度を低下させることが知られています．そのため，併用する際には同時投与ではなく，ずらして順番に投与します．順番に投与する際には，先に抗菌作用の発現の早いアミノグリコシド系抗菌薬を投与した方がよいと言われています．

● 十分な抗菌力を得るために

　ピペラシリンの問題点の一つに，日本での使用量が少ないことが挙げられます．日本での常用量は1日当たり2〜4 g（保険適用量は最大8 g）ですが，**1日2 gでは緑膿菌に対して十分な抗菌力は得られません**．高齢者であっても，緑膿菌の重症感染症にピペラシリンを用いる場合は大量投与が必要です．

Point　ピペラシリン（ペントシリン®）を投与する際のポイント

- 幅広い抗菌スペクトラムを有する
- ピペラシリン耐性大腸菌が増加している
- 緑膿菌感染症を疑う場合に用いる
- 緑膿菌の重症感染症に対しては大量投与する必要がある

● 文献

1) Piperacillin : Drug information. UpToDate, 2011
2) 『The Sanford guide to antimicrobial therapy 2011』Gilbert DN et al. eds., Antimicrobial Therapy Inc., 2011

〈小金丸 博〉

細菌感染症

Q8 いつまで治療したらいいの？
抗菌薬の中止・変更のタイミング

高齢者において肺炎，尿路感染，菌血症などが軽快した場合における抗菌薬を中止するタイミングがよくわかりません．白血球数やCRPなどの炎症マーカーにギャップがある場合があります．また内服薬への切り替え時期や退院のタイミングについても教えてください．

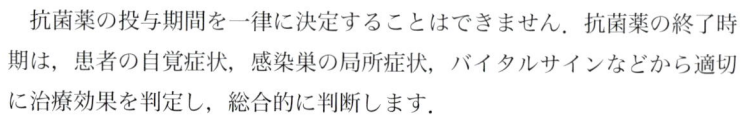

A

　抗菌薬の投与期間を一律に決定することはできません．抗菌薬の終了時期は，患者の自覚症状，感染巣の局所症状，バイタルサインなどから適切に治療効果を判定し，総合的に判断します．

　白血球数やCRPは感染症の治療効果を判定するパラメータの一つになりますが，それらだけを見て治療効果を判定してはいけません．肺炎なら呼吸数，血液ガス分析，動脈血酸素飽和度，尿路感染なら尿中白血球数など，**感染臓器に特異的なパラメータを用いて治療効果を判定することが重要です**．

　抗菌薬の投与期間は，疾患の重症度，使用抗菌薬などで変わりますが，治療期間がある程度決まっている感染症があります（表1）．これらは免疫正常者における治療期間の目安ですが，高齢者でも参考にできます．

● 表1　抗菌薬の投与期間の目安

臨床診断		投与期間（日）
菌血症（感染源を除去できる場合）		10〜14
細菌性髄膜炎	肺炎球菌	10〜14
	インフルエンザ桿菌	7
	リステリア菌	21
A群β溶連菌による咽頭炎		10
細菌性副鼻腔炎		5〜14
肺炎	肺炎球菌	解熱後3〜5日
	レジオネラ菌	7〜14
生体弁の心内膜炎	緑色連鎖球菌	14または28
	黄色ブドウ球菌	28〜42
腎盂腎炎		14
化膿性関節炎（非淋菌性）		14〜28
急性骨髄炎		42

（文献1を参考に作成）

● 表2 点滴静注から内服薬への変更の目安：COMS

C：Clinical improvement observed	
臨床症状が改善している	
O：Oral route is not compromised	
内服可能である（嘔気・嘔吐，吸収障害，嚥下障害，意識障害，重症の下痢がない）	
M：Markers showing a trend towards normal	
24時間以上解熱しており，①心拍数90回/分以上，②呼吸数20回/分以上，③血圧が不安定，④白血球数4,000/μL以下あるいは12,000/μL以上，の4項目を満たさない	
S：Specific indication / deep-seated infection	
点滴治療が推奨される特定の感染症ではない（例：心内膜炎，髄膜炎など）	

（文献2より引用）

　肺炎，尿路感染，蜂窩織炎などは，軽症であれば内服薬でも十分治療可能な感染症です．重症例では点滴静注で治療を開始しますが，その後いつ内服へ変更できるか明確な基準はありません．患者ごとに，臨床症状，バイタルサイン，経口摂取可能かどうかなどを評価し，内服薬への変更を検討します（表2）．

　入院が長引くと高齢者のADLを低下させる一因となります．点滴治療や酸素投与が不要なまで臨床症状が改善し，経口摂取が可能であれば，退院を考慮することができます．

Point　抗菌薬を中止・変更する際のポイント

- 自覚症状，感染巣の局所症状，バイタルサインで治療効果を判定する
- 白血球数やCRPのみで治療効果を判定しない
- 臨床症状が安定し経口摂取が可能なら内服薬への変更を検討する

● 文献

1）『The Sanford guide to antimicrobial therapy 2011』Gilbert DN et al. eds., Antimicrobial Therapy Inc., 2011
2）Nottingham Antibiotic Guidelines Committee：Guideline for the intravenous to oral switch of antibiotic therapy, 2006

〈小金丸 博〉

■ウイルス感染 ▶

Q9 インフルエンザの薬は用法で選ぶ
抗インフルエンザウイルス薬の使い方

発熱で救急外来受診した70歳女性．簡易検査を行ったところインフルエンザBが陽性でした．抗インフルエンザウイルス薬として，①アマンタジン（シンメトレル®），②オセルタミビル（タミフル®），③ザナミビル（リレンザ®），④ラニナミビル（イナビル®），⑤ペラミビル（ラピアクタ®）が使用できますが，これらの使い分けと，高齢者における注意点について教えてください．

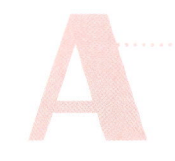

A

インフルエンザはいわゆる感冒症候群のなかで最も重篤なものですが，インフルエンザウイルス感染そのものの全身症状と，しばしば続発する細菌性肺炎による重篤化が問題になります．そのため，抗インフルエンザウイルス薬の効果で両方が防止できればよいことになります．表に示した5剤に保険適応があり，さらにファビピラビルが2011年3月に承認申請されています．

アマンタジン（シンメトレル®）は，ウイルスのM-2蛋白に作用し，以前は広く使用されました．しかし，B型には効果がなく，A型でも耐性株がみられています．また，神経系の副作用の可能性もあり，A型，B型の双方に有効なノイラミニダーゼ阻害薬が広く使用できる今日，抗インフルエンザウイルス薬としての役割は終えたものと言えます．

ノイラミニダーゼ阻害薬として4剤〔オセルタミビル（タミフル®），ザナミビル（リレンザ®），ラニナミビル（イナビル®），ペラミビル（ラピアクタ®）〕が使用できますが，作用そのものに大差はありません．発症後2日以内に使用することで，有意に発熱期間が短縮します．一部に使用後の耐性株出現が報じられていますが，耐性株が流行している訳ではありません．経口薬，吸入薬，注射薬，1回投与と1日2回5日間投与と，用法に差がありますが，効果については明らかな差はありません．患者の理解度などを配慮して使用することになります．各薬剤の特徴，投与法の実際を表に示しました．10歳未満の小児におけるオセルタミビル投与時の異常行動への注意，透析患者での用量調節などが指摘されますが，投与期間が短いこともあり，高齢者における特別な注意点はありません．

明らかなインフルエンザウイルス暴露後，発症予防に，オセルタミビル，

● 表　抗インフルエンザウイルス薬

薬剤	特徴	用法など
塩酸アマンタジン（シンメトレル®）	M-2蛋白阻害薬	経口，A型インフルエンザのみ有効 2011～12年流行A型株に耐性がみられた 神経系副作用 抗インフルエンザ薬としての使命は終わった
オセルタミビル（タミフル®）	ノイラミニダーゼ阻害薬，プロドラッグ．複製されたウイルスの放出を防ぎ感染の拡大防止	経口，カプセル．1回75 mg　1日2回×5日 A，B型インフルエンザ治療 発症予防：1日1回×10日
ザナミビル（リレンザ®）	ノイラミニダーゼ阻害薬，H275Y遺伝子変異株にも有効	吸入，1回10 mg　1日2回×5日 A，B型インフルエンザ治療 発症予防：1日1回×10日
ラニナミビル（イナビル®）	ノイラミニダーゼ阻害薬，プロドラッグ	吸入，40 mg　1回のみ A，B型インフルエンザ治療
ペラミビル（ラピアクタ®）	ノイラミニダーゼ阻害薬	点滴静注，300 mg　1回投与 反復投与可 A，B型インフルエンザ治療
ファビピラビル	RNAポリメラーゼ阻害薬，ウイルスの細胞内での複製を阻害することで増殖を防ぐ	A，B型インフルエンザ治療 申請中（2011.3.30.）

ザナミビルの適応が認められています．細菌性二次感染合併の有無が予後に大きく影響するので，症例によっては，抗菌薬の併用が必要になります．高齢者においてはこの点の注意が特に重要であり，肺炎球菌，ヘモフィルス　インフルエンザ，ブランハメラなどが主なターゲットとなり，ペニシリンまたはセフェム系薬剤が選択されます．

Point　抗インフルエンザウイルス薬の使い方のポイント

- できるだけ発症早期の投与開始
- 迅速検査で偽陰性の場合があり，家族内発症など，他の状況も考慮して投与を開始
- 抗菌薬：細菌の二次感染時，ペニシリン，セフェム系薬剤中心
- 予防投与：暴露後の発症予防

● 文献

1）河合直樹，他：今シーズンにおける抗インフルエンザ薬の使い方．日経メディカル，530：141-143，2012

〈稲松孝思〉

ウイルス感染

Q10 高齢者の帯状疱疹はどう治療する？
高齢者帯状疱疹治療の注意点

高齢者で帯状疱疹を救急でみる機会は多いのですが，どのような薬剤を選択すべきでしょうか？ 使い分けと高齢者での注意点を教えてください．

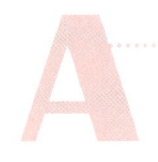

A

　帯状疱疹は神経痛様疼痛（発疹出現数日前の発生が多い）を伴う，片側性，帯状の発疹（水疱を形成する浮腫性紅斑）を特徴とします．

　高齢者症例では，①疼痛による食欲不振，発熱などで全身状態が悪化しやすい，②発疹部に広範なびらん・潰瘍を形成して重症化しやすい，③汎発疹（ウイルス血症による水痘様散布疹）を生じることがある，④合併症（髄膜炎・脳炎，Ramsay-Hunt症候群，眼帯状疱疹など）が併発することがある，⑤帯状疱疹後神経痛（発疹治癒後も神経痛が持続）の出現頻度が高い，などの特徴があります．

　治療は抗ウイルス薬〔バラシクロビル（バルトレックス®），ファムシクロビル（ファムビル®）など〕の内服療法が第一選択で，これに消炎鎮痛薬〔アセトアミノフェン（ピリナジン®，カロナール®）など〕等の内服や外用を併用します（抗ウイルス外用薬の併用は保険診療上認められないことが多い）．先の①②③④などの症状がみられる重症例では入院での抗ウイルス薬〔アシクロビル（ゾビラックス®，ビクロックス®など）〕の点滴療法も有用です．

　いずれの抗ウイルス薬も発病初期に7日間投与しますが，腎機能低下症例（腎不全患者や後期高齢者など）では**精神神経症状**（血中濃度過大による中毒症状）や**急性腎不全**（活性代謝物の腎尿細管での結晶化）などの副作用回避のために薬剤投与量の減量を要します．この際，過度に減量すると十分な治療効果が得られず，⑤の帯状疱疹後神経痛の発生リスクも高まるので，血清クレアチニン値や各薬剤の用法・用量等を参考に適切な投与量（常用量の2/3～1/12）を設定する必要があります（表）．また，副作用発現予防として患者に十分な水分補給を指導することも重要です．

　再診（あるいは皮膚科専門医への受診依頼）は2～3日後とし，臨床症

● 表 高齢者（65歳以上）の帯状疱疹の処方例

①バラシクロビル（バルトレックス®） ※ファムシクロビル（ファムビル®）は常用量1回500 mg　1日3回食後，下記と同様の比率で減量する		
1回1,000 mg　1日3回食後	Ccr≧50	Scr正常かつ体重60 kg以上のうち，男性全般と70歳台前半までの女性*
1回1,000 mg　1日2回食後	Ccr30～49	Scr正常かつ体重50 kg以下のうち，女性全般と70歳台後半以上の男性*．もしくはScr1.5程度の男性*
1回1,000 mg　1日1回食後	Ccr10～29	男女ともにScr2.0～3.0程度の場合*
1回250～500 mg 1日1回食後	Ccr＜10 透析患者は1回250 mg　1日1回で透析日は透析後に内服	
②アセトアミノフェン（ピリナジン®）		
1回0.3～0.5 g 1日3回食後	胃粘膜保護薬も併用投与する	
③アズレン（アズノール®）		
軟膏20 g	塗布後ガーゼ保護する	

Ccr：クレアチニンクリアランス（mL/分），Scr：血清クレアチニン値（mg/dL），＊は臨床データの目安

状と血清クレアチニン値等の推移で治療効果と副作用の有無を確認して（副作用発現時は減量，休薬，薬剤変更，補液等を施行），残りの投薬期間での抗ウイルス薬処方量を決定します．

Point　高齢者帯状疱疹治療のポイント
- 抗ウイルス薬の内服療法が第一選択
- 腎機能低下患者や体重の軽い女性や後期高齢者では投与量を2/3～1/12に減量する
- 抗ウイルス薬内服中は水分摂取を多めにするよう指導する
- 2～3日後の再診（あるいは皮膚科専門医受診）で治療効果と副作用の有無を確認する

● 文献
1）Brigden D & Whiteman P：The clinical pharmacology of acyclovir and its prodrugs. Scand J Infect Dis Suppl, 47：33-39, 1985
2）『高齢者を含む腎機能低下患者さんに対するCcr早見表』，グラクソ・スミスクライン株式会社，2010

〈種井良二〉

Q11 下痢の原因は？ 治療は？

感染性下痢への対応

高齢者に下痢症状がみられた場合，周囲への感染性，食中毒の可能性，届け出の必要性，抗菌薬投与の可否などの判断が必要です．そのための情報を知りたいです．

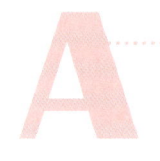

A 　　下痢の原因の多くは食品や水を介して感染したウイルスまたは細菌による胃腸炎です．細菌性のものでは腸炎ビブリオ，病原性大腸菌，黄色ブドウ球菌，サルモネラ，カンピロバクターなど，ウイルス性のものではノロウイルス，ロタウイルス，腸管アデノウイルスなどによるものがみられます．寄生虫ではクリプトスポリジウム，赤痢アメーバ，ランブル鞭毛虫などが挙げられます．大雑把に言えば，季節ごとに，地域単位で特定の病原体によるものがみられ，冬季はウイルス性，夏期は細菌性のものがみられやすいです．しかし近年は冷凍技術の進歩，流通システムの広域化などにより，地域性，季節性は薄れています．海外旅行時は，赤痢，病原性大腸菌などによるものが多いです．病原体により，摂取してから発症までの時間が異なります．黄色ブドウ球菌などによる毒素型では摂食後4～5時間，感染型のものでは1～3日の潜伏期があります．

　　高齢者でみられるものを中心に，表に概略を示します．

　　鑑別すべき非感染性下痢としては，下剤の影響，虚血性腸炎，過敏性大腸炎が多く，稀に炎症性腸疾患があります．

●対応と処方薬

- 脱水対策としての，スポーツドリンク，輸液は重要です．
- 下痢止めとして，鎮痙薬は禁忌．収斂薬は使用可．プロバイオティクスなどの整腸製剤が中心となります．
- 抗菌薬：カンピロバクターの際はマクロライド．他の細菌性の腸炎では，高齢者ではニューキノロンが中心になりますが，近年，耐性化が指摘され注意を要します．アメーバ赤痢ではメトロニダゾール．抗菌薬投与により腸内常在菌のバランスが崩れ，かえって回復を遅らせた

表　下痢を引き起こす病原体（主に高齢者）

病原体	血便	膿粘血便	水様便	発熱	腹痛	嘔吐	備考
コレラ			●				3類感染症，海外旅行者に多い
細菌性赤痢	●	●		●			3類感染症，海外旅行者に多い
腸管出血性大腸菌	●				●		3類感染症，溶血性尿毒症症候群
腸チフス パラチフス				●			3類感染症，海外旅行者に多い，比較的徐脈，脾腫，バラ疹
サルモネラ	○	○	○	●	○	○	盛夏多発，鶏卵
腸炎ビブリオ	○		●		●	●	盛夏多発，生魚介類
カンピロバクター	●			●	○		鶏肉，GBS併発
毒素原性大腸菌			●				海外旅行者に多い
その他食中毒原因菌*			○			○	海外旅行者に多い
クロストリジウム パーフリンゲンス			●				大型食中毒，施設内感染あり
クロストリジウム デフィシール		●	●	○	○		抗菌薬投与中に多い（多くは入院例）
赤痢アメーバ	●	○					5類感染症，長い経過，海外旅行者に多い，性感染症
クリプトスポリジウム			●				長い経過
ノロウイルス			○	○	○	●	5類感染症，冬季に多発，集団感染，食中毒
ロタウイルス			●	○		●	冬季乳幼児に多い，高齢者施設にもあり

●：特徴的，○：比較的特徴的（大まかな目安で例外多い）
＊：NAGビブリオ，エロモナス，プレジオモナス
GBS：ギランバレー症候群

り，クロストリジウム・デフィシール腸炎を合併したりすることがあるので，注意を要します．

Point　診断の要点

- 問診による下痢原因食の推定により，病原体の推定が可能
- 迅速検査により，ノロウイルス，ロタウイルス，ベロ毒素の診断が可能
- 細菌培養により確定診断できる

治療方針
- 1～2日で自然治癒する例が多く，経口的にスポーツドリンク摂取する程度．脱水例では輸液が必要
- 整腸製剤，プロバイオティクスが必要に応じて処法される．ブスコパン®などの鎮痙薬は禁忌
- ウイルス性腸炎では抗菌薬は不要．細菌性の例では抗菌薬が適応になることがある．アメーバ赤痢ではメトロニダゾール．安易な抗菌薬投与により，かえって回復を遅らせたり，クロストリジウム・ディフィシール腸炎を合併したりすることがある

● 文献
1)「東京都感染症マニュアル 2009」http://idsc.nih.go.jp/idwr/kansen/k03/k03_11.html

〈稲松孝思〉

Q12 抗菌薬で感染症治療中に下痢発症！

クロストリジウム・デフィシール感染の診断と治療

肺炎に対して抗菌薬投与を開始した数日後に，下痢症状の悪化がみられました．肺炎の憎悪かとも思いましたが，指導医にクロストリジウム・デフィシール腸炎の可能性を指摘されました．クロストリジウム・デフィシールによる腸炎の診断や治療の方法を教えてください．

クロストリジウム・デフィシール（Clostridium difficile）は，健常者でも腸管内に常在する嫌気性芽胞細菌ですが，通常は他の常在菌に発育を抑制されて，病原的原因にはなりません．抗菌薬が投与されると，多くの常在菌は発育を抑制され，比較的抗菌薬に抵抗性のクロストリジウム・デフィシールは異常増殖してきます．

一部のクロストリジウム・デフィシールは毒素を産生し，腸炎を惹起します．その重症型では，内視鏡的に偽膜が観察され，強い炎症反応を伴います．**気付かずに無効抗菌薬を投与し続けると，電解質異常や低蛋白血症，中毒性巨大結腸症を併発し，死に至ることがあります．**各種細菌感染症を起こしやすく，抗菌薬投与頻度の高い高齢者ではみられやすいです．また，平素便秘傾向だったり，強力な胃酸分泌抑制剤を使用していることの多い高齢者の発症が多いです．

●診断

抗菌薬投与中または直後に下痢がみられた場合，本症を疑います．迅速診断による毒素やクロストリジウム・デフィシール抗原の検出，培養による菌検出にて診断します．血液検査で，WBC増多，CRP上昇がみられ，先行する抗菌薬投与の目的となった感染症の増悪と見誤られやすいです．腹部エコーやCTで，腸壁の肥厚がみられますが，特異的ではありません．**内視鏡的に斑状の偽膜性病変がみられれば，本症であることは確定的ですが，軽症例では，粘膜の発赤や浮腫などの非特異的腸炎像にとどまります．**

● **治療**

　治療，再燃・再発防止には原因抗菌薬の中止が最も重要です．クロストリジウム・デフィシール除菌に，メトロニダゾール（フラジール®）経口投与，バンコマイシン経口投与が行われますが，芽胞が生き残り，再発することがあります．輸液などの一般療法が行われ，必要に応じて種々の整腸製剤（プロバイオティクス※）が用いられます．収斂薬は使用可能ですが副交感神経遮断薬は禁忌です．手洗いの徹底，病室やトイレの清掃徹底，時に下痢患者の個室隔離などの院内感染対策が必要です．ただし，芽胞はアルコールや乾燥に抵抗することに留意します．

※ プロバイオティクス：乳酸菌，酪酸菌などの人体によい影響を与える微生物，あるいはそれを含む製剤

Point クロストリジウム・デフィシール感染の治療のポイント
- 原因となった抗菌薬を，可能な限り中止することが最も重要
- メトロニダゾールとバンコマイシンが除菌に用いられることがある
- 輸液療法が基本だが，必要に応じてプロバイオティクスが用いられる
- 院内感染対策が必要だが，アルコール手指消毒薬では芽胞が生き残る

● **文献**

1） 稲松孝思，千村百合：クロストリジウム・ディフィシル．「病原菌の今日的意味 改訂4版」松本慶蔵/編，医薬ジャーナル社，pp625-635, 2011

〈稲松孝思〉

骨粗鬆症

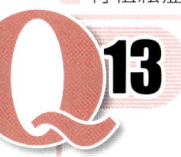

Q13 椎体骨折が疑われる激しい腰痛！痛みを抑えるにはどうする？

椎体骨折の診断と薬物療法

激しい腰痛を訴え，腰椎の椎体骨折が疑われる場合の，骨粗鬆症治療薬の選択について教えてください．また，特に腎障害合併例や併用薬の多い高齢者ではどのような注意が必要でしょうか？

A

● 椎体骨折の診断

高齢者が激しい腰痛を訴えた場合，骨粗鬆症による脊椎の骨折，つまり椎体骨折が疑われます．この骨折は以前から**圧迫骨折**と言われていたように，脊椎の椎体部分が圧迫されたように変形するものです．
① 椎体の全体が圧迫変形する場合
② 前方が圧迫変形して側方向から見るとくさびのように見える場合
③ それとは逆に後方が有意に変形する場合

があります．これらは「原発性」骨粗鬆症による骨脆弱性が原因で発症した可能性が高いと言えます．

患者さんがこれまで通院していた方で罹患病名や既往歴などが把握されていて，「原発性」骨粗鬆症に基づく椎体骨折であることが間違いない場合は，疼痛に対する治療や骨粗鬆症に対する治療に取りかかっていってよいでしょう．

一方，初診の患者さんや，履病中の疾患や既往歴について情報が乏しい場合には，痛みの治療にとりかかる前に，あるいはそれと平行して鑑別診断をしていくことが重要です．女性では骨粗鬆症の90％位が原発性であるのに対して，男性は半分近くが続発性であるという報告もあります．

まず腰痛の原因についての鑑別診断を行い，その結果椎体骨折が原因であることが判明した場合は，それが原発性骨粗鬆症によるものか，続発性骨粗鬆症によるものか，さらに続発性骨粗鬆症の疑いがある場合にはその病態はどのようなものか，診断を詰めていく必要があります．特に悪性腫瘍の骨転移を見逃すことのないように注意を払うべきです．

●原発性骨粗鬆症の薬物療法

　以上のようなステップを踏んだうえで，腰痛が椎体骨折によるものであり，背景に原発性骨粗鬆症が存在することは判明したという状況で薬物療法について考えてみましょう．

　まず疼痛の管理です．骨粗鬆症による椎体骨折における疼痛の治療にもNSAIDsは汎用されます．NSAIDsは経口でも使いますが，坐剤も汎用されます．ただし，高齢者においては腎機能の低下がよくみられることから，NSAIDsが使えるか否かにおいてはまず腎機能のデータが必要です．さらに，NSAIDs使用時に急激な血圧低下が発生しうることも念頭においておく必要があります．初回の場合は少量から開始し，使用後のバイタルサイン確認をしましょう．

　骨粗鬆症による椎体骨折が腰痛の原因である場合には，**カルシトニン製剤**を使うことができます．現在わが国で用いることができる製剤は，サケカルシトニン（カルシトラン®）と，ウナギ由来カルシトニンの分子のSS結合をCC結合に変えたウナギカルシトニン合成誘導体であるエルカトニン（エルシトニン®）です．前者は10単位を週2回，後者は10単位週2回と20単位週1回の筋注製剤があります．

　海外では，骨折抑制効果と疼痛緩和を目的として，主に経鼻製剤が使用されていますが，わが国における効能・効果は「骨粗鬆症における疼痛緩和」のみです．カルシトニン製剤は複数の臨床試験によって骨密度上昇効果や骨折抑制効果が示されていますが，わが国においてはまだ検証が続けられています．

　腰痛の原因が骨粗鬆症による椎体骨折である場合には，さらなる骨折を防ぐために，骨折抑制効果についてのエビデンスを備えた薬剤を使用していく必要があります．そのような薬剤としてはビスホスホネート製剤，選択的エストロゲン調節薬（SERM），ビタミンD_3薬，ビタミンK_2薬があります．これらについては腰痛を始めとする疼痛に対する素早い効果は期待できません．

　なお，腎機能が低下している場合や，服薬アドヒアランスについて心配が残る場合，逆流性食道炎や胃潰瘍に罹患中であったりそれらのリスクが高い場合にはビスホスホネート製剤の使用については慎重に行います．ま

た，ワルファリンを使用している患者にはビタミンK_2薬は使用できません．

> **Point 椎体骨折の診断と薬物療法のポイント**
> - 腰痛の原因についてしっかり鑑別診断を
> - カルシトニン製剤は骨粗鬆症による疼痛に対して有効
> - 鎮痛剤も有効に活用する
> - さらなる骨折予防のために骨粗鬆症治療薬を選択する

〈細井孝之〉

骨粗鬆症

Q14 骨折予防の薬物療法を始める基準は？

骨粗鬆症の薬物療法の開始基準

骨折の既往がなく，健診などで骨密度が低下していると診断された高齢者での骨折予防のための薬剤選択と開始基準について，エビデンスを踏まえて教えてください．

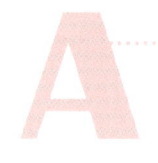

A

　骨粗鬆症による骨折はADLやQOLの低下をもたらし，生命予後にも影響を与えることが知られています．骨粗鬆症の薬物治療の目的は骨折の予防ですが，その先の目的は骨折によるADLとQOLの低下を防ぐことです．このため，骨粗鬆症に用いられる薬剤には骨折抑制効果が求められています．

　骨粗鬆症の予防と治療ガイドライン2011年版[1]では骨粗鬆症の薬物治療開始基準について，さまざまな角度から検討を重ねて改訂をしました（図）．

　これによりますと，骨粗鬆症の診断基準に合致する方は骨折の危険性が高まっているため，薬物治療の対象になります．これらの方は，骨密度（bone mineral density：BMD）が若年成人平均値（young adult mean：YAM）の70％未満か，70％以上80％未満でも脆弱性骨折（例：立った状態からの転倒またはそれ以下の外力による骨折）を有する人です．

　ただし，脆弱性骨折のなかでも50歳以降に太ももの付け根の骨折（大腿骨近位部骨折）と背骨の骨折（椎体骨折）を経験した人は他の脆弱性骨折（前腕，上腕，下腿，肋骨，骨盤）をもっている人に比べて骨折リスクが高いので，骨密度の結果を問わず薬物治療を検討します．

　さらに，全く脆弱性骨折がなく，骨密度が70％以上80％未満である場合は，大腿骨近位部骨折の家族歴（ご両親のいずれかにこの骨折の既往）があるか，FRAX®[2]の主要骨粗鬆症性骨折10年確率が15％以上の場合に薬物治療を検討します．FRAX®を用いるときは年齢に注意します．

　FRAX®とは骨折リスクを評価するためにWHOが開発したツールで，2種類の10年以内の骨折確率が得られます．その一つが主要骨粗鬆症性骨折の確率（臨床椎体骨折，大腿骨近位部骨折，上腕骨近位部骨折，前腕骨遠

```
                    ┌─────────────────────────────────────┐
                    │脆弱性骨折(大腿骨近位部骨折または椎体骨折)[1]│
                    └─────────────────────────────────────┘
                           ┌──────┴──────┐
                         ない           ある
                           │              │
        ┌──────────────────────────────────┐  │
        │脆弱性骨折(大腿骨近位部骨折および椎体骨折以外)[2]│  │
        └──────────────────────────────────┘  │
                 ┌────────┴────────┐           │
                ない              ある          │
                 │                 │           │
         ┌───────┴───────┐         │           │
    BMDがYAMの       BMDがYAMの   BMDがYAMの     │
    70%以上80%未満[3]  70%未満[3]  80%未満[3]    │
         │             │           │           │
  FRAX®の10年間の骨折  大腿骨近位部                │
  確率(主要骨折)15%以上[4][5]  骨折の家族歴       │
```

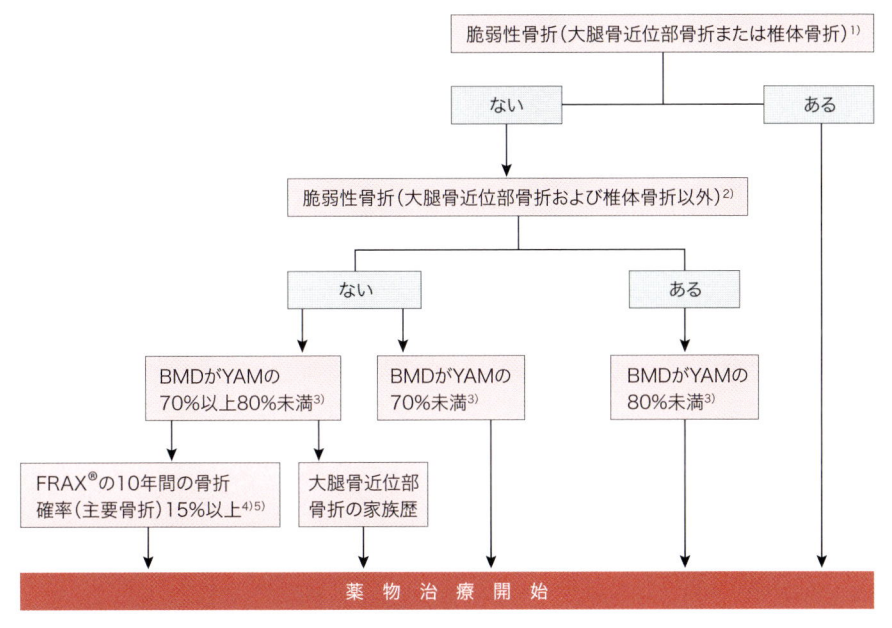

● 図　原発性骨粗鬆症の薬物療法開始基準案

1) 女性では閉経以降，男性では50歳以降に軽微な外力で生じた，大腿骨近位部骨折または椎体骨折を指す
2) 女性では閉経以降，男性では50歳以降に軽微な外力で生じた，前腕骨遠位端骨折，上腕骨近位部骨折，骨盤骨折，下腿骨折または肋骨骨折を指す
3) 測定部位によってはTスコア表記の併記が検討されている
4) 75歳未満で適用する．また，50歳代を中心とする世代においては，より低いカットオフ値を用いた場合でも，現行の診断基準に基づいて薬物治療が推奨される集団を部分的にしかカバーしないなどの限界も明らかになっている
5) この薬物治療開始基準は原発性骨粗鬆症に関するものであるため，FRAX®の項目のうち糖質コルチコイド，関節リウマチ，続発性骨粗鬆症に当てはまる者には適用されない．すなわち，これらの項目はすべて「なし」である症例に限って適用される

(文献1より転載)

位端骨折のいずれかが起こる確率．%で表示される）で，もう一つが大腿骨近位部骨折の確率です．

● 日本のガイドラインによる治療指針

わが国のガイドラインでは椎体骨折の発生頻度の高さを考慮して，椎体骨折の確率を含む主要骨粗鬆症性骨折確率についてカットオフ値を定めることになりました．検討の結果，脆弱性骨折がなく，しかも「骨量減少」が確かめられた場合の薬物治療開始のカットオフ値として主要骨粗鬆症性

骨折確率15％を採用することが提案されました．

ただし，75歳以上においては，ほとんどすべての女性がこのカットオフ値を上回ることから，カットオフ値の適応は75歳未満とすることが提案されました．また，50歳代を中心とする世代においては，より低いカットオフ値を用いた場合でも，現行の診断基準で薬物治療が推奨される集団を部分的にしかカバーしないなどの限界も明らかになっていますので，注意を払うように記載されています．

なお，この薬物治療開始基準は原発性骨粗鬆症に関するものであるため，FRAX® の項目のうち糖質コルチコイド，関節リウマチ，続発性骨粗鬆症に当てはまる人には適用されません．すなわち，FRAX® の計算において，これらの項目はすべて「なし」である症例に限って適用されることになります．

薬剤の選択にあたっては，骨折発生の予防という目的を第一に考慮する必要がありますが，高齢者においては特に服薬コンプライアンスやアドヒアランス，そして副作用の予防に留意します．大腿骨近部骨折を含めた骨粗鬆症性骨折の発生を予防するエビデンスからすれば現時点ではアレンドロン酸（フォサマック®，ボナロン®，その他）やリセドロン酸（ベネット®，アクトネル®，その他）が第一選択となりますが，このような点から選択を避ける必要性が出ることもあります．その場合，骨折リスクが高い症例（例：高度の骨量減少，多発している椎体骨折，高度の変形を伴う椎体骨折，など）にはテリパラチド（フォルテオ®，テリボン®）を候補に挙げることもできますし，そうでない症例は活性型ビタミン D_3 薬や女性ではSERMも候補に挙げられます．また，血清ucOC（低カルボキシル化オステオカルシン）が高値である場合などビタミンK不足が疑われる場合には，ビタミン K_2 薬の使用も考慮します．活性型ビタミン D_3 薬をビスホスホネート製剤に併用する場合の判断に有用なバイオマーカーはありませんが，Q16で示すような臨床的指標を元に検討します．

> **Point 骨粗鬆症における薬物療法の開始基準**
> - 骨粗鬆症における薬物療法の目的は骨折予防である
> - 50歳以上の男女で椎体骨折や大腿骨近位部骨折の既往がある場合には,再骨折のリスクが高まっており,鑑別診断・除外診断を行ったうえで,骨粗鬆症の薬物治療を検討する
> - まだ脆弱性骨折を起こしていない場合は,骨量測定値や骨折のリスク評価を参考にして薬物療法を検討する

● 文献

1)『骨粗鬆症の予防と治療ガイドライン2011年版』骨粗鬆症の予防と治療ガイドライン作成委員会/編,ライフサイエンス出版,2011
2)Fujiwara S et al.:Development and application of a Japanese model of the WHO fracture risk assessment tool(FRAX-TM). Osteoporos Int, 19:429-435, 2008

〈細井孝之〉

骨粗鬆症

Q15 ビスホスホネート製剤の副作用に注意
ビスホスホネート製剤の使い方

ビスホスホネート製剤を胃潰瘍の既往のある症例に使用しようとして指導医から叱責されました．高齢者においてビスホスホネート製剤の使用を避けるべき病態とその副作用について教えてください．

A

　骨粗鬆症の薬物治療の目的は骨折の予防であり，骨折発生を抑制することによってADLとQOLの低下を防ぐことです．このため骨粗鬆症治療薬には骨折抑制のエビデンスが求められています．臨床の場では，骨折抑制効果のみならず骨密度の増加効果も薬物治療効果の有力な目安となります．

　骨粗鬆症の予防と治療ガイドライン2011年版[1]では，それぞれの薬剤について，骨密度上昇効果，椎体骨折抑制効果，非椎体骨折抑制効果，大腿骨近位部骨折抑制効果に関するエビデンスについて評価され，推奨グレードが提示されました．ビスホスホネート製剤，特に分子内に窒素を含む第2世代以降のものについては高い評価が下されており，今日骨粗鬆症治療薬の第一線にあると言えます．

　ビスホスホネート製剤の内服薬としては現在，エチドロン酸（ダイドロネル®），アレンドロン酸（フォサマック®，ボナロン®，その他），リセドロン酸（ベネット®，アクトネル®，その他），ミノドロン酸（リカルボン®，ボノテオ®）などがあり，骨粗鬆症治療に用いられます．フォサマック®とボナロン®は第2世代，ベネット®，アクトネル®，リカルボン®，ボノテオ®は第3世代と呼ばれます．第1世代のダイドロネル®は骨粗鬆症にはあまり使われなくなりました．それぞれ服用間隔が異なる剤型があるので注意が必要です．

　また，悪性腫瘍による高カルシウム血症などに用いられる静注薬としてパミドロン酸（アレディア®），アレンドロン酸（テイロック®），ゾレドロン酸（ゾメタ®）などがあります．

　用法については，当初，一日一回服用するタイプのみでしたが，現在では一週間に一度服用するタイプが主流になり，さらに最近は4週に一度服用すればよいものも実用化され，利便性が高まってきました．ただし，い

くつかの注意点があります．

● ビスホスホネート製剤の使い方

　まず，きちんと服用できることが必要です．ビスホスホネート製剤は朝食の30分以上前に十分な量の水か白湯でしっかりと飲み込み，その後30分は横にならないということが守られなければなりません．ADLが低下している場合，認知症などでこのような服薬行為ができない場合には処方してはいけません．

　副作用のなかで，頻度が比較的高いのは上部消化管障害です．上記のような服薬方法を遵守することは副作用予防にもつながります．ただ，**食道潰瘍，逆流性食道炎，胃炎，胃潰瘍，十二指腸潰瘍など上部消化管疾患について治療中の場合は処方を避けるべき**です．また，誤嚥などの嚥下障害がある場合には処方すべきではありません．誤嚥がない場合でも，認知症などによる行動異常として，口腔内に薬剤をとどめる傾向がある場合にも処方を控えるか，服用後に口腔内に薬剤が残留していないことの確認が必要です．

　上部消化管について現在治療中の疾患はないものの，それらの既往がある場合にも処方を避けることが望ましいが，**止むを得ず処方する場合は十分な観察と必要に応じた胃粘膜保護剤や胃酸分泌抑制剤の使用も考慮します**．

　頻度は低いものの，難治性の副作用が**ビスホスホネート関連顎骨壊死**です．この病態の本質は顎骨の骨髄炎であり，感染症であると考えられています．ビスホスホネート製剤を使用していなくても発症することが知られていますが，特にビスホスホネート製剤を経静脈的に使用した場合に頻度が高まります．現在わが国においては骨粗鬆症の治療を目的として経静脈的にビスホスホネート製剤を使用することはありませんが，骨粗鬆症治療を目的として，経口的にビスホスホネート製剤を使用した場合に非使用者に比べて頻度が上昇する可能性があります．

　ただ，ビスホスホネート製剤に関連した顎骨壊死の発症については，いくつかの重要な危険因子が判明していますので，これらの危険因子がある場合はビスホスホネート製剤を処方しないか，危険因子を除去してから本

製剤を処方することによって多くの場合顎骨壊死の発症を防ぐことができると考えられます．この危険因子とは，侵襲的歯科治療，飲酒・喫煙，糖尿病，ステロイド使用，肥満，抗がん剤使用，口腔内衛生不良です．特に侵襲的歯科治療と口腔内衛生不良については医療面接と口腔内の診察で確認します．

　正確な頻度については今後の調査・研究の成果を待たなければなりませんが，ビスホスホネート製剤に関連すると思われる稀な副作用に，非定型大腿骨骨幹骨折があります．これは，文字通り大腿骨の骨幹部の骨折ですが，前兆としてその部位の痛みやX線写真上の皮質の肥厚化が認められることがあります．長期にビスホスホネート製剤を使用する場合には念のために注意を払うとよいでしょう．

> **Point** ビスホスホネート製剤使用の注意点
> - ビスホスホネート製剤を使用する場合は正しい服用方法を遵守する
> - 上部消化管に問題がある場合は特に慎重に対処する
> - ビスホスホネート製剤による稀な副作用に顎骨壊死がある．危険因子を把握し，予防を心がける

● 文献
1) 『骨粗鬆症の予防と治療ガイドライン2011年版』骨粗鬆症の予防と治療ガイドライン作成委員会/編，ライフサイエンス出版，2011

〈細井孝之〉

骨粗鬆症

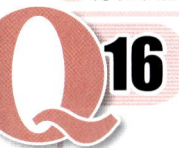

Q16 骨粗鬆症治療薬の併用は効果ある？
骨粗鬆症治療薬の併用

高齢者においてビスホスホネート製剤，活性型ビタミンD_3薬，カルシトニン製剤，ビタミンK_2薬などの骨粗鬆症治療薬を複数使用することの意義とエビデンスについて教えてください．

A

骨粗鬆症治療薬は単剤で使用することを前提として開発されたものであり，**原則としては単剤で用いられるべきものです**．しかしながら臨床の現場では，異なる作用機序をもった薬剤を併用することによって相乗効果または相加効果を狙ってみたい状況が出てくることは当然です．ところが骨折抑制をアウトカムとしたエビデンスは乏しく，大きな課題となっています．**一方，骨吸収抑制作用をもつ薬剤同士を併用することや，骨吸収抑制作用をもつ薬剤と骨形成促進作用の併用は勧められません．**

活性型ビタミンD_3薬はわが国の骨粗鬆症診療において汎用され，単剤で用いられるのみならずビスホスホネート製剤との併用もよく行われています．ビタミンD欠乏状態は多くの高齢者で認められ，易転倒性を含めた虚弱の要因としても重要であることが知られています．そのため骨吸収抑制を介して骨強度を向上させるビスホスホネート製剤との併用による効果には期待される面もありますが，先に述べたようにエビデンスに欠けていました．

そこで，日本骨粗鬆症学会の下部組織であるA-TOP研究会で行われた医師主導型臨床研究の一つとして，高齢者の骨粗鬆症薬物治療におけるビスホスホネート製剤の一つであるアレンドロン酸と活性型ビタミンD_3薬を併用することの意義が検討されました[1]．この研究はJOINT-02と呼ばれる研究であり，閉経後骨粗鬆症患者のうち，A-TOPリスクファクター（骨密度のTスコア＜3.0，既存骨折，骨代謝回転マーカー高値）のうち一つ以上をもつ者が対象者とされました．対象者（平均年齢は約76歳）は無作為にアレンドロン酸（5 mg/日）単独群（単独群）とアレンドロン酸（5 mg/日）と活性型ビタミンD_3薬アルファカルシドール（1 μg/日）併用群（併用群）の2群に振り分けられ，脊椎椎体骨折の発生率をプライマリーエンドポイントとして2年間の観察が行われました．さらに，非椎体骨折お

およびQOLに対する影響についても検討されました．

　試験終了時の新規脊椎圧迫骨折発生頻度について症例を層別せずに比較した場合には，両群間で統計的な有意差を認めませんでしたが，ベースラインでの脊椎変形がより強い場合や複数の骨折を有する症例では，単独群に比して併用群での新規脊椎圧迫骨折発生頻度は有意に低いことが観察されました．また，非椎体骨のうち荷重骨における新規骨折発生率は併用群で有意に低下していました．このようにアレンドロン酸（フォサマック®，ボナロン®,その他）と活性型ビタミンD_3薬（ワンアルファ®,アルファロール®）の併用はより重症な骨粗鬆症の治療に有用でありこことが示唆されています．現在，A-TOP研究会では，リセドロン酸（ベネット®，アクトネル®,その他）単独とリセドロン酸にビタミンK_2薬〔メナテトレノン（グラケー®）〕を併用した場合について，椎体骨折等をアウトカムとした医師主導型研究を進行させています．

　このように，骨粗鬆症治療薬の併用についてはやっとエビデンスが出てきたところです．一方，骨粗鬆症治療薬を使用する際に非薬物療法として「栄養療法」を行うことはすべての患者について必要です．栄養療法の基本は食事内容の改善によって食物から骨代謝に重要な栄養素，特にカルシウム，ビタミンD，ビタミンKを摂れるように指導することです．しかし，栄養素が食物から摂れない場合にはサプリメントの利用を考え，適正な使用方法をお伝えすべきでしょう．

Point 骨粗鬆症治療薬の併用のポイント

- 骨粗鬆症治療薬の併用についてはまだエビデンスが不足している
- 椎体骨折が複数ある場合や高度の変形を伴う椎体骨折がある場合に，アレンドロン酸にアルファカルシドールを併用することの有用性については医師主導型臨床研究でエビデンスが得られた

文献

1) Orimo H et al.; A-TOP (Adequate Treatment of Osteoporosis) research group: Effects of alendronate plus alfacalcidol in osteoporosis patients with a high risk of fracture: the Japanese Osteoporosis Intervention Trial (JOINT)-02. Curr Med Res Opin, 27: 1273-1284, 2011

〈細井孝之〉

認知症

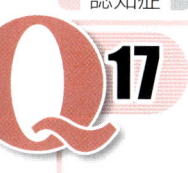

Q17 抗認知症薬の使い分けはどうすれば？

抗認知症薬4種の特徴

2011年ドネペジル（アリセプト®）に加え，ガランタミン（レミニール®），リバスチグミン（イクセロン®パッチ，リバスタッチ®），メマンチン（メマリー®）の3種の抗認知症薬が新たに発売されました．先日，どれか一番よいかと聞かれ答えに詰まってしまいました．それぞれの薬剤の特徴や注意点について教えてください．

A　抗認知症薬4種は，作用機序からコリンエステラーゼ阻害薬（ドネペジル，ガランタミン，リバスチグミン）とNMDA受容体拮抗薬（メマンチン）に大別されます（表）．いずれの薬剤も副作用の出現を避けるため，少量から開始して段階的に維持量まで増量していきますが，それぞれプロトコルが違うため処方の際は注意が必要です．

● ドネペジル（アリセプト®）

強いアセチルコリンエステラーゼ阻害作用をもちます．日本での発売は1999年で，2011年4月までは唯一の抗認知症薬でした．特徴は，①1日1回投与，②軽度～高度まですべてのステージで保険適応がある，③使用経験が長く多くの医師が使い慣れている，などが挙げられます．2011年11月にはジェネリックも発売され，中等度までのアルツハイマー型認知症の方にはジェネリックが使用可能です．

● ガランタミン（レミニール®）

アセチルコリンエステラーゼ阻害作用に加え，ニコチン性アセチルコリン受容体の感受性亢進作用があります．特徴としては，①半減期が短く1日2回投与，②ドネペジルに比べ不眠が出にくい，③他剤に比べると耐性が出にくい，などです．

● リバスチグミン（イクセロン®パッチ，リバスタッチ®）

アセチルコリンエステラーゼ阻害作用に加え，ブチルコリンエステラーゼ阻害作用をもちます．最大の特徴は貼付薬であるため，拒薬や嚥下困難

● 表　抗認知症薬の特徴・投与法

	コリンエステラーゼ阻害薬			NMDA受容体拮抗薬
一般名	ドネペジル	ガランタミン	リバスチグミン	メマンチン
商品名	アリセプト®	レミニール®	イクセロン®パッチ,リバスタッチ®	メマリー®
アルツハイマー病期による保険適応	軽度～高度	軽度～中等度	軽度～中等度	中等度～高度
投与法	1日1回内服	1日2回内服	1日1回貼付	1日1回内服
増量法	3 mg/日を2週間投与後5 mg/日に増量．高度アルツハイマー病では10 mg/日まで増量可	8 mg/日から開始し4週後に16 mg/日に増量，さらに4週以上経過してから24 mg/日に増量可	4.5 mg/日から開始し，4週おきに9 mg，13.5 mg，18 mgと増量し18 mg/日で維持	5 mg/日から開始し，1週毎に10 mg，15 mg，20 mgと増量し20 mg/日で維持

などの内服管理が難しい患者でも投与可能です．また，血中濃度の変動が少なく，消化器症状などの不快な副作用が出にくいとされています．

● メマンチン（メマリー®）

NMDA受容体拮抗薬で，他3剤と全く違う作用機序ですので，**基本的にコリンエステラーゼ阻害薬と併用します**が，単独投与でも効果を認めます．中等度以上のアルツハイマー型認知症に適応があります．

3種のコリンエステラーゼ阻害薬のうち，どの薬剤を投与した場合の予後が最も良好であるかを明確に示すエビデンスはありません．患者の認知機能・生活状況から確実に投与可能な薬剤を選択し，薬物療法とともに介護体制の構築やリハビリテーションなどの非薬物療法を行うのが認知症治療の基本です．1つの薬剤の効果は，大きな副作用がなければ，最短でも維持量で3～6カ月間投与を継続して判定します．

> **Point 抗認知症薬の基本**
> - 抗認知症薬はコリンエステラーゼ阻害薬とNMDA受容体拮抗薬に大別される
> - まずコリンエステラーゼ阻害薬から一剤を選び投与を開始する
> - 複数のコリンエステラーゼ阻害薬の併用は保険上禁忌である
> - NMDA受容体拮抗薬は中等度以上のアルツハイマー型認知症でコリンエステラーゼ阻害薬に併用して用いるが，単独投与でも効果を示す

● 文献

1)『認知症疾患治療ガイドライン2010』「認知症疾患治療ガイドライン」作成合同委員会/編, 医学書院, 2010
2)『認知症の薬物療法』朝田　隆, 木之下徹/編, 新興医学出版社, 2011
3)『認知症テキストブック』日本認知症学会/編, 中外医薬社, 2008
4)『認知症診療の実践テクニック』朝田　隆/編, 医学書院, 2011

〈古田　光〉

認知症

Q18 もの忘れの訴えがあれば抗認知症薬を処方してもいいの？

抗認知症薬の投与開始時期

もの忘れが心配なので薬を飲みたいという希望で外来を受診される方がいます．抗認知症薬の使用はいつから使用すべきなのでしょうか．また，現時点で日本ではアルツハイマー型認知症以外の認知症に保険適応の通っている抗認知症薬はありませんが，レビー小体型認知症などの非アルツハイマー型の認知症に効果が期待できる薬はあるでしょうか．

A　アルツハイマー型認知症の患者では，アリセプト®，レミニール®，イクセロン®パッチ，リバスタッチ®などの，コリンエステラーゼ阻害薬を使い始めた時期が**早い方が認知機能の予後がよい**可能性があり，早期の投与が望まれます．しかし，もの忘れを訴える方のなかには，健康な方もいれば，アルツハイマー型認知症を含む精神神経疾患の方もいます．また，「健忘などの認知機能障害はあるが，認知症とは言えない」正常と認知症の中間的な状態を示す「軽度認知障害（MCI：mild cognitive impairment）」と呼ばれる一群がいます．

　なかでも記憶障害を主症状とするamnestic（健忘型）MCI患者を対象としたこれまでの研究結果では，ドネペジル（アリセプト®）やガランタミン（レミニール®）を投与することで部分的な症状の改善効果を認めました．しかし，最終的な認知症への進展率は低下させず，アルツハイマー型認知症の発症予防には効果はないようです．諸検査でアルツハイマー型認知症が示唆される患者やamnestic MCIの患者では，効果の限界を説明したうえで，ご本人・ご家族の希望があればコリンエステラーゼ阻害薬を投与することで，認知症状態になる時期を遅らす可能性があります．その際には，定期的な運動やリスクファクター（高血圧，糖尿病など）管理などの認知症予防に有効とされる生活習慣の指導を合わせて行うべきなのは言うまでもありません．

　レビー小体型認知症ではコリンエステラーゼ阻害薬の効果が期待されます．リバスチグミン（イクセロン®パッチ，リバスタッチ®）はパーキン

ソン病の認知症の適応を取得している国もあります．**レビー小体型認知症ではコリンエステラーゼ阻害薬が著効する例もある半面，錐体外路症状や自律神経症状が出やすい**ため，アルツハイマー型認知症で設定された維持量にこだわらず，効果と副作用のバランスのとれた用量で投与します．血管性認知症でもアセチルコリン系の障害が認知機能に影響を与えている可能性があり，コリンエステラーゼ阻害薬が有効なことがあります．いずれも保険適応外ですので，ご本人・ご家族に適応外使用である旨をきちんと説明したうえでの処方が望ましいです．

Point 抗認知症薬の投与時期とアルツハイマー型以外への投与

- アルツハイマー型認知症では早期にコリンエステラーゼ阻害薬を使い始めた方が認知機能低下をより遅らせる可能性がある
- コリンエステラーゼ阻害薬を内服しても，MCIから認知症になることを予防することはできないが，認知機能の部分的な改善は期待できる
- アルツハイマー型認知症以外の疾患でもコリンエステラーゼ阻害薬は効果を示すことがある

● 文献

1) 佐藤晋爾　他：アルツハイマー病治療薬の早期投与のメリット．Cognition and Dementia, 1：40-43, 2011
2) 『認知症疾患治療ガイドライン2010』「認知症疾患治療ガイドライン」作成合同委員会/編，医学書院, 2010
3) 『認知症の薬物療法』朝田　隆，木之下徹/編，新興医学出版社, 2011
4) 『認知症テキストブック』日本認知症学会/編，中外医薬社, 2008
5) 『認知症診療の実践テクニック』朝田　隆/編，医学書院, 2011

〈古田　光〉

認知症

Q19 抗認知症薬の副作用にどう対処する？

抗認知症薬の副作用

抗認知症薬のドネペジル（アリセプト®）を処方したところ，嘔気などがして調子が悪くなったと言われました．このような場合は，どのように対処すればいいでしょうか．抗認知症薬それぞれの副作用とその対処法について，教えてください．

A 抗認知症薬を使用するうえで各薬剤の副作用とその対処法を知っておくことが重要です．副作用が出現しても薬剤の減量や変更を行うことで抗認知症薬の投与継続が可能となります．

抗認知症薬はコリンエステラーゼ阻害薬〔ドネペジル（アリセプト®），ガランタミン（レミニール®），リバスチグミン（イクセロン®パッチ，リバスタッチ®）〕とNMDA受容体拮抗薬〔メマンチン（メマリー®）〕に大別されます（Q17参照）．

コリンエステラーゼ阻害薬で共通してみられる副作用で比較的頻度の高いものは，嘔気嘔吐・食欲低下・下痢などの**消化器症状**です．この副作用の軽減のため，どの薬剤も少量から開始し，ゆっくりと増量していきます．投与初期・投与量増量時に出現しやすいですが，慣れが生じることもあるため消化器症状出現の可能性について説明しておき，軽いものなら投与を継続します．嘔気に対してはドンペリドン（ナウゼリン®）などの制吐薬を一時的に用いるのも方法です．1つのコリンエステラーゼ阻害薬で嘔気が出現しても他の2剤では嘔気を生じない場合もあるため，消化器症状が強い場合は変薬します．

また，コリンエステラーゼ阻害薬の効果が強く出ると，焦燥感・易怒性・興奮・多動などの**過剰賦活の症状**が出ることがあります．その際は，①投与量を減らす，②他のコリンエステラーゼ阻害薬に変更する，③抑肝散などの認知症の興奮に効果があると言われている薬を併用する，④メマンチンを併用する・メマンチンに変更するなどの対応があります．もともと易怒性が目立つ例で中等度以上であれば，メマンチンから開始するのも一法です．なお，ガランタミンはアルツハイマー型認知症患者の焦燥・不安・脱抑制・異常運動行動に対する効果も報告されています．

その他の副作用としてドネペジルで不眠が出た場合はガランタミンに変更すると改善する場合があります．リバスチグミンの貼付薬では皮膚症状に留意が必要です．また，コリンエステラーゼ阻害薬で生じる重篤な副作用に，**徐脈，失神，痙攣発作，COPDの増悪**などがあります．徐脈傾向の患者，コントロール不良の気管支喘息の患者では注意が必要です．なお，副作用のためドネペジルから他のコリンエステラーゼ阻害薬に変薬する場合は1週間程度の休薬が望ましいです．また変薬の際，保険上クロスオーバー投与は不可です．

　メマンチンでみられる主な副作用は眠気，めまいです．いずれも投与初期や増量時に生じやすく，慣れが生じる場合がありますので，重篤でない場合は投与を継続します．眠気が強い場合は夕または就寝前の投与にすることで，睡眠の問題も解決できることがあります．維持量である20 mg/日で眠気が強い場合は10 mg/日で投与します．メマンチンは腎排泄の薬剤なため，高度腎障害の患者では血中濃度が上がるため10 mg/日で維持量とします．

Point 抗認知症薬の副作用まとめ

- コリンエステラーゼ阻害薬では消化器症状と賦活症状に注意
- コリンエステラーゼ阻害薬で徐脈・けいれん・COPD増悪のリスクあり
- メマンチンでは眠気とめまいに注意

文献

1) 山田達夫：アルツハイマー型治療薬の切り替え両方の有用性と副作用．Cognition and Dementia, 1：44-48, 2011
2) 『認知症疾患治療ガイドライン2010』「認知症疾患治療ガイドライン」作成合同委員会/編，医学書院, 2010
3) 『認知症の薬物療法』朝田　隆，木之下徹/編，新興医学出版社, 2011
4) 『認知症テキストブック』日本認知症学会/編，中外医薬社, 2008
5) 『認知症診療の実践テクニック』朝田　隆/編，医学書院, 2011

〈古田　光〉

COPDと気管支喘息

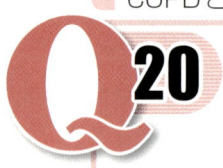

Q20 気管支喘息にはステロイド？ β_2刺激薬？ それとも配合剤？

高齢者気管支喘息の長期管理薬物療法

気管支喘息の長期管理治療薬として吸入ステロイド，長時間作用性β_2刺激薬があります．最近は吸入ステロイドと吸入長時間作用性β_2刺激薬の配合剤も存在していますが，それぞれどのように使い分けるべきなのでしょうか．

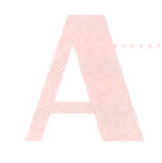

A　気管支喘息の管理は，喘息予防・管理ガイドラインに従って行うのが一般的です．高齢者喘息についても例外ではなく，喘息予防・管理ガイドラインにおける成人喘息の長期管理方法に従って管理していきます．したがって，吸入ステロイド（ICS）を基本に，治療ステップに応じて気管支拡張薬などを併用していくということになります（表）．

高齢者喘息でも吸入ステロイドが治療の第一選択薬になりますし，その継続使用が大変重要になります．しかし，**高齢者喘息に特有の問題点**があり注意が必要です．高齢者喘息の特徴としては，①寛解期にも呼吸機能が完全に改善しない，②末梢気道閉塞が強く，呼吸困難を訴える患者が多い，③さまざまな合併症があり診断が難しい，④高齢者では吸入薬に対するアドヒアランスが低下する，などがあります．

ガイドラインにおける治療ステップ2以上では，吸入ステロイドに長時間作用性β_2刺激薬（LABA），ロイコトリエン受容体拮抗薬，テオフィリン徐放製剤などを併用していくということになりますが，なかでもLABAとの併用が非常に重要であると言えます．その理由としては，①ステロイドがβ_2受容体数を増加させる，②β_2刺激薬はステロイド受容体の核内移行を促進してステロイドの作用を増強させる，③併用によってステロイドの減量が可能になる，④喘息のコントロールが良好になることが証明されている，が挙げられます．

なお，LABA単独使用はしてはいけないとなっています[1]．その理由としては，①β_2刺激薬のみでは気管支拡張作用で呼吸困難などの症状は改善するが気道炎症は改善しないため潜在的に発作が重症化する危険性が考

● 表　喘息治療ステップ

		治療ステップ1	治療ステップ2	治療ステップ3	治療ステップ4
長期管理薬	基本治療	吸入ステロイド（低用量）	吸入ステロイド（低〜中用量）	吸入ステロイド（中〜高用量）	吸入ステロイド（高用量）
		上記が使用できない場合以下のいずれかを用いる ・LTRA ・テオフィリン徐放製剤 （症状が稀であれば必要なし）	上記で不十分な場合に以下のいずれか1剤を併用 ・LABA（配合剤の使用可） ・LTRA ・テオフィリン徐放製剤	上記に下記のいずれか1剤，あるいは複数を併用 ・LABA（配合剤の使用可） ・LTRA ・テオフィリン徐放製剤	上記に下記の複数を併用 ・LABA（配合剤の使用可） ・LTRA ・テオフィリン徐放製剤 上記のすべてでも管理不十分な場合は下記のいずれかあるいは両方を追加 ・抗IgE抗体 ・経口ステロイド薬
	追加治療	LTRA以外の抗アレルギー薬	LTRA以外の抗アレルギー薬	LTRA以外の抗アレルギー薬	LTRA以外の抗アレルギー薬
発作治療		吸入SABA	吸入SABA	吸入SABA	吸入SABA

LTRA：ロイコトリエン受容体拮抗薬
LABA：長時間作用性β_2刺激薬
SABA：短時間作用性β_2刺激薬

（文献1より転載）

えられる，②気道を末梢まで拡張し，吸入ステロイドを確実に末梢まで到達させることが大事である，などがあります．

以上より，吸入ステロイドと吸入LABAの配合剤を用いることが推奨されています．さらに最近は，吸入ステロイドとLABAを個々に吸入するより有効性が高いことが証明されており，吸入操作回数が減少しアドヒアランスがよくなる，LABAの単独使用を防ぐことができる，ということも配合剤が勧められる要因になっています．

Point 高齢者喘息の長期管理薬物療法のポイント

- 吸入ステロイドと長時間作用性β_2刺激薬の配合剤の吸入が効果的である
- 長時間作用性β_2刺激薬単独の吸入は避ける

- 基本的に成人喘息の管理ガイドラインに従うが，高齢者特有の問題点もあるので注意が必要である

● 文献

1) 『喘息予防・管理ガイドライン2009』社団法人日本アレルギー学会喘息ガイドライン専門部会/監，協和企画，2009

〈望月英明〉

COPDと気管支喘息

Q21 喘息の薬物治療では低カリウム血症に注意！

高齢者喘息の治療薬による副作用

気管支喘息で通院中の78歳の女性患者が，四肢の脱力を主訴に救急外来を受診されました．血中カリウム濃度が2.3 mEq/Lと著しく低下を認めたため緊急入院となりました．気管支喘息に対して使用していたβ_2刺激薬の吸入薬が原因と考えられました．高齢者喘息における薬物治療の際の注意点について教えてください．

A

喘息に用いる治療薬のなかでも，特にβ_2刺激薬は高齢者や合併症のある患者では副作用が問題になることが多く，十分な注意が必要になります．

β_2刺激薬の副作用としては，振戦，動悸，頻脈などがあり，重大な副作用としては低カリウム血症があります．これらは，経口薬＞貼付薬＞吸入薬の順で起きやすいとされており，虚血性心疾患や糖尿病，甲状腺機能亢進症のある症例には特に注意が必要となります．さらに高齢者には発生しやすいため注意が必要です．このような理由で，経口薬は現在はほとんど用いられなくなっています．

さらに，同時に使用している可能性のあるステロイド，キサンチン誘導体にも低カリウムを引き起こす作用があるので，さらなる注意が必要です．低カリウム血症の症状としては，高血圧，疲労感，筋力低下など，さらに高度になってくると四肢麻痺，痙攣などがあります．症状の出現に注意して，定期的なモニタリングをしていくことが重要です．

Point

β_2刺激薬の副作用

- 振戦，動悸，頻脈など．特に重要なものとして低カリウム血症
- 高齢者に発生しやすい
- 同時に使用している可能性のあるステロイド，キサンチン誘導体にも低カリウム血症を引き起こす作用があるので注意が必要である
- 低カリウム血症の症状の出現に注意し，定期的なモニタリングが必要である

● 文献

1）『喘息予防・管理ガイドライン2009』社団法人日本アレルギー学会喘息ガイドライン専門部会/監，協和企画，2009

〈望月英明〉

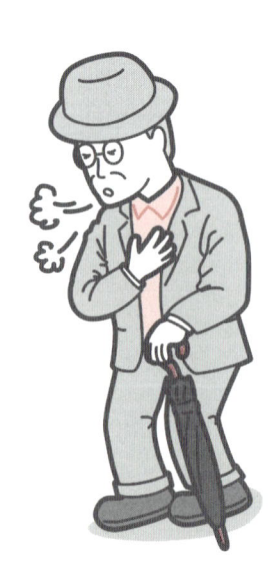

COPDと気管支喘息

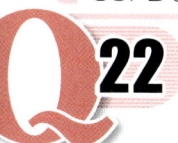

Q22 COPDの増悪で，呼吸困難が急激に悪化！

慢性閉塞性肺疾患（COPD）の増悪

慢性閉塞性肺疾患（COPD）で外来通院中の86歳男性．数日前から感冒様症状がありましたが，今日になり急激に呼吸困難が増悪し緊急受診．COPDの増悪として入院となり，呼吸不全で重篤化してしまいました．増悪の原因として何が考えられ，どう対処すべきでしょうか．

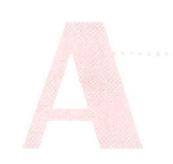

A

慢性閉塞性肺疾患（COPD）の患者さんは時に症状が短期間に悪化する「増悪」を起こすことが知られています．

COPDの増悪とは，呼吸困難，咳，喀痰などの症状が日常の生理的変動を超えて急激に悪化し，安定期の治療内容の変更を要する状態を言います．ただし，他疾患（心不全，気胸，肺血栓塞栓症など）の合併による増悪を除きます．**増悪の原因として多いのは呼吸器感染症と大気汚染ですが，約30％の症例では原因が特定できません**．増悪はCOPD患者の生命予後を悪化させます．さらに，患者のQOLや呼吸機能も低下させます．重症度分類（表）が抗菌薬の使用目安として有用です．入院と集中治療の必要性は，呼吸機能の悪化の程度や全身状態を評価して決定します．

●増悪時の薬物療法

増悪については，患者さんに教育を行って徴候を早期に発見し，対処（服薬や医療機関への連絡）できるよう指導しておくことが重要です．**COPDの増悪時の薬物療法の基本はABCアプローチです**．すなわち抗菌薬（anti-

● 表　COPD増悪の重症度分類

軽症	呼吸困難の悪化，喀痰量の増加，喀痰の膿性化のうち1つと，5日以内の上気道感染，他に原因のない発熱，喘鳴の増加，咳の増加，呼吸数あるいは心拍数の20％以上の増加のうち1つがみられる
中等症	呼吸困難の悪化，喀痰量の増加，喀痰の膿性化のうち2つがみられる
重症	呼吸困難の悪化，喀痰量の増加，喀痰の膿性化のすべてがみられる

biotics),気管支拡張薬(bronchodilators),ステロイド(corticosteroids)です.

> **Point COPD増悪の原因と対処**
> - COPD増悪の原因として重要なものは,気道感染,大気汚染などである
> - 患者教育,早期発見治療が重要
> - COPDの増悪時の薬物療法の基本はABCアプローチ

● 文献
1)『COPD(慢性閉塞性肺疾患)診断と治療のためのガイドライン第3版』日本呼吸器学会COPDガイドライン第3版作成委員会/編,メディカルレビュー社,2009

〈望月英明〉

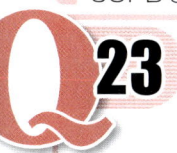

Q23 COPDの増悪を予防する方法は？

慢性閉塞性肺疾患（COPD）増悪の予防

先日，呼吸困難が急激に増悪した症例を経験しました．慢性閉塞性肺疾患（COPD）の増悪として入院となり，呼吸不全で重篤化してしまい大変な思いをしました．早期に発見できたこともあり，薬物療法で何とか対処できましたが，COPDの増悪を予防する何かいい方法はないでしょうか．

安定期の患者には，COPDの増悪の予防と対処の方法について教育しておく必要があります．対処についてはQ22を参照してください．増悪の予防には，禁煙，ワクチン，吸入ステロイドや長時間作用性気管支拡張薬などが有効です．COPDの増悪原因としては気道感染が最も重要であるため，特に気道感染の予防策としては，**手洗いやうがいの励行とともに，ワクチンの接種が有効です**．

例えばインフルエンザワクチンは，COPDの増悪頻度を有意に減少させ，死亡率を減少させることが証明されています．肺炎球菌ワクチンについては，COPD患者の増悪頻度や増悪による死亡に対する予防効果は証明されていませんが，肺炎の発生を抑制することが証明されています．

Point COPD増悪予防のポイント
- 禁煙，ワクチン接種，吸入ステロイドや長時間作用性気管支拡張薬の使用などが有効

文献
1) 『COPD（慢性閉塞性肺疾患）診断と治療のためのガイドライン第3版』（日本呼吸器学会COPDガイドライン第3版作成委員会），メディカルレビュー社，2009

〈望月英明〉

COPDと気管支喘息

Q24 COPDの薬物治療でなかなか治療効果が出ない

高齢者COPDの薬物治療についての注意事項

慢性閉塞性肺疾患（COPD）で通院中の78歳男性．吸入長時間作用性β_2刺激薬（LABA）を処方していましたが呼吸困難症状があまり改善しません．注意深く確認したところ，かなりの頻度で吸い忘れがあることが判明しました．さらに，実際に目の前で吸入してもらったところ，吸入手技が不十分であることも判明しました．指導してもあまり改善しないのですが，どう対処したらいいのでしょうか．

A

● COPDの薬物治療について

気管支拡張薬には抗コリン薬，β_2刺激薬，メチルキサンチンがあります．治療効果が不十分な場合には単剤を増量するよりも多剤併用が勧められています．長時間作用性β_2刺激薬/吸入ステロイド配合剤は，それぞれの単剤使用よりも呼吸機能の改善，増悪の予防，QOLの改善効果に優れています．

● LABAの吸入型，貼付型の使い分けについて

高齢であるほど吸入型の服薬アドヒアランスが低下するため，貼付型への変更も考慮すべきです．吸入型を使用する場合は，毎回吸入指導を行う，手技を確認するなどの注意が必要になります．

Point 薬物治療の効果が出ないときのチェックポイント

- 高齢者では服薬アドヒアランスの低下という問題がある．まず薬の内服や吸入のし忘れがないか，しっかり吸入手技ができているかのチェックをすることが必要である
- 長時間作用性β_2刺激薬とステロイドの配合剤は，それぞれの単剤使用よりも有効性が高い

● 文献

1）『COPD（慢性閉塞性肺疾患）診断と治療のためのガイドライン第3版』日本呼吸器学会COPDガイドライン第3版作成委員会/編，メディカルレビュー社，2009

〈望月英明〉

不整脈

Q25 抗不整脈薬投与後に，新たな致死的不整脈出現

高齢者不整脈治療の注意点

ホルター心電図で心室性期外収縮が全体の2％にみられる症例です．症状は軽度で日常生活には差し支えない66歳の男性です．抗不整脈薬は適応でしょうか？高齢者の心室性期外収縮に対する薬物治療法の適応と注意点について教えてください．

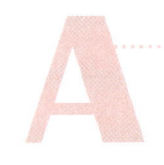

A　本邦における高齢者（70歳以上の一般総合病院外来患者）の心室性期外収縮の出現頻度は約4～10％に見受けられ[1]，さほど稀なものではありません．特に，QOL（Quality of Life：生活の質）障害となる自覚症状がない場合や出現頻度が少ない場合（総心拍数の30％以下），ならびに心機能低下（左室駆出率が40％以下）を認めない場合には，抗不整脈薬の投与を慎重に考えるべきと思われます．

　高齢者では加齢に伴う心拍出量，肝血流量，腎血流量ならびに糸球体濾過量の低下が認められ，循環血液のうっ滞，肝代謝や腎排泄が遅延するために体内の薬物蓄積が生じやすい状態です．また，血漿蛋白濃度も低下している場合が多く，蛋白遊離型の増加により薬理作用が増強する可能性があります．むしろ，高齢者に対しては抗不整脈薬による**副作用出現に注意する必要があり，非高齢者に比し約4～5倍も高頻度に認めるとする本邦報告もあります**[2]．

　主な抗不整脈薬の適応疾患と排泄経路，代表的な副作用を表に示したので薬剤選択の参考になれば幸いです．

　また，高齢者では感知機能が低下しており，自覚症状に乏しく副作用出現が見逃されやすいことや，認知機能も低下すると内服薬の飲みすぎや飲み忘れ，飲み違い等が起りやすく，薬剤師による服薬指導や同居家族の協力も必要となることが多いと考えられます．

　さらに，高齢者では感冒様症状から食欲不振，下痢などにより脱水症状を引き起こした症例や利尿薬併用例では容易に薬物の血中濃度が上昇したり，電解質バランス（血中カリウムならびにカルシウム濃度）が崩れ，**多**

● 表 本邦において使用可能な抗不整脈薬の薬剤特性

抗不整脈薬	適応不整脈疾患 上室性	心室性	レートコントロール	排泄経路	特有の心外副作用
Ⅰ群抗不整脈薬:					
キニジン	○	○	−	肝(80)・腎(20)	下痢,無顆粒球症
プロカインアミド	○	○	−	肝(40)・腎(60)	SLE様症状
ジソピラミド	○	○	−	肝(40)・腎(60)	口渇,排尿障害,緑内障
シベンゾリン	○	○	−	肝(20)・腎(80)	口渇,低血糖症状
アプリンジン	○	○	−	肝(100)	肝機能障害,振戦
リドカイン	−	○	−	肝(90)・腎(10)	意識障害,痙攣
メキシレチン	−	○	−	肝(90)・腎(10)	消化器症状
プロパフェノン	○	○	−	肝(90)・腎(10)	ふらつき
ピルジカイニド	○	○	−	肝(5)・腎(95)	めまい
フレカイニド	○	○	−	肝(40)・腎(60)	ふらつき
Ⅱ群抗不整脈薬:					
プロプラノロール	○	○	○	肝(100)	糖尿病の悪化 喘息,四肢の阻血
Ⅲ群抗不整脈薬:					
アミオダロン	○	○	−	肝(100)	間質性肺炎,甲状腺機能異常 角膜沈着,皮疹
Ⅳ群抗不整脈薬:					
ベラパミル	○	−	○	肝(90)・腎(10)	低血圧,便秘
ジルチアゼム	○	−	○	肝(60)・腎(40)	低血圧,便秘
ベプリジル	○	○	−	腎(100)	低血圧,便秘
その他薬剤:					
ジゴキシン	○	−	○	肝(20)・腎(80)	消化器症状,視覚異常 神経症状,女性化乳房

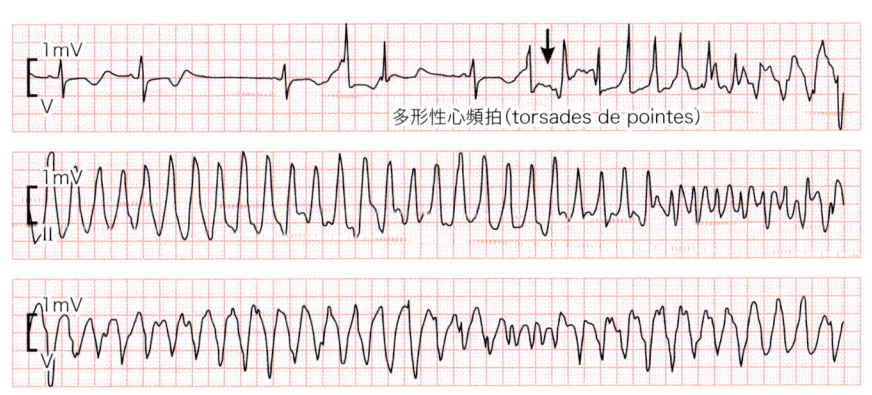

● 図 抗不整脈投与中にみられた多形性心室頻拍
腎機能障害と低カリウム血症を合併した78歳,女性

形性心室頻拍などの重篤な不整脈を生じる危険性もあります（図）．

> **Point 高齢者に対する抗不整脈薬投与のポイント**
> - 投与前に患者の体重や採血検査による肝腎機能，血中電解質の評価，心臓超音波検査による心機能評価，併用薬の確認を行う
> - 肝腎機能を評価したうえで個々の症例に負担がかからない代謝経路の薬剤選択を行う
> - 心機能低下例では陰性変力作用（心機能抑制作用）の少ない薬剤選択を行う
> - その導入量は標準投与量の約1/2～2/3とし，その後の反応をみながら必要であれば適宜漸増する
> - 導入初期には1～2週間ごとに心電図記録を行い，徐脈，QRS幅やQT延長の有無を確認して催不整脈の出現に注意を払うことや投薬後の薬物血中濃度の監視を定期的に行う

● 文献
1) 新 博次，他：一般総合病院における不整脈出現頻度；高年齢群の特徴．日本老年医学会雑誌，23：41-49，1986
2) 小松 隆，他：発作性心房細動例における抗不整脈薬の停止・予防効果と加齢の影響．呼吸と循環，49：1015-1020，2001

〈小松　隆〉

不整脈

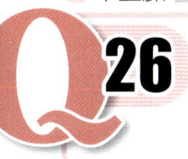

Q26 抗不整脈薬投与したが，治療効果がなかなかでない！

自律神経の関連性からみた薬剤選択法

週に2回ほど発作性に心房細動がみられる70歳女性です．軽い動悸を訴えますがアブレーション治療は拒否されています．この場合の発作予防のための抗不整脈薬の使い分けと投与方法および注意点・副作用について教えてください．

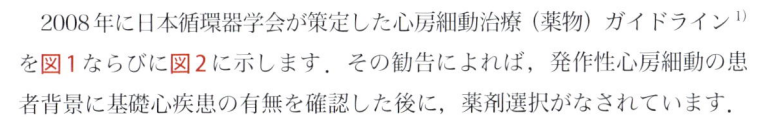

A　2008年に日本循環器学会が策定した心房細動治療（薬物）ガイドライン[1]を図1ならびに図2に示します．その勧告によれば，発作性心房細動の患者背景に基礎心疾患の有無を確認した後に，薬剤選択がなされています．

抗不整脈薬の第一選択薬には，基礎心疾患がなければ（孤立性）ピルジカイニド（サンリズム®），シベンゾリン（シベノール®），プロパフェノン（プロノン®），ジソピラミド（リスモダン®）ならびにフレカイニド（タンボコール®）を，一方，基礎心疾患（肥大心・不全心・虚血心）があればアプリンジン（アスペノン®），ベプリジル（ベプリコール®），ソタロール（ソタコール®）ならびにアミオダロン（アンカロン®）を推奨しています．

しかし，本ガイドラインではいずれの薬剤が至適抗不整脈薬になりうるかは不明な点が多いと感じます．心房細動発症に**自律神経の関連が深い症例では，発症時間帯からみた薬剤選択によりさらなる治療効率の向上が期待できます**．

すなわち，交感神経が緊張亢進している時間帯に好発する日中型（発作が午前7時〜午後5時までに出現），副交感神経が緊張亢進している時間帯に好発する夜間型（発作が午後5時〜翌朝午前7時までに出現）ならびに自律神経の影響が少ない混合型（発作が両時間帯に出現）に分類して，各薬剤の予防効果を検討した報告があります[2]．その報告によれば，**日中型には**シベンゾリン，アプリンジン，ピルジカイニドならびにフレカイニドが有効であり，**夜間型には**シベンゾリン，ジソピラミドならびにピルメノール（ピメノール®）が有効であることが示されています．このように自律

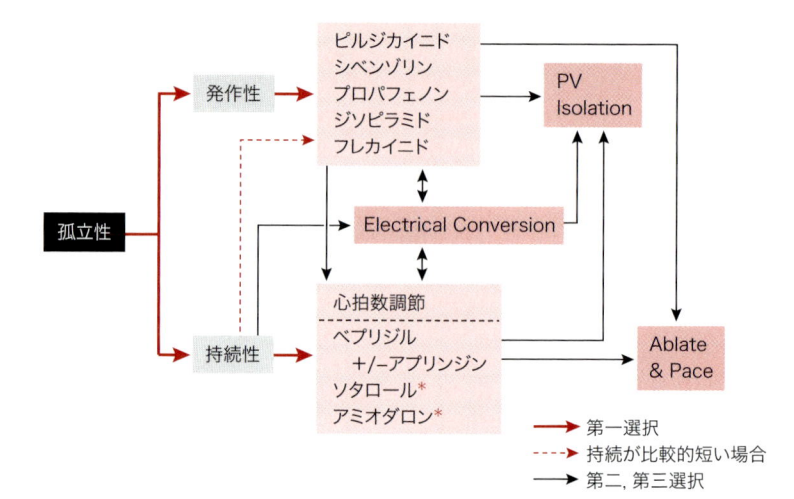

● 図1　日本循環器学会ガイドライン2008による孤立性心房細動に対する治療戦略

発作性とは7日以内に自然停止するもの，持続性はそれ以上持続するものを指す．
Ablate & Pace：房室接合部アブレーション＋心室ペーシング，＊：保険適用なし．
→が第一選択．持続性の場合の第一選択は心拍数調節であるが，保険適用の範囲を超えて除細動を追求する場合には，破線以下の薬剤が候補となる（これらの薬剤には徐拍作用があるが，心拍数コントロールのための薬剤と併用することもある）．心拍数調節が十分に達成できないか，プロパフェさらに症状軽減が必要なために除細動を追求する場合にも，同様に破線以下の薬剤が候補となりうる．このいずれかの方法が，あるいはその両者が無効なときに，細い矢印に沿って第二選択肢として非薬物療法である電気ショック，肺静脈アブレーション，房室接合部アブレーションなどが考慮される．
　なお持続性でも比較的持続期間の短い例ではNaチャネル遮断薬を最初に試すこともあり，その選択肢を----→で示したが，発作性に対して心拍数調節や破線以下の薬剤を第一選択として使うことはない．発作性心房細動に対する第一選択薬が無効な場合の第2選択肢を限定することはしないが，手技に熟練した施設では肺静脈アブレーションが有力候補となる．

※前ガイドラインで心機能正常例での第一選択薬としていた5種類のslow kineticのNaチャネル遮断薬のなかから，現在，将来とも保険適用となる見込みのない薬剤（ピルメノール）を除外し，逆にACC/AHA/ESC ガイドラインでも第一選択薬とされているプロパフェノンを加えた．プロパフェノンは実験的にはslow kineticではなくintermediateとされるが，I_{to}（一過性K電流）やI_{Kur}（遅延整流K電流の特に速い成分）などを抑制する作用も知られており，臨床的にも他のintermediate kineticの薬剤と比較して有効性/安全性についての十分なエビデンスがある（J-RHYTHM試験での使用実績もある）ことから，あえて他のslow kineticのNaチャネル遮断薬と同列に扱うことにした．一方，アミオダロン（経口），ソタロールは心房細動への適応拡大に向けた手続きが進行中であるためリストに残した．
（文献1より転載）

　神経の緊張に応じた薬剤選択法は，2010年に勧告されたヨーロッパ心臓病学会（ESC）ガイドラインでも提唱されています[3]．
　もちろん，高齢者の心房細動に対する抗不整脈薬投与の際にはQ25で記載したように，薬剤管理には注意が必要であることに変わりはありません．

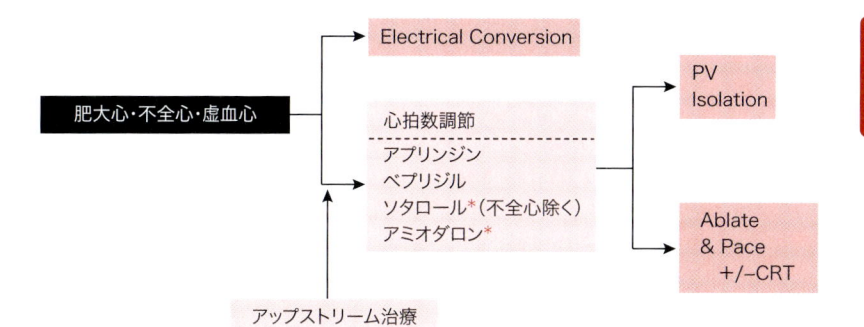

● **図2** 日本循環器学会ガイドライン2008による器質的病的心（肥大心・不全心・虚血心）に伴う心房細動に対する治療戦略

Ablate & Pace：房室接合部アブレーション＋心室ペーシング，CRT：心室同期ペーシング，＊：保険適用なし（ただし肥大型心筋症に対する経口アミオダロンは適用あり）．（文献1より転載）

Point 発作性心房細動に対する薬剤選択のポイント

- 基礎心疾患のない（孤立性）発作性心房細動では，ピルジカイニド，シベンゾリン，プロパフェノン，ジソピラミドならびにフレカイニドが第一選択薬に推奨されている
- 基礎心疾患（肥大心・不全心・虚血心）のある発作性心房細動では，アプリンジン，ベプリジル，ソタロールならびにアミオダロンが第一選択薬に推奨されている
- 発症時間帯からみた薬剤選択法により治療効率を向上させることが期待される

● 文献

1) 小川 聡，他：心房細動治療（薬物）ガイドライン2008年改訂版．Circ J，72（Suppl IV）：1581-1638，2008
2) 小松 隆，中村元行：心房細動—アップストリーム治療とダウンストリーム治療—．『ClassI薬の使い方』山下武志/編，中山書店，170-179，2007
3) Camm AJ et al.：Guideline for the management of atrial fibrillation of the European Society of Cardiology（ESC）. Eur Heart J, 12：1360-1420, 2010

〈小松　隆〉

血栓症

Q27 新規経口抗凝固薬ってどんなの？
心房細動の脳卒中予防

高血圧で通院している80歳男性が，発作性心房細動を起こしていることがわかりました．ワルファリンを使うべきでしょうか，それとも新規の経口抗凝固薬を使うべきでしょうか．

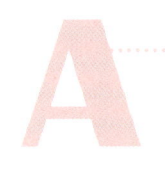

A

　実臨床ではとても大事な，しかし答える方としてはとても困難な質問です．高齢者の血管は脆いのが一般的です．心房細動の症例は初回の脳梗塞が重篤になるリスクがありますが，抗凝固薬による出血リスクも心配です．極言すれば，「脳出血がいいか」，「脳梗塞がいいか」の選択を患者とともに考えなければならないのが高齢者への抗血栓介入です．

　2011～2012年に認可承認された新規経口抗凝固薬（抗トロンビン薬やXa阻害薬など）は，日本人数百名を含む国際共同試験の結果のみに基づいて承認されました．われわれが臨床的決断を下す根拠は現時点では，その国際共同試験の結果しかありません．国際共同試験は「INR 2-3を標的としたワルファリン治療」と新薬を比較して，新薬の有効性が「INR 2-3を標的としたワルファリン治療」に劣らないとの仮説を検証しました[1]．検証された仮説はこの仮説のみです．「高齢者」において新規経口抗凝固薬が「INR 2-3を標的としたワルファリン治療」に劣るか，勝るかは科学的に証明されていません．科学的根拠がない段階でも臨床的決断を下さなければなりません．

　薬効メカニズムから考えて，血栓イベントリスクが低減したときには効果に応じた出血イベントリスク増大という副作用を覚悟しなければなりません．日本の患者さんは副作用を嫌うので，重篤な出血イベントリスクが年2～3％[1]と説明した場合に，脳梗塞の発症予防効果が60～70％あると説明しても服薬を希望する患者さんは少数ではないでしょうか？ 安定してワルファリンを服用できていて，今までイベントがなかった症例を新規経口抗凝固薬に切り替えて，切り替えた直後に血栓，もしくは出血イベントが起これば，患者さんは切り替えたことを後悔するのではないでしょう

● 表　非弁膜症性心房細動症例の脳卒中予防に用いられる経口抗凝固薬

ワルファリン (ワーファリン®)	作用機序	肝臓でのビタミンK依存性血液凝固因子の機能的完成を阻害
	注意点	納豆などの食物，風邪薬など多くの併用禁忌あるいは注意
	半減期	薬効は薬剤の半減期ではなくて，凝固因子の半減期に依存するため個人差が大きい
	モニタリング	必要に応じて1〜8週間毎にプロトロンビン時間（PT）-INR測定
ダビガトラン (プラザキサ®)	作用機序	トロンビンの酵素作用を阻害する
	注意点	高度腎障害例では禁忌．中等度以上の腎障害では用量調整が必要と想定されるが臨床エビデンスはない．ワルファリンに比較して使用経験が少ないのでRE-LY試験結果以外には使用を推奨する根拠が乏しい
	半減期	11時間
	モニタリング	適切なモニタリング指標がない．APTTを計測すれば，極端に出血リスクの高い症例を弁別できる可能性はあるが，詳細は全く未知
	エビデンス	国際共同ランダム化オープンラベル試験RE-LYに日本人症例が300名程度参加している
リバーロキサバン (イグザレルト®)	作用機序	第Xa因子（FXa）の酵素作用を阻害する選択的Xa阻害薬
	注意点	中等度の腎障害がある場合は減量して試験を行った．実臨床の実績は現時点では全くない．肝臓代謝もあるので，肝機能障害例でも注意が必要
	半減期	4〜14時間
	モニタリング	適切なモニタリング指標はない
	エビデンス	国際共同無作為二重盲検試験ROCKET-AFには日本人は参加していない．日本人1,200例のJ-ROCKET-AF試験を世界標準よりも低用量で施行した．症例数が不十分なのでPT-INR 2-3を標的としたワルファリン治療に対する安全性の非劣性のみを検証した
アピキサバン (商品名未定) ※近未来の認可承認が想定される	作用機序	FXaの酵素作用を阻害する選択的FXa阻害薬
	注意点	高齢，腎機能障害，低体重のうち，2項目を満たす症例に対して減少する試験プロトコルを採用した．日本人ではARISTOTLE試験にて低用量とされた症例が多かった
	半減期	8〜14時間
	エビデンス	国際共同無作為二重盲検試験ARISTOTLE試験に336例の日本人症例が登録された
【参考】 エドキサバン (リクシアナ®)	作用機序	FXaの酵素作用を阻害するFXa阻害薬
	注意点	現在は膝関節，股関節術後の静脈血栓予防にのみ保険適応が認められているが，心房細動では適応が認められていない
	エビデンス	国際共同無作為二重盲検試験ENGAGE AF-TIMI48試験が進行中

か？　**よほど切迫した理由がない限り，切り替えを筆者は推奨しません．**

　CHADS$_2$ scoreは脳梗塞の発症リスクと相関します．日本では高血圧を合併している症例が多いのでCHADS$_2$ 1点の心房細動症例は多数いると思います．本書は高齢者を対象としているので75歳以上の高齢ではCHADS$_2$

scoreは高血圧と合わせて2点になります．これらの症例の年間の脳梗塞発症率は1～2％程度なので[2]，薬剤非服用時の年間の脳卒中発症率が1～2％で，その6割程度を予防できるとしても，年間3％の重篤な出血リスクを受け入れない患者さんが多いのではないでしょうか？ どうしても脳梗塞だけは嫌だという方もいるかもしれないので，臨床試験の結果の数字を正確に伝達して，患者さんと一緒に服薬の是非を考えましょう，という姿勢が大切だと思います．

狭心症などにより抗血小板薬を服用している方に抗凝固薬を追加すると出血リスクが増えますね[3]．ワルファリンのときには抗血小板薬との併用例ではINR 1.6程度を標的としたり，個別の容量設定が可能でした．新規経口抗凝固薬の効果はINR 2.5（2-3）のワルファリンと同等性があるので，**抗血小板薬との併用はとても困難だと筆者は考えます**．どうしても血栓イベントが嫌だという患者さんもいるので，そのような症例に限局して，リスクを十分に説明して納得を得て使用することが大事です．

Point 抗凝固薬使用の注意点

- 高齢者の心房細動症例は脳梗塞リスクが高く，初回の脳梗塞が重篤になりやすい
- 高齢者に対して抗凝固薬による介入を行うと重篤な出血イベントが起こりやすい
- 血栓イベントリスクの高い症例では出血イベントリスクも高い
- 高齢者における抗血栓療法の適応決定は難しい

● 文献

1) Connolly SJ et al.：Dabigatran versus warfarin in patients with atrial fibrillation. N Engl J Med, 361：1139-1151, 2009
2) Goto S et al.：One-Year Cardiovascular Event Rates in Japanese Outpatients With Myocardial Infarction, Stroke, and Atrial Fibrillation. Circ J, 75：2598-2604, 2011
3) Toyoda K et al.：Dual antithrombotic therapy increases severe bleeding events in patients with stroke and cardiovascular disease: a prospective, multicenter, observational study. Stroke, 39：1740-1745, 2008

〈後藤信哉〉

血栓症

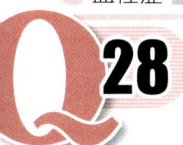

Q28 ダビガトランの前に腎機能, それでも難しい…

高齢者へのダビガトラン(プラザキサ®)

抗トロンビン薬ダビガトラン(プラザキサ®)で出血性有害事象や死亡例がかなり出ているようです.高齢者に対するダビガトランの適用について教えてください.

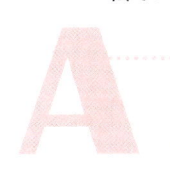

A

ワルファリンは個別最適化を目指す薬剤です.ダビガトランは患者集団に対して雑駁に出血リスクを増し,血栓イベントリスクを低減させる薬剤です.血栓リスク,出血リスクともに高い高齢者に雑駁な介入を行うのは勇気がいります.

ダビガトランは多くが腎臓から排泄されます.腎機能が悪い症例では血中濃度が増加するので,抗血栓効果が強く出過ぎる可能性があります.ダビガトランにはワルファリンのINRに相当する薬効評価指標がありません.「大規模臨床試験RE-LYに登録された平均的な患者さんでは,大方,こんな結果でした」という経験しかありません[1].試験に登録された平均的な患者さんが年間3%重篤な出血イベントを起こしていることを考えれば,腎機能障害にて血中濃度が上昇した高齢者の出血リスクはさらに高いでしょう.

添付文書でもこれらの症例は禁忌にされています.添付文書を作成した側も,われわれ以上の情報をもっている訳ではありません.国際共同試験の結果に基づいて薬剤が認可承認される時代では,新薬の登場時には認可承認の根拠となった第二相試験の結果以外の情報を世界中の誰ももっていません.

専門家は構成論的にさまざまな予想を行いますが,予想が正しいか否かも検証されていない段階にあることを医師,患者ともに十分に理解する必要があります.

日本では欧米にて認可承認された薬剤が長期にわたって使用できないということが「ドラッグラグ」として問題視されたことがありました.ダビガトランはドラッグラグを解決して,国際共同試験により早期に認可承認

されました.「ドラッグラグ」のある時代には,われわれは欧米の実臨床における経験の蓄積を観察する余裕をもつことができました.本邦にて使用される段階では,既に欧米の実臨床の経験の蓄積がありました.ダビガトランはRE-LY試験以外の情報がありません.「ドラッグラグ」が解決されたゆえに,販売開始直後の患者さんが臨床試験に曝露されているような状況になってしまいました.

医師が薬剤の真の意味での適応を理解するためには最低数年の経験の蓄積が必須です.高齢者における使用法などもおいおいわかってくると思います.

常識的に考えた場合,年間3％以上もの重篤な出血合併症のリスクに曝露されることを受けいれる患者さんは現時点ではほとんどいないとは思います.

Point ダビガトランの注意点

- ダビガトランは「効き過ぎ」や「効かなすぎ」をモニターする指標がない.このことはワルファリンとの大きな違い
- したがって臨床的背景が多様な高齢者では個別的にモニターできるワルファリンの方が適切かもしれない
- ダビガトランは腎排泄性なので腎機能のチェックが不可欠であり,腎機能が低下している例では慎重投与,あるいは禁忌

● 文献
1) Connolly SJ et al.：Dabigatran versus warfarin in patients with atrial fibrillation. N Engl J Med, 361：1139-1151, 2009

〈後藤信哉〉

血栓症

Q29 脳梗塞予防もアスピリンでいいの？
高齢者の脳梗塞再発予防における抗血小板薬の選択

高齢者の脳梗塞（アテローム血栓，ラクナ梗塞）再発予防に対して処方する抗血小板薬の適応と選択基準，適正用量について教えてください．

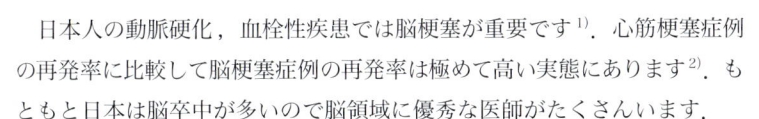

A　日本人の動脈硬化，血栓性疾患では脳梗塞が重要です[1]．心筋梗塞症例の再発率に比較して脳梗塞症例の再発率は極めて高い実態にあります[2]．もともと日本は脳卒中が多いので脳領域に優秀な医師がたくさんいます．

　冠動脈疾患の多い欧米では循環器内科の専門医が多いので，国際共同試験において冠動脈疾患の病型は正確に診断されています．しかし，脳領域は専門医が少ないので，今でも国際共同試験のエンドポイントは「脳卒中」です．いわゆるEvidence Based Medicineでは普遍的な科学としての価値が重視されますので日本のみで施行された臨床試験よりも世界的に複数回施行された試験の価値が高いと評価されます．

● エビデンスからみたアスピリン

　そのような観点では臨床試験の結果はアスピリンにおいて最も豊富です．アスピリンの有効性は心筋梗塞再発予防について明確に証明されており，脳梗塞予防のインパクトは心筋梗塞再発予防には劣ります[3]．循環器専門医は蓄積された豊富なアスピリンのエビデンスから，アスピリン以外の抗血小板薬を第一選択とするという発想はできません．

● アスピリン以外の抗血小板薬

　一方，普遍的な科学としては劣りますが，日本国内では抗血小板薬の臨床試験は脳梗塞再発予防において多数施行されています．クロピドグレル（プラビックス®）75 mg/日は従来のチクロピジン（パナルジン®）200 mg/日よりも肝障害などの副作用イベントが少ないとされています[4]．脳梗塞を対象としてクロピドグレルの試験を行った国は世界広しといえども日本だけではないでしょうか？　シロスタゾール（プレタール®）も脳梗塞

第1章　高齢者に多い疾患に対する薬の使い方

再発予防効果があり，アスピリンよりも出血合併症が少ないことが証明されています[5]．

現在の日本の医療実態下では冠動脈疾患症例に比較して脳血管疾患症例では抗血小板薬の使用率も低く，また再発率も高い実態にあります[2]．アスピリンは頭蓋内出血が危惧されているのかもしれません．クロピドグレルは価格と肝機能，血球系合併症が高齢者では問題です．**シロスタゾールは動悸，頭痛など自覚する副作用があっても出血が少ないので副作用イベントを嫌う日本人の症例には特に推奨できると思います．サルポグレラート（アンプラーグ®）も安全性が高い点が日本人に向いています．**

Point 脳梗塞再発予防における抗血小板薬選択のポイント

- 日本人の動脈硬化，血栓性疾患では欧米に比較して脳血管疾患が多い
- 日本人は安全性重視の文化を有し，欧米人は有効性を重視するため，好まれる薬剤が異なる
- シロスタゾール，サルポグレラートなどはエビデンスは少なくとも，安全性重視の日本人高齢者には使いやすい薬剤である

文献

1) Goto S et al.：Risk-factor profile, drug usage and cardiovascular events within a year in patients with and a high risk of atherothrombosis recruited from Asia as compared with those recruited from non-Asia regions: a substudy of the REduction of Atherothrombosis for Continued Health (REACH) registry. Heart Asia, 3：93-98, 2011
2) Goto S et al.：One-Year Cardiovascular Event Rates in Japanese Outpatients With Myocardial Infarction, Stroke, and Atrial Fibrillation. Circ J, 75：2598-2604, 2011
3) Antithrombotic Trialists' Collaboration：Collaborative meta-analysis of randomised trials of antiplatelet therapy for prevention of death, myocardial infarction, and stroke in high risk patients. BMJ, 324：71-86, 2002
4) Fukuuchi Y et al.：A randomized, double-blind study comparing the safety and efficacy of clopidogrel versus ticlopidine in Japanese patients with noncardioembolic cerebral infarction. Cerebrovasc Dis, 25：40-49, 2008
5) Shinohara Y et al.：Cilostazol for prevention of secondary stroke (CSPS 2)：an aspirin-controlled, double-blind, randomised non-inferiority trial. Lancet Neurol, 9：959-968, 2010

〈後藤信哉〉

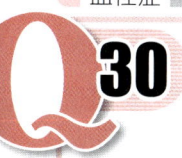

Q30 複数の血管床に病変！抗血小板薬を追加したいが…

閉塞性動脈硬化症に対する抗血小板薬併用

閉塞性動脈硬化症で既に2剤の抗血小板薬が処方されている高齢の患者さんですが，重症ならばさらに追加すべきですか？併用の仕方と出血イベントを回避するにはどのような注意が必要でしょうか？組み合わせがわかりません．

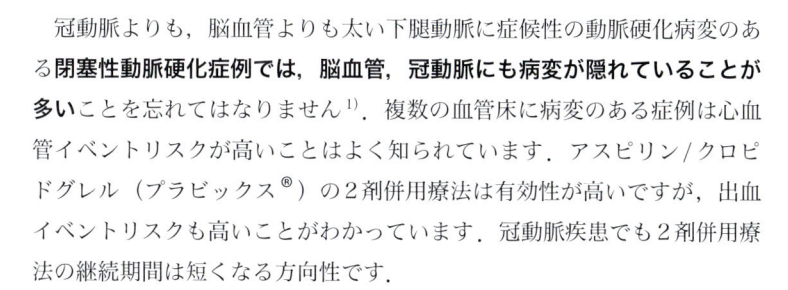

冠動脈よりも，脳血管よりも太い下腿動脈に症候性の動脈硬化病変のある**閉塞性動脈硬化症例では，脳血管，冠動脈にも病変が隠れていることが多い**ことを忘れてはなりません[1]．複数の血管床に病変のある症例は心血管イベントリスクが高いことはよく知られています．アスピリン／クロピドグレル（プラビックス®）の2剤併用療法は有効性が高いですが，出血イベントリスクも高いことがわかっています．冠動脈疾患でも2剤併用療法の継続期間は短くなる方向性です．

閉塞性動脈硬化症でも，末梢血管病変のみの症例であれば，2剤の抗血小板薬併用療法がすでに過剰治療かもしれません．末梢血管疾患に加えて，冠動脈，脳血管にも隠れた病変があって，年間の心血管イベントリスクが10％にも達するような症例では，さらに強力な心イベント予防措置をしたくなる気持ちはよく理解できます．

● 2剤以上の抗血小板薬併用

禁煙し，血圧，コレステロール，糖尿病をコントロールし，1日30分程度の歩行運動を推奨してさらに不安であれば，日本にはサルポグレラート（アンプラーグ®），ベラプロスト（ドルナー®），シロスタゾール（プレタール®）などがあります．これらは，本邦での長年の使用経験があり，かつ出血合併症の副作用の少ない薬物ですので追加することも可能とは考えます．

高齢者は出血リスクも高いので，アスピリン，クロピドグレルのいずれかを止めて，アスピリン／シロスタゾール，アスピリン／サルポグレラート

などの併用療法に変更することも臨床エビデンスは全くありませんが，経験に基づいた医療としては許容されるし，考慮されるべきと考えます．

Point 閉塞性動脈硬化症に対する抗血小板薬併用のポイント

- 閉塞性動脈硬化症の症例は冠動脈，脳血管にも病変を合併していることが多い
- 複数血管床に病変のある症例の心血管イベントリスクは高い
- 閉塞性動脈硬化症に対して多種の抗血小板薬を併用する利点を示す臨床データはない
- 高齢者では抗血小板併用療法による出血イベントリスクが高い
- 日本にて従来から使用されていたシロスタゾール，サルポグレラート，ベラプロストなどはエビデンスはないが経験的によい

● 文献

1）Suarez C et al.：Influence of polyvascular disease on cardiovascular event rates. Insights from the REACH Registry. Vasc Med, 15：259-265, 2010

〈後藤信哉〉

血栓症

Q31 肺血栓塞栓症予防に抗Xa薬投与したら出血！

高齢者の肺血栓塞栓予防

高齢者において，手術後肺塞栓症予防あるいは深部静脈血栓症の再発予防のための抗血栓薬（Xa阻害薬，抗トロンビン薬，ワルファリン）の使い分けと使い方について教えてください．

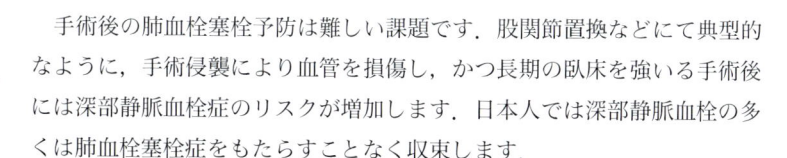

A

手術後の肺血栓塞栓予防は難しい課題です．股関節置換などにて典型的なように，手術侵襲により血管を損傷し，かつ長期の臥床を強いる手術後には深部静脈血栓症のリスクが増加します．日本人では深部静脈血栓の多くは肺血栓塞栓症をもたらすことなく収束します．

深部静脈血栓症，肺血栓塞栓症の予防にはヘパリン，低分子ヘパリン，フォンダパリヌクス（アリクストラ®）などと同様新規経口抗凝固薬も有効でしょう．しかし，症候性肺血栓塞栓症の少ない日本では，これらの抗血栓介入による出血リスクよりも，抗血栓のベネフィットの方が明らかに大きいと断言することは困難です．また，そのような臨床エビデンスもありません．

活性化プロテインC抵抗性という血栓性素因の多い欧米では，深部静脈血栓症，および致死的にもなりうる肺血栓塞栓症予防のメリットが大きいことがコンセンサスになっています．

しかし日本人，特に高齢者となると出血リスクが心配です．また，人間の身体の不思議なこととして**出血イベントが起こると血栓イベントリスクが増加する**との問題もあります[1]．予防的抗凝固薬を投与して，出血すると，今度は血栓リスクが高いとわかっても抗血栓薬を使用できない状況に追い込まれる可能性もあります．

術後のように病態が短時間にて変動するときにはワルファリンの使用は難しいです．活性化部分トロンボプラスチン時間（APTT）を調節しながらの未分画ヘパリンであれば個別最適化が可能です．フォンダパリヌクスは一律介入なので高齢者では出血が心配です．抗トロンビン薬アルガトロ

第1章　高齢者に多い疾患に対する薬の使い方

バンは「ヘパリン惹起血小板減少血栓症」に限局的に使用されます．新規経口抗Xa薬エドキサバン（リクシアナ®）は適応を取得しましたが，高齢者でのベネフィットは証明されていません．個別に，患者さんと十分にコミュニケーションしてどうするかを考えるしかないのが現状ではないでしょうか．適応の個別化とともに薬効の個別化も必要なので**新規経口抗凝固薬よりも未分画ヘパリンに代表される従来の抗凝固薬の価値が大きい**と筆者は考えています．

Point 静脈血栓塞栓症予防のポイント

- 高齢は血栓リスク，出血リスクともに高い
- 股関節，膝関節置換手術後の深部静脈血栓リスクは日本人も欧米人並みであるが，肺血栓塞栓症の発症率は低い
- 微妙な薬効調節が可能な従来の抗凝固薬（未分画ヘパリン）が高齢者には好ましい

● 文献

1) Alberts MJ et al.：Risk factors and outcomes for patients with vascular disease and serious bleeding events. Heart, 97：1507-1512, 2011

〈後藤信哉〉

血栓症

Q32 手術なので抗血栓薬を中止していい？

高齢者における抗血栓薬の中止

高齢者が手術や内視鏡検査，抜歯などの治療を受ける場合の，ワルファリンと抗血小板薬の中止基準や再開基準を教えてください．

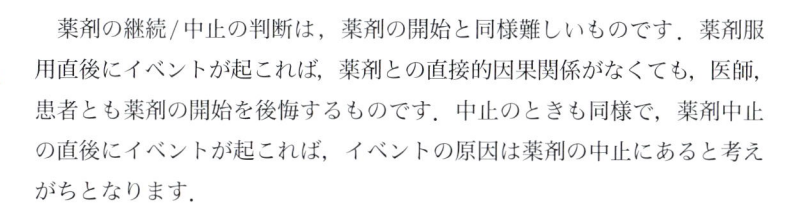

A

薬剤の継続/中止の判断は，薬剤の開始と同様難しいものです．薬剤服用直後にイベントが起これば，薬剤との直接的因果関係がなくても，医師，患者とも薬剤の開始を後悔するものです．中止のときも同様で，薬剤中止の直後にイベントが起これば，イベントの原因は薬剤の中止にあると考えがちとなります．

科学的にはワルファリンの中止が問題です．**ワルファリンにはリバウンドがあります**[1]．すなわち，ワルファリンを使用して血栓イベントリスクを下げていた症例において，ワルファリンを中止すると，ワルファリンを服用しなかったよりも血栓が起こりやすくなるとされています．実際のところ，内視鏡検査などにてワルファリン中止中の一カ月以内の脳梗塞の発症率は1％程度とされています．一カ月以内に1％ということは年率12％という意味ですから自然発症の脳梗塞，心筋梗塞に加えて，ワルファリン中止により惹起される脳梗塞，心筋梗塞があると理解すべきでしょう．

抗血小板薬には直接的なリバウンドはないと考えられます．しかし，**出血した症例では血栓イベントリスクが高いことが知られる**ので，「抗血小板薬が出血イベントを惹起した」，「出血イベントが発症したため全身の血栓性が亢進した」，「全身の血栓性亢進の結果として心筋梗塞，脳梗塞を発症した」，などの間接的影響はあるかもしれません．

● 圧迫止血による対処

基本的な考え方として，抗凝固，抗血小板薬服用中であっても長時間の圧迫止血による止血は可能です．圧迫止血が可能な抜歯などの手技では服薬を中止する必要はないと考えます．この場合でも止血時間が長くなることを説明しておく必要はあると思います．内視鏡検査，手術でも今は技術

が進歩しているので，器具による止血が可能な場合もあります．抗血栓薬を処方している医師と，手技を行う医師のコミュニケーションも大切です．

●中止するタイミングの考え方

最終的には，抗血栓薬を服用すれば出血リスクが高くなり，中止すれば血栓リスクが上昇することは避けられません[2]．また，どの人が血栓イベント，出血イベントを起こすかという個別のイベント予測をする能力がわれわれにはありません．これらの概念的な事情を事前に十分に説明することが無用のトラブルを避けるうえでは最も重要であると思います．

薬剤は一度始めると中止が困難です．日本人の高齢者の場合には出血症状を呈する悪性腫瘍の合併に常に留意する必要があります．その意味では，中年時の心筋梗塞，脳梗塞後に抗血小板療法を受けていた症例が高齢になって手術などで抗血小板薬を中止したら，それは抗血小板薬中止のよい理由になるかもしれませんね．

Point 抗血栓薬中止のポイント

- 圧迫止血可能な手術では抗血栓薬の中止は不要
- ワルファリンはリバウンドがあるので中止時には十分に注意すべき
- 悪性腫瘍の多い本邦では，高齢者の抗血栓介入のリスク/ベネフィットは血栓イベントが多い欧米人とは異なる
- 内視鏡検査，手術は特別な理由なしに続けていた抗血栓療法を中止する機会になりえる

●文献

1) 『血栓症-やさしく，くわしく，わかりやすく』後藤信哉，浅田祐士郎/著，南江堂，2006
2) 小越和栄　他：内視鏡治療時の抗凝固薬，抗血小板薬使用に関する指針．消化器内視鏡学会雑誌，47：2691-2695，2005

〈後藤信哉〉

心不全，ショック

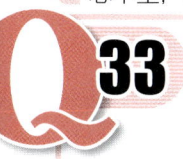

Q33 心不全にhANP投与したらCr急上昇！

高齢者におけるhANPの適応と使い方

ナトリウム利尿ペプチド（hANP）の適応と使い方を教えてください．また，高齢者においては何を指標として用量調整と中止時期を決定すべきですか？

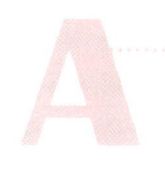

　　hANP〔カルペリチド（ハンプ®）〕はナトリウム利尿作用と血管拡張作用により，急性心不全ないしは慢性心不全急性増悪をきたした心臓の前負荷，後負荷を軽減します．他の心不全治療薬に追加して使用しても，相乗的に**肺動脈楔入圧（PCWP）を低下させうっ血症状を軽減すること，心拍出量を増加させること**が知られています．

● hANPの適応

　一般にはNohria分類のWetないしはForrester分類のⅡまたはⅣ群の症例に対して，持続点滴で用いますが，Wet & ColdないしはForrester分類のⅣ群の例では強心薬と併用して使用します．急性心不全のクリニカルシナリオでは主に，血圧が100〜140 mmHgであるCS2が適応となります．
　左室収縮不全にも拡張不全にも有効ですが，後者に使用する場合には収縮不全に使用するときよりも低用量を用います．高齢者では拡張不全が多いため，最初から少ない量の投与（0.0125 μg/kg/分）が好まれます（**表**）．
　利尿作用，硝酸薬と同様の血管拡張作用の他に，心保護，腎保護作用が示唆されており，硝酸薬との併用で相乗作用が期待できます．また，レニンやアルドステロンの合成抑制作用も示されており，J-WIND試験で示されたように心筋梗塞に対する冠動脈インターベンション後の急性期に使用すると梗塞サイズを縮小し，再灌流傷害を抑制します．
　心保護や神経体液因子の抑制作用から，短期的だけでなく長期的アウトカムを改善することが期待されました[1]．しかし，同種薬であるネシリチド（BNP，日本未発売）を用いたASCEND-HF試験では急性期の呼吸困難の改善はみられましたが，30日後の再入院や死亡の改善効果は示されませんでした[2]．

第1章　高齢者に多い疾患に対する薬の使い方

● 表　急性心不全に対する血管拡張薬のリストと投与法

①硝酸イソソルビド （ニトロール®）	1〜8 mg/時，0.5〜3.3 μg/kg/分 で持続静脈内投与し，血行動態により用量調節
②ニトログリセリン （ミリスロール®）	0.5〜2 μg/kg/分 で持続静脈内投与し，血行動態により用量調節
③ニトロプルシドナトリウム （ニトプロ®）	0.5 μg/kg/分 持続静脈内投与から開始し，血行動態により用量調節（0.5〜3 μg/kg/分）
④カルペリチド （ハンプ®）	低用量［0.025〜0.05 μg/kg/分（高齢者では0.0125 μg/kg/分）］より持続静脈内投与開始し，血行動態により用量調節（0.2 μg/kg/分まで）

　低血圧，一過性の尿量減少などへの懸念から，急性心不全の治療ガイドラインではClass IIaの扱いとなっています[3]．

● hANPを減量，中止するとき

　腎不全や脱水，重症の低血圧，心原性ショック，急性右室梗塞症例を除き，ほとんどの急性心不全に用いることができますが，目安として**Cr 2.5 mg/dL以上，またはCrが急速に上昇しつつあるAKI（acute kidney injury）の場合や，低血圧，前負荷が上昇していない患者（左房が大きくない例）に使用するとCrが急に上昇することがある**ので，減量または中止します．hANPで尿量が低下する場合には低用量のドパミン（1〜3 μg/kg/分）の併用が有効なこともあります．高齢者の腎硬化症による軽度のCr値上昇は，eGFR（estimated GFR）に換算すると進行したCKD（chronic kidney disease）に相当します．また，AKIには腎虚血の関与が疑われており，高齢の腎硬化症をもつ心不全患者はhANPによる低血圧に比較的弱いと考えられます．

　若年者，高齢者を問わず，うっ血や酸素化の改善，自覚症状を指標にして，目安としては1週間以内の持続点滴を行います．利尿効果にあまり用量依存性はなく，過度の血圧低下やCrの上昇がみられたときには減量または中止します．

> **Point 血管拡張薬を用いるためのポイント**
> - 組織の低灌流を防ぐため用量を調節し低血圧を避ける
> - Cr 2.5 mg/dL以上，またはCrが急速に上昇しつつある場合にhANPを使用しない
> - 低血圧や，左房の小さい患者はhANPの使用を控える
> - クリニカルシナリオ1ではニトログリセリン，2では硝酸イソソルビドまたはhANPを用いる

● 文献

1) Hata N et al.：Effects of carperitide on the long-term prognosis of patients with acute decompensated chronic heart failure: the PROTECT multicenter randomized controlled study. Circ J, 72：1787-1793, 2008
2) O'Connor CM et al.：Effect of nesiritide in patients with acute decompensated heart failure. N Engl J Med, 365：32-43, 2011
3) 『急性心不全治療ガイドライン（2011年改訂版）』（班長：和泉 徹）：http://www.j-circ.or.jp/guidline

〈原田和昌〉

心不全，ショック

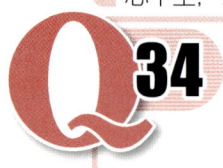

Q34 ドブタミン増量で逆に血圧低下！
心原性ショック時のドパミンとドブタミンの使い分け

心原性ショックのときのドパミンとドブタミン製剤の使い分けがわかりません．また高齢者でのこれらの薬剤用量調節と離脱の方法についても教えてください．

A

● ドパミン

ドパミンはドパミンシナプス後受容体を刺激し，低用量（1〜3 μg/kg/分）で腎動脈拡張作用による糸球体濾過量の増加と，腎尿細管への直接作用による利尿効果を示します．中等度の用量（3〜10 μg/kg/分）では軽度の陽性変力作用と心拍数増加，高用量（10 μg/kg/分以上）ではα1刺激作用による末梢血管収縮作用のため血圧上昇をきたします（表）．収縮期血圧90 mmHg未満の心原性ショックでは上記の効果を期待して中用量のドパミン（5 μg/kg/分）がしばしば用いられます．

しかし，**血圧上昇の目的にはドパミンよりもむしろノルエピネフリン（ノルアドレナリン）を（0.03〜0.3 μg/kg/分）使用します**．血圧が低くても利尿を促す必要がある場合には低用量のドパミンを使用します．左室充満圧の低下があれば輸液にて補正し，ドパミンを漸増し，高用量でもショックから離脱できない場合にはドブタミンやノルエピネフリン（ノルアドレナリン）の投与を行います[1]．

● ドブタミン

ドブタミンはβ1，β2，α1受容体刺激作用を有する比較的純粋なβ1刺激薬で，用量依存的に陽性変力作用を発揮し心拍出量を増加するため，左室収縮機能低下による心原性ショックに用います．また，β2作用により全身末梢血管および肺血管の抵抗を低下します．心機能の低下が著しくドブタミンを用いても心拍出量が増加しない場合，ないしは重症の心筋虚血の場合にドブタミンの用量を増加すると，末梢血管拡張作用が前面に出て，血圧はむしろ低下します．

心筋梗塞など心筋血流低下を伴う例に対する陽性変力作用は心筋酸素需

● 表 心原性ショックに対するカテコラミンのリストと投与法

①ドブタミン	0.5〜20 µg/kg/分：5 µg/kg/分 以下で末梢血管拡張作用，肺毛細管圧低下作用．肥大型閉塞型心筋症には禁忌
②ドパミン	0.5〜20 µg/kg/分：3 µg/kg/分 以下で腎血流増加，2〜5 µg/kg/分 で陽性変力作用・心拍数増加，5 µg/kg/分 以上で血管収縮・昇圧作用．褐色細胞腫には禁忌
③ノルエピネフリン（ノルアドレナリン）	0.03〜0.3 µg/kg/分 で末梢血管収縮作用．緊急時はノルエピネフリン（ノルアドレナリン）1 mgを生理食塩水100 mLに希釈し，血圧を見ながら1〜2 mLずつ静脈注射

要を増加させ，心筋虚血を悪化させる場合があります．しかし，ドブタミンによる心拍数の上昇は軽度で，他のカテコラミンに比べ心筋酸素消費量の増加は少なく，催不整脈作用も軽度であるため，虚血性心疾患に使用しやすい薬であるとされています．

血圧維持が不十分の場合にはα1作用（血管収縮）の強いノルエピネフリン（ノルアドレナリン）とドブタミンとの併用が必要になります．収縮力の弱った心臓が高い血管抵抗（後負荷）に抗して血液を駆出することになるため，ノルエピネフリン（ノルアドレナリン）はできるだけ少量を短期間だけ用います．

しかし，心原性ショックにより心拍出量が低下すると，脳，腎，心などへの血流が低下し，脳血流低下は不穏，呼吸停止などの原因となり，腎血流低下は乏尿，冠動脈血流低下は心原性ショックをさらに悪化します．したがって，冠動脈血流や脳血流を維持するためにはバルーンパンピングや補助循環を用いる場合もあります．また，急性心筋梗塞には緊急冠動脈造影と冠動脈インターベンションを考慮します．

ドパミン，ドブタミンの用量調節

ドパミンは腎保護の観点から長期的には好ましくないという報告があります．ドブタミンは，FIRST（Flolan International Randomized Survival Trial）のサブ解析で，NYHA分類Ⅲ，Ⅳ度の重症心不全において，心事故発生率や6カ月死亡率が上昇することが示されました[2]．したがって，両者とも**血行動態上のクラッシュを避けるのに必要十分な量を使用する**ことが重要であると考えられています．

ドブタミンの用量に若年者と高齢者とで違いはありませんが，高齢者では低心拍出量状態でも症状が出にくいことに注意が必要です．状態が安定すればドパミンもドブタミンも血圧や尿量などの臨床的指標を見ながら，1日に0.5〜1 μg/kg/分程度ずつ減量します．ドブタミンはSwan-Ganzカテーテルなどにより心拍出量や血行動態データを見ながら減量する場合もありますが，指標が悪化する場合には再増量します．1週間程度で受容体のダウンレギュレーションが起こるため，1週間以降の減量には特に注意が必要です．

Point カテコラミンを用いるためのポイント

- 心原性ショックには中用量のドパミンを用いる
- ドブタミンは陽性変力作用をもち，催不整脈作用も軽度なため，左室収縮機能低下による心原性ショックに有効
- ドブタミンで血圧維持が不十分の場合にはノルエピネフリン（ノルアドレナリン）と併用する
- ドパミンもドブタミンも血行動態悪化を避けるのに必要十分な量を短期間使用し，臨床的指標を見ながら徐々に減量する

● 文献

1）『急性心不全治療ガイドライン（2011年改訂版）』（班長：和泉 徹）：http://www.j-circ.or.jp/guidline
2）O'Connor CM et al.：Continuous intravenous dobutamine is associated with an increased risk of death in patients with advanced heart failure: insights from the Flolan International Randomized Survival Trial (FIRST). Am Heart J, 138：78-86, 1999

〈原田和昌〉

心不全，ショック

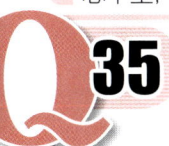

Q35 抗アルドステロン薬で血清カリウム値上昇！

高齢者における抗アルドステロン薬の適応と使い方

高齢者の慢性心不全で抗アルドステロン薬を投与すべき症例とはどのようなものでしょうか？ その注意点についても教えてください．

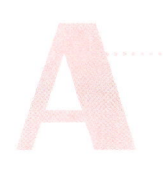

腎臓の集合管ではカリウムの排泄とナトリウムの再吸収が行われます．アルドステロン受容体は集合管に多く存在し，これを促進します．逆に抗アルドステロン薬〔スピロノラクトン（アルダクトン®A），エプレレノン（セララ®），トラセミド（ルプラック®）〕は，カリウムの排泄を抑制しナトリウムを排泄することで，カリウム保持性の利尿薬として作用します．

●抗アルドステロン薬の心不全への適応

抗アルドステロン薬は一般に利尿薬や降圧薬として用いられますが，利尿効果は弱いものの，**心不全患者の予後を改善する**ことが知られています．収縮力の低下した重症の慢性心不全患者においてスピロノラクトンが，ACE阻害薬に上乗せして長期予後を改善することがRALES試験により示されました[1]．また，エプレレノンが，左室収縮機能障害を伴う心筋梗塞患者において，RA系抑制薬やβ遮断薬の標準治療に上乗せで使用して有効であることがEPHESUS試験により示されました[2]．抗アルドステロン薬は長期的に心臓のリモデリングを改善すると考えられています．

しかし，抗アルドステロン薬にACE阻害薬ないしはARBを併用すると高カリウム血症による死亡，入院が増加するという報告があり[3]，これらの併用は避けるべきであるとされてきました．したがって，ガイドラインでは重症（NYHA分類III/IV度）の慢性収縮不全患者（EF≦35％）に限り，高カリウム血症や腎障害がないという条件で，抗アルドステロン薬をループ利尿薬，β遮断薬や，ACE阻害薬またはARBに上乗せして使用することを推奨しました[4]．

一方，日本では症状が軽い慢性心不全患者にも抗アルドステロン薬が使

● 表　抗アルドステロン薬のリストと投与法

①スピロノラクトン	1回12.5または25 mg　1日1回朝食後
②エプレレノン	1回25または50 mg　1日1回朝食後
③トラセミド	1回4または8 mg　1日1回朝食後

用される傾向がありましたが，NYHA II度程度の慢性収縮不全患者にも抗アルドステロン薬が有効であるということが，最近になってEMPHASIS-HF試験により示されました[5]．

抗アルドステロン薬の注意点

　それでも，抗アルドステロン薬投与により血清クレアチニンやカリウム値の上昇がみられることがあるため，**ベースラインの血清クレアチニン値1.6 mg/dL以上，血清カリウム値5.0 mEq/L以上の場合には使用を控えることが望まれます**．また，潜在的にCKD（chronic kidney disease）を有すると考えられる高齢者では少量（スピロノラクトン12.5 mgまたはエプレレノン25 mg）から使用するか，ループ利尿薬を併用する，ないしはトラセミドを使用することが望まれます（表）．定期的な血液データの測定も必要です．さらに，高齢者にしばしばみられる求心性リモデリングや求心性肥大を伴う小さい心臓に，抗アルドステロン薬を使用することは基本的には推奨されません．血清カリウム値上昇が徐脈を引き起こすと，容易に腎前性腎不全を悪化させ，カリウムをさらに上昇させる場合があるからです．

Point　抗アルドステロン薬を用いるためのポイント

- 抗アルドステロン薬の利尿効果は弱いが，心不全患者の予後を改善する
- 症状の軽い慢性収縮不全患者の標準治療に上乗せしても有効である
- CKD患者や高齢者においては少量を使用するか，ループ利尿薬を併用，ないしはトラセミドを使用し，定期的に血液データを測定する
- 高齢者に多い，求心性リモデリングや求心性肥大を伴う小さい心臓に抗アルドステロン薬の使用は推奨されない

● 文献

1) Pitt B et al. : The effect of spironolactone on morbidity and mortality in patients with severe heart failure. Randomized Aldactone Evaluation Study Investigators. N Engl J Med, 341 : 709-717, 1999
2) Pitt B et al. : Eplerenone, a selective aldosterone blocker, in patients with left ventricular dysfunction after myocardial infarction. N Engl J Med, 348 : 1309-1321, 2003
3) Juurlink DN et al. : Rates of hyperkalemia after publication of the Randomized Aldactone Evaluation Study. N Engl J Med, 351 : 543-551, 2004
4)『慢性心不全治療ガイドライン（2010年改訂版）』（班長：松崎益徳）：http://www.j-circ.or.jp/guidline
5) Zannad F et al. : Eplerenone in patients with systolic heart failure and mild symptoms. N Engl J Med, 364 : 11-21, 2011

〈原田和昌〉

心不全，ショック

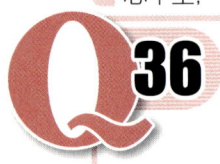

Q36 高齢者にβ遮断薬を20mg処方したら著しい徐脈に！

高齢者におけるβ遮断薬の適応と使い方

高齢者の慢性心不全にβ遮断薬を使用する場合，脳性ナトリウム利尿ペプチド（BNP）がどのレベルから，どの用量で使用すべきですか？また，どのくらいまで増量が可能でしょうか？

A

● β遮断薬の適応

β遮断薬は短期的には心筋に対して陰性変力作用を有しますが，左室収縮機能の低下した慢性心不全に対する有効性が，各種の大規模試験によって確立しています．慢性心不全治療ガイドラインでは，有症状の慢性心不全患者に対し予後の改善を目的として（Class I），無症状の左室収縮不全患者にも（Class IIa），β遮断薬の導入が推奨されています[1]．

国内ではカルベジロール（アーチスト®），ビソプロロール（メインテート®）に心不全の適応がありますが，これらを用いた臨床試験により，NYHA分類I～IV度の心不全の死亡率を30％程度，入院を40％程度減少させることが示されました[2)～4)]．虚血性心不全，非虚血性心不全ともに有効で，心不全死，突然死，心血管死を抑制します．

予後を改善する薬ですので，**高齢者を含むすべての心不全患者に対して，ACE阻害薬を用いたうえで使用すべきである**と考えられています．しかし，アンジオテンシンII受容体拮抗薬（ARB）を含む3剤併用は必ずしも勧められていません．

● β遮断薬の使い方

β遮断薬はその患者で耐えられる最大量を使用することが推奨されていますが，**高齢者では潜在的な洞不全症候群を有することが多い**ため，β遮断薬増量に際して，徐脈に注意が必要です．また，閉塞性動脈硬化症，喘息，糖尿病を悪化させることがあるため注意が必要です．

β遮断薬開始当初にBNP値が多少上昇することが示されていますが，カ

● 表　β遮断薬のリストと投与法

①カルベジロール （アーチスト®）	1回1.25 mg　1日1回（朝食後）ないしは1回1.25 mg　1日2回（朝夕食後）から開始し，1カ月ごとに増量．1回5 mg　1日2回（朝夕食後）程度をめざす
②ビソプロロール （メインテート®）	1回0.625 mg　1日1回（朝食後）から開始し，1回5 mg　1日1回（朝食後）程度をめざす．必ず慢性心不全治療の経験が十分にある医師のもとで使用

ルベジロールの場合は1～2週間程度で改善します．ガイドラインではNYHA Ⅲ度以上の心不全患者は原則として入院にてβ遮断薬を導入することが推奨されていますが，NYHA Ⅱ度程度の心不全で，BNPが500 pg/mL以下で体液貯留の兆候がなく，患者の状態が安定していることを確認したうえでならば，高齢者でも外来でカルベジロールを1回1.25 mg　1日1回ないしは1回1.25 mg　1日2回で開始することができます．利尿薬を事前に多少増量しておくのもよいでしょう．

　2週間後にBNPを再検して，前値の15％以上の増加がなければ1カ月後に3.75 mg，もう1カ月後に5 mg→7.5 mg→10 mg程度までは増量可能です．自覚症状，脈拍，血圧，心胸比，心エコー図等を指標とし，過度の低血圧，徐脈，BNP上昇や心不全の悪化などがあれば，1つ前の量に戻し，しばらく経過観察して再度増量を試みます．高齢者では5～10 mg程度の維持量が多く，必ずしも20 mgを目標にしなくてもよいと考えられますが，個人差が大きいため忍容性があれば増量します．

　急性心不全ないしは慢性心不全急性増悪による入院中におけるβ遮断薬の初回投与は，回復期かつ退院前に初期用量を開始し，以後外来で増量することが推奨されています．頻脈，期外収縮があればカルベジロールを先行し，1～2日遅れでACE阻害薬エナラプリル（レニベース®）を追加します．高血圧，逆流性弁膜症，心筋梗塞後であればエナラプリルを先行し，1～2日遅れでカルベジロールを追加します．

　β遮断薬治療中の慢性心不全患者が心不全の急性増悪をきたした場合には，強心薬としてはドブタミンよりもPDE阻害薬を使用します．その場合，カルベジロールは維持量の半量で継続することが望ましいです．

Point β遮断薬を用いるためのポイント

- β遮断薬は左室収縮機能の低下した心不全患者の予後を改善する
- 高齢者を含むすべての心不全患者に対して，ACE阻害薬を用いたうえでβ遮断薬を使用する
- 高齢者は潜在的な洞不全症候群が多いため徐脈に注意が必要
- β遮断薬の増量時には心不全の悪化，BNP上昇，低血圧，閉塞性動脈硬化症，喘息，糖尿病の悪化にも注意する

● 文献
1) 『慢性心不全治療ガイドライン（2010年改訂版）』（班長：松崎益徳）：http://www.j-circ.or.jp/guidline
2) Foody JM et al.：beta-Blocker therapy in heart failure: scientific review. JAMA. 287：883-889, 2002
3) Packer M et al.：Effect of carvedilol on survival in severe chronic heart failure. N Engl J Med, 344：1651-1658, 2001
4) The CAPRICORN investigators：Effect of carvedilol on outcome after myocardial infarction in patients with left-ventricular dysfunction; the CAPRICORN randomised trial. Lancet, 357：1385-1390, 2001

〈原田和昌〉

虚血性心疾患

Q37 冠動脈インターベンション後に予防で硝酸薬使える？

冠動脈インターベンション後冠動脈拡張薬の使用基準

高齢者において冠動脈インターベンション治療後も硝酸薬やシグマート®などは継続して処方する必要がありますか？ そのエビデンスについても教えてください．

A　硝酸薬（ニトロール®）・ニコランジル（シグマート®）は冠動脈を拡張させることにより狭心症症状を軽減させ，最も多く用いられる抗狭心薬の一つです．冠動脈インターベンション施行前の狭心症患者に対しては胸痛症状を緩和する目的で投与します．また冠動脈インターベンション中にデバイスを冠動脈内に通過させることにより冠攣縮を誘発することがあり，硝酸薬を事前に投与しておくことにより予防的効果を期待できます．さらに冠動脈にステントを留置した後であっても，冠攣縮を予防するために用いられることがあります．

● **硝酸薬（ニトロール®）**

では冠動脈インターベンション治療後，これらの薬をいつまで投与すべきでしょうか．急性心筋梗塞発症時においては胸痛症状を緩和し，また前負荷を軽減して心不全を予防・軽減するために硝酸薬を用いることは米国心臓学会や日本循環器学会のガイドラインにおいてクラスⅠで推奨されています．一方，冠攣縮を伴わない，冠動脈インターベンション治療後の患者に対する硝酸薬を投与することによって死亡を含む心血管イベントが抑制される，というエビデンスはありません．

長期的な硝酸薬の投与は薬剤に対する耐性をきたして効果がなくなるばかりでなく，時に過度の血圧低下を惹起する危険性もあります．ガイドラインにおいても冠動脈インターベンションを施行し血行動態が安定している患者さんに対する硝酸薬の投与は推奨されていません．**インターベンションにより責任病変を治療し，狭心症症状がなくなっている患者さんに対しては硝酸薬を使う必要はないと言えるでしょう．**

●ニコランジル（シグマート®）

ニコランジル（シグマート®）は血管平滑筋細胞膜のカリウムイオン透過性亢進を介する細胞外から細胞内へのカルシウムイオン流入抑制や、ニトログリセリン様作用を有するとされ、これらにより冠動脈拡張・抗狭心症効果を発揮すると考えられています[1]。

ニコランジルについては、IONA Study[2] によると、安定狭心症を伴う患者に1日20 mgを内服投与すると、平均1.6年の観察期間で冠動脈疾患死亡、非致死性心筋梗塞、心臓胸痛による入院イベントの頻度を有意に低減させた、と報告されています。本試験は安定狭心症患者に対するニコランジルの長期投与の有効性を支持するものですが、冠動脈インターベンションを施行し、血行再建された患者にニコランジルを長期内服することの有用性ついてはエビデンスがなく、現在のところガイドラインでも明記されていません。

すなわち、冠動脈インターベンションを施行し、残存病変を有する患者さんに対してはニコランジルを投与しておくと二次予防効果があるかもしれない、という程度のニュアンスになると思われます。

薬剤溶出性ステント留置後に内皮機能が障害され、冠攣縮が起こることがある、との報告があります。これを予防するために硝酸薬やニコランジルを投与すべき、とする見解もありますが、**確たるエビデンスに基づくものではありません**。

Point 冠動脈拡張薬の使用におけるポイント
- 狭心症症状に対して硝酸薬・ニコランジルが有効であるエビデンスはある
- 冠動脈インターベンション後の硝酸薬・ニコランジルについてはエビデンスがなく、中止しても構わない
- ただし、残存病変があり、狭心症発作を薬物でコントロールする必要がある患者さんには投与するのがよいと考えられる

● 文献

1) Goldschmidt M et al.：Nicorandil: a potassium channel opening drug for treatment of ischemic heart disease. J Clin Pharmacol, 36：559-572, 1996
2) The IONA Study Group：Effect of nicorandil on coronary events in patients with stable angina: the impact of nicorandil in angina（IONA）randomized trial. Lancet, 359：1269-1275, 2002

〈藤本　肇〉

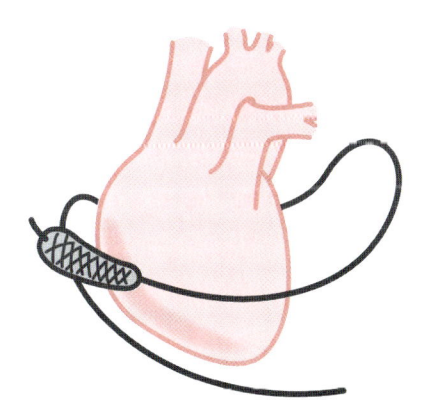

● 虚血性心疾患

Q38 ステント留置後に抗血小板薬はいつまで続ける？

薬剤溶出性ステント留置後の抗血小板薬

薬剤溶出性ステントを挿入した高齢の患者では，低用量アスピリンとクロピドグレルの2剤の抗血小板薬をどのくらいの期間継続投与すべきでしょうか？1剤のみではいけませんか？また手術などの場合にはどのように対処すべきでしょうか？

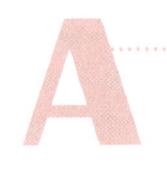

A

今日，虚血性心疾患に対する治療として冠動脈インターベンションが一般に行われるようになりましたが，わが国でも2004年より薬剤溶出性ステント（DES）が使用されるようになってから再狭窄は著明に低減しました．

● ステント留置後の抗血小板薬のエビデンス

日本循環器学会ガイドラインでは冠動脈ステント留置に際してはアスピリンとクロピドグレル（プラビックス®）を併用することが推奨されています[1]．DES留置後にアスピリン，クロピドグレルの2剤をいつまで投与すべきか，についてはAHA/ACCガイドラインでは以前は3～6カ月間は2剤抗血小板薬の服用を推奨していました．しかしColomboらによりDES留置後には血栓症が年0.6％の頻度で出現することが報告される[2]など，DES留置後の血栓症のリスクに留意すべきことが認識されるようになりました．そこでAHA/ACCの勧告は2007年に改訂され，**DES留置後最低1年間は2剤の投与を推奨するようになりました**．それ以後についてはクロピドグレルを中止しても構いませんが，アスピリンは永続的に内服することを推奨しています．

しかしDES留置後6カ月以降のステント血栓症はチエノピリジン系抗血小板薬中止とは関係ない，とする報告もあります[2,3]．他方，血管内視鏡を用いた調査では非薬剤溶出性ステントに比してシロリムス溶出性ステント留置後においては長期にわたりステント・ストラットが内皮に十分覆われていない，とする報告があり[4]，DES留置後生涯にわたり2剤内服を継

続すべき，とする意見もあります．現在使用されているDESの添付文書には，ゾタロリムス溶出性ステントは3カ月，パクリタキセル溶出性ステントとエベロリムス溶出性ステントは6カ月間にわたり2剤抗血小板薬を内服すべきと記されています．

　以上を踏まえると，現状においてはAHA/ACCの勧告を基本に考え，可能な限りDES留置後1年間は抗血小板薬2剤を併用する．それ以後については内服できる患者さんは継続的に2剤内服し，出血のリスクが高い患者さんについてはクロピドグレルは中止しても構わない．1年未満にクロピドグレルを中止する際には患者さんに中止によるステント血栓症のリスクをよく説明しておく必要があるでしょう．

　なおクロピドグレルのわが国における保険適用は，経皮的冠動脈インターベンション（PCI）が適応される急性冠症候群（不安定狭心症，非ST上昇心筋梗塞）に限られ，ST上昇心筋梗塞やPCIを適応しない不安定狭心症，安定狭心症におけるPCI時や虚血性心疾患の二次予防には保険が適用されないことになっています．保険適応となるか確認のうえ使用する必要があります．

● 手術が必要になった場合

　また手術に際しては，上記の理由から**薬剤溶出性ステント留置後1年以内は手術をできる限り避けるか，抜歯，白内障，鼠径ヘルニアなどの小手術であればアスピリンとクロピドグレルを内服したまま手術をする**，というのが原則です．

　もし手術に際し抗血小板薬の中止が必要な場合はクロピドグレルのみを手術前に中止し，アスピリンは中止しないのが原則です[5]．クロピドグレルの中止時期はその半減期から考えて手術2週間前から中止するのが妥当と考えられますが，手術後にはなるべく早期に再開すべきものと勧告されています．開腹手術などどうしても2剤とも中止しなければならない場合は患者さんやご家族に血栓症を起こす危険性を十分説明し，中止が止むをえない旨了解していただかなければなりません．

　アスピリン，クロピドグレルを中断する場合，代用として半減期が短いヘパリンやシロスタゾール（プレタール®）を投与することについては，

これらはアスピリン，クロピドグレルに代わるだけの抗血栓効果はなく，有用性についてのエビデンスはありません．

Point 薬剤溶出ステント留置後の抗血小板薬継続のポイント
- 留置後1年間は可能な限り抗血小板薬2剤を併用する
- 出血リスクの高い場合は1年後以降クロピドグレルを中止しても構わない
- 留置後1年以内の手術はできる限り避けるか，抗血小板薬を内服したまま手術をするのが原則

● 文献
1）『循環器疾患における抗凝固・抗血小板療法に関するガイドライン（2009年改訂版）』（班長：堀 正二）. http://www.j-civc.or.jp/guideline
2）Airrold F et al.：Incidence and predictors of drug-eluting stent thrombosis during and after discontinuation of thienopyridine treatment. Circulation, 116：745-754, 2007
3）Kimura T et al.：j-Cypher Registry Investigators: Antiplatelet therapy and stent thrombosis after sirolimus eluting stent imlantaton. Circulation, 119：987-995, 2009
4）Awata M et al.：Serial angioscopic evidence of incomplete neointimal coverage after sirolimus-eluting stent implantation: comparison with bare-metal stents. Circulation, 116：910-916, 2007
5）Grines CL et al.：Prevention of premature discontinuation of dual antiplatelet therapy in patients with coronary artery stents: a science advisory from the American Heart Association, American College of Cardiology, Society for Cardiovascular Angiography and Interventions, American College of Surgeons, and American Dental Association, with representation from the American College of Physicians. J Am Coll Cardiol, 49：734-739, 2007

〈藤本　肇〉

甲状腺機能低下症

Q39 甲状腺機能低下症にチラーヂン®Sは何錠から？

高齢者の甲状腺機能低下症へのホルモン補充

高齢者の甲状腺機能低下症での甲状腺ホルモン製剤〔レボチロキシン（チラーヂン®），リオチロニン（チロナミン®）〕の治療開始と調整基準を教えてください．特に潜在性の場合，TSH，F-T4，F-T3のどれを目安にするのでしょうか？また減量あるいは使用禁忌となる合併疾患や併用薬はどのようなものですか？

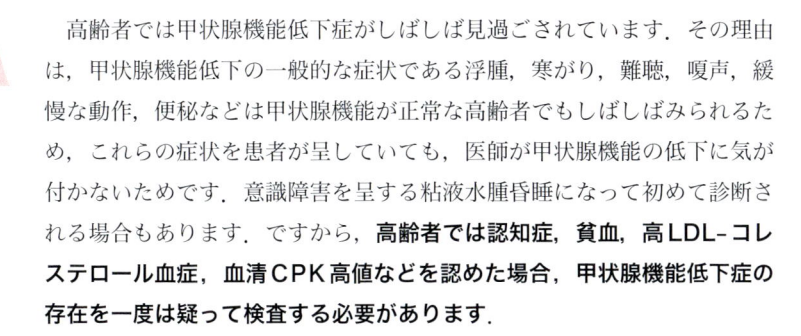

A　高齢者では甲状腺機能低下症がしばしば見過ごされています．その理由は，甲状腺機能低下の一般的な症状である浮腫，寒がり，難聴，嗄声，緩慢な動作，便秘などは甲状腺機能が正常な高齢者でもしばしばみられるため，これらの症状を患者が呈していても，医師が甲状腺機能の低下に気が付かないためです．意識障害を呈する粘液水腫昏睡になって初めて診断される場合もあります．ですから，**高齢者では認知症，貧血，高LDL-コレステロール血症，血清CPK高値などを認めた場合，甲状腺機能低下症の存在を一度は疑って検査する必要があります．**

● 甲状腺ホルモン製剤の使い方

明らかな甲状腺機能低下症と診断された場合，補充としての甲状腺ホルモンはT4製剤〔レボチロキシン（チラーヂン®S）〕を用います．T3製剤〔リオチロニン（チロナミン®）〕を用いることはありません．**初期はチラーヂン®Sを少量（12.5または25.0 μg/日）から開始します**．その後，2～4週間間隔で12.5～25 μgずつ増量して，維持量は通常50～100 μg/日となります．いきなり維持量のチラーヂン®Sを投与すると，循環動態，特に心筋虚血を悪化させる危険がありますので，少量から漸増する必要があります．

下垂体機能低下症，副腎皮質機能低下症が併存すると考えられるときは，経口的にヒドロコルチゾン（コートリル®）20 mg/日を，チラーヂン®Sを投与する数日前から投与しておきます．これは急性副腎不全の発症を予

第1章　高齢者に多い疾患に対する薬の使い方

防するためですが，投与1カ月後，副腎機能を再評価してコートリル®投与の継続ないし中止を決定します．コートリル®20 mg/日の投与は正常者に継続しても特に支障はない量ですので，外来でチラーヂン®Sの投与を開始する際は，念のためコートリル®を併用しておくという選択肢もありえます．

甲状腺機能の臨床的指標はTSHとF-T4です．機能が低下するとTSHは上昇しF-T4は低下します．TSHが高値ではあるもののF-T4が正常範囲内の値を示す場合を潜在性機能低下症と呼びます．TSHが10 μU/mL未満の場合，通常は無投薬で経過を観察しますが，**TSHが恒常的に10 μU/mLを超える場合はチラーヂン®Sの補充を開始します**．F-T3は全身性疾患や慢性栄養障害などに伴う低T3症候群（low T3 syndrome）でも低下しますので，必ずしも甲状腺機能の指標とはなりません．

チラーヂン®Sの相互作用として，ワルファリン作用の増強による出血傾向，血中ジゴキシン濃度の変化によるジギタリス中毒，インスリンや血糖降下薬の作用の変化による低血糖に注意が必要です．

Point 甲状腺ホルモン補充のポイント

- チラーヂン®Sは少量（12.5または25.0 μg/日）から開始する
- 潜在性の場合TSH 10 μU/mLが補充開始の目安となる
- 急性副腎不全の予防目的に，チラーヂン®Sを投与する数日前からコートリル®20 mg/日を投与しておくという選択肢もありえる

〈森 聖二郎〉

めまい，立ちくらみ

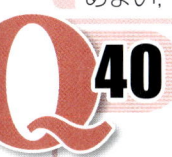

Q40 急性期のめまいにメイロン®?

高齢者の急性期めまいに対する診療

めまいを主訴に救急外来を受診する高齢者は多いのですが，頭部CT上は明らかな異常が認められないことがほとんどです．このような急性期のめまいの治療法について教えてください．

A

めまいの鑑別

「めまい」と一言にいっても，回転性めまい（vertigo），浮動性めまい（dizziness），失神感（presyncope）に大別され，その鑑別には多岐にわたるアプローチが必要です．そこで，初診時の病歴聴取がキーポイントとなります．また，既往にめまい疾患がある場合も，「めまい」は多彩な原因を包括する訴えであることを忘れずに，以前のめまいと同様か否かを聴取することも重要です．

まずは，めまいの起きた状況（体を動かしたとき，頸部捻転時，安静時）やめまいの性状（ぐるぐる，ふらふら，目の前が暗くなる，意識が遠のく），めまいの持続時間，随伴症状（内耳症状：難聴・耳鳴り・耳閉感，呂律不良，しびれ，動悸）の聴取で，耳性めまいか，あるいはそれ以外の疾患かを鑑別します．1回の発作が短時間で明らかに頭位性に誘発されるものであれば良性発作性頭位めまい症を，難聴とめまいが同時に生じて同様の症状の既往がないものは突発性難聴，同様の症状の既往のあるものはメニエール病を疑いますが，明らかに内耳性が疑われるもの以外は，あくまでも**中枢性病変や心原性病変を頭の片隅におきながら，診察を行います**．

めまいの場合も頭部CTをルーチンで撮影することが多いですが，頭部CTでは後頭蓋窩病変の描出は困難であるため過信は禁物です．高齢者において最も多い原因は良性発作性めまい症（BPPV）であり，診断のつくめまいに占める割合は25％という報告がある一方で，脳血管障害（脳梗塞や椎骨脳底動脈循環不全症など）の占める割合も22％とBPPVに匹敵する発症頻度になっています．その他にも起立性低血圧や心原性めまい，神経変性疾患によるめまいなど，高齢者においては，「めまい≠耳疾患」という認識が大切です．

第1章 高齢者に多い疾患に対する薬の使い方

めまいの治療薬

　診断が確定しない急性期のめまいに対しての治療で最も用いられているのがメイロン®です．しかしながら，メイロン®の抗めまい作用に関するエビデンスはなく，また日本独自の治療法です．

　メイロン®には，第二次大戦時，急降下爆撃時の空酔いや兵員輸送時の船酔いを予防するために開発されたという長い歴史的経緯を背景に[1]，プラセボ効果も含めた経験上の有効性があります．高齢者においても重篤な副作用が少なく，現在も本邦では広く用いられている治療であることから，ランダム化比較試験による抗めまい効果の検討が待たれるところです．

　メイロン®の薬理作用は，血中CO_2上昇による内耳血流増加作用が考えられており，20 mLあるいは40 mLの静注，あるいは250 mLの点滴静注を用いることが原則で，他の基剤に混合すると炭酸水素ナトリウム濃度の低下により抗めまい作用が減弱するとされています．

　この他，急性期の内耳性めまいに対しては，内耳循環改善薬のジフェニドール（セファドール®）[2]，抗ヒスタミン薬のジフェンヒドラミン（トラベルミン®）[3]，抗不安薬のジアゼパム（セルシン®）[4] はプラセボとの比較で有意差が報告されています．**ジフェニドールは重篤な腎障害のある患者では禁忌**であり，高齢者の場合は1回1錠（25 mg），1日3回投与が適切です．**ジフェンヒドラミンは抗コリン作用があることから，緑内障や前立腺肥大のある症例には禁忌です**．また，ジアゼパムは高齢者においては呼吸抑制をきたすことがあり，用量には注意が必要です．

Point 急性期のめまい診療のポイント

- 急性期の内耳性めまいにはメイロン®の静注・点滴静注が一般的だがエビデンスはなく，今後の検討が待たれる
- ジフェニドール，ジフェンヒドラミン，ジアゼパムには抗めまい効果のエビデンスが報告されているが，高齢者に使用する場合は禁忌や副作用に留意が必要である
- あくまでもこれらの薬剤は内耳性めまいの治療薬であり，高齢者の場合は，中枢神経疾患や心原性疾患の除外が重要

● 文献

1） 武田憲昭：神経・脳血管-めまいといえば，メイロンでよいのか？ 治療，88：1098-1099，2006
2） Futaki T et al.：Meniére's disease and diphenidol. A critical analysis of symptoms and equilibrium function tests. Acta Otolaryngol Suppl, 330：120-128, 1975
3） Marill KA et al.：Intravenous Lorazepam versus dimenhydrinate for treatment of vertigo in the emergency department: a randomized clinical trial. Ann Emerg Med, 36：310-319, 2000
4） Mulch G：Comparison of the effectiveness of antivertiginous drugs by double blind procedure. The effect of diazepam, dimenhydrinate and sulpirid on the human vestibular spontaneous nystagmus（author's transl）. Laryngol Rhinol Otol (Stuttg), 55：392-399, 1976

〈木村百合香〉

めまい，立ちくらみ

Q41 めまい，立ちくらみと失神 －まず薬をチェック！

薬剤によるめまい

糖尿病と高血圧の75歳の女性に，早朝の血圧が高いのでα遮断薬カルデナリン®2mgを追加したところ，1週間後に失神，転倒してしまいました．立ちくらみ，失神を起こす薬はどのようなものがありますか．その使用上の注意点について教えてください．

めまいは，Q40で述べたように3種に大別されますが，薬によって生じるのは，浮動性めまいが多いです．高齢者では降圧薬，抗不整脈薬，排尿障害治療薬などの不適切使用によってめまい，立ちくらみ，失神などを生じる場合が少なくありません．

●降圧薬

最も原因として考慮すべき薬剤であり，そのなかでもα遮断薬は起立性低血圧を起こしやすく，ドキサゾシン（カルデナリン®）なら1 mgから開始し，4 mgを上限とすべきです．特に就寝前に服薬することで夜間トイレに行こうとして立ち上がったとき，あるいは排尿時に失神を起こすことがあります．またACE阻害薬またはアンジオテンシンII受容体拮抗薬（ARB）などのレニン-アンジオテンシン（RA）系抑制薬に，降圧利尿薬を追加すると急激に血圧が下降してめまい，立ちくらみが生じやすくなります．ARBから利尿薬含有配合剤に変更する場合も急激な血圧下降が生じやすくなりますので，注意が必要です．高齢者では収縮期血圧を急激に下げることで，やはりめまいが生じるために数週間かけてゆっくり血圧を下げていきます．

●抗不整脈薬

β遮断薬は降圧薬以外に不整脈や心不全治療薬としても広く用いられている薬剤ですが，心拍数が40拍/分以下になると息切れやめまいを起こすことがあります．徐脈作用はβ遮断薬本来の作用ですが，副作用として徐脈によるめまいなどの症状が出た場合には減量あるいは中止する必要があ

ります．ただし，発作性頻脈自体の症状としてめまい，動悸が生じることもありますので注意が必要です．

● 排尿障害治療薬

α1遮断薬であるナフトピジル（フリバス®）やシロドシン（ユリーフ®），タムスロシン（ハルナール®D）などはα1受容体をブロックすることで血管拡張をもたらし起立性低血圧を起こす場合があります．特に降圧薬と併用する場合には注意が必要です．

● 睡眠薬，抗不安薬

高齢者では腎機能や肝機能が低下していることから，薬物の代謝排泄が遅延しているために，睡眠薬や抗不安薬の影響が残りやすくなっています．特に睡眠薬の連用は翌日までその影響が残ることもあり，可能な限り避けるべきであることを指導する必要があります．

● 抗アレルギー薬

特にH_1受容体拮抗薬は抗ヒスタミン作用によって眠気，ふらつきが程度の差こそあれみられるので，処方する場合には自動車の運転などは避けるよう指導する必要があります．また高齢者に処方する場合には自転車などに乗ることも避けた方がよいことを説明するようにします．なお，多くの風邪薬には抗アレルギー薬が含まれているため，注意が必要です．

> **Point　高齢者のめまい，立ちくらみ，失神診療のポイント**
> - 高齢者のめまい，立ちくらみ，失神はまず飲んでいる薬をチェック
> - 特に降圧薬，抗不整脈薬，排尿障害治療薬，睡眠薬，抗不安薬，風邪薬，抗アレルギー薬をチェック
> - 高齢者は自律神経機能が減弱しているために，急激な体位変換，頸の回転などでもめまい，立ちくらみが生じやすい
> - 多剤併用例では相乗効果がないかどうかもチェック（例：排尿障害治療薬と降圧薬など）

〈桑島　巖〉

高血圧

Q42 非常に高い血圧にアダラート® 投与したら,胸痛と冷や汗!

高齢者への降圧治療のピットフォール

家庭用血圧計で測定すると血圧が200 mmHg以上もあったからと救急外来を受診する高齢者が結構います.指導医のなかにはアダラート® カプセルを服用させる先生もいますが,この前76歳の女性にこの方法を行ったところ,血圧が90 mmHgまで下がり胸痛と冷や汗が出現して,こちらも冷や汗ものでした.どのような対処が適切なのでしょうか?

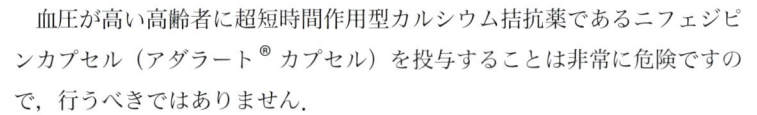

A 血圧が高い高齢者に超短時間作用型カルシウム拮抗薬であるニフェジピンカプセル(アダラート® カプセル)を投与することは非常に危険ですので,行うべきではありません.

冠動脈疾患を有することの多い高齢者では血圧が急激に下がることと,反射性頻脈が生じることで**心筋虚血が誘発されて心筋梗塞や危険な不整脈が発生する**からです.

悪性高血圧や高血圧脳症のように急激に血圧を下げなければいけない高血圧症は最近ではほとんどありませんが,高血圧性心肥大による急性左心不全のように薬で下げなければいけない場合でも点滴で心電図をモニターしながら用量調節をして下げていくのが基本です.

最近は,家庭用血圧計が普及したことで自宅で簡単に血圧が測れるようになったため,頻回に血圧の自己測定を行う高齢者が増えています.たまたま測定した血圧値がいつもより高いと,精神的に動揺してさらに血圧は上がってしまい,遂には救急外来を受診するというケースが増えています.

まず,**血圧は精神的動揺だけでかなり上昇してしまう**ことを,しっかり患者さんに指導しておく必要があります.特に高齢者では過度に家庭血圧を測るために生じる,いわゆる「血圧不安症」が少なくありません.胸痛や頭痛などの症状がなければ大抵の場合,30分ほどで血圧は下がってきます.ただしこれらの症状がある場合には心電図や頭部CTなどで急性期疾患の有無を確認します.

本当の高血圧緊急症の場合でも,短時間のうちに経口薬で血圧を下げる

● 表　高血圧緊急症に対する点滴静注薬のリストと投与法

❶ニカルジピン（ペルジピン®）
生食または5％ブドウ糖で希釈，0.5〜6μg/kg/分で点滴し，血圧をモニターしながら速度を調整．副作用として頭痛，頻脈，顔面紅潮

❷ニトログリセリン（ミリスロール®）
生食または5％ブドウ糖に希釈し，血圧をモニターしながら速度調整（保険適応が限定されているので注意）．副作用として頭痛，吐き気，頻脈．遮光が必要．頭蓋内圧亢進では要注意

❸ジルチアゼム（ヘルベッサー®）
生食または5％ブドウ糖に溶解し，5〜15μg/kg/分で点滴．副作用として徐脈，房室ブロック，洞停止

ことは好ましくありません．心電図をモニターしながら静脈注射用のニカルジピン（ペルジピン®）を0.5〜6μg/kg/分で落としながらゆっくり下げていくのが基本です．また硝酸薬ニトログリセリン（ミリスロール®，ミオコール®），硝酸イソソルビド（ニトロール®）などをゆっくり点滴静注する方法もあります．

Point　過大降圧を防ぐためのポイント

- 急激に血圧を下げることは逆に心筋虚血を誘発する場合がある
- 家庭血圧の過度な測定により不安が高じて救急外来を受診する高齢者が少なくない
- 経口ニフェジピン（アダラート® カプセル）の内服で降圧させることは絶対避ける
- 血圧が急激に高くなった場合には，症状の有無や心血管疾患の有無を判断し，必要ならば点滴静注の硝酸薬かカルシウム拮抗薬で心電図をモニターしながらゆっくり降圧させる

● 文献

1）Furberg CD et al.：Nifedipine. Dose-related increase in mortality in patients with coronary heart disease. Circulation, 92：1326-1331, 1995
2）Messerli FH：What, if anything, is controversial about calcium antagonists? Am J Hypertens, 9（12 Pt 2）：177S-181S, 1996

〈桑島　巖〉

高血圧

Q43 降圧不十分な高齢者に追加薬は ACE 阻害薬 or ARB？

心筋梗塞後の降圧薬の選択

陳旧性心筋梗塞を合併した75歳男性です．β遮断薬とカルシウム拮抗薬が既に処方されていますが，血圧は140/80 mmHg前後です．さらなる降圧は必要でしょうか？降圧が必要とすればACE阻害薬でしょうか，それともARBでしょうか．また，このような症例に降圧利尿薬の追加併用はどうでしょうか．

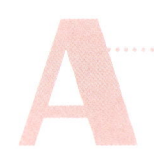

A

　高血圧は心臓にとって，負荷となります．特に収縮期血圧は心筋酸素消費量の規定因子でもあり，その上昇は心拍出量を増加させ，心筋酸素消費量を増やします．一方において心筋を灌流する冠動脈へは拡張期に多くは流入します．したがって既に冠動脈疾患を有している症例での降圧は，拡張期血圧の急速な低下により冠血流が減少し，虚血を促進させる可能性があります．

　しかし一方において，冠動脈疾患症例で収縮期血圧を高いままにしておくことは酸素消費量を増加させ，これまた心筋虚血を促進するというジレンマが生じます．

　上記の症例では140/80 mmHgですので収縮期血圧はもっと下げて心筋酸素消費量を下げることが望ましく，130 mmHg前後を目標にすべきでしょう．この場合拡張期血圧は75 mmHg前後まで下がることが予測されますが，持続性の長い降圧薬でゆっくり下げる限りは陳旧性心筋梗塞といえども心筋虚血を誘発する可能性は少ないでしょう．

　冠動脈疾患を合併した高血圧例での降圧目標をどのレベルにすべきか迷うのは，収縮期血圧が高く，拡張期血圧が低い，すなわち**脈圧の大きな高齢者**です．例えば160/70 mmHgの症例を収縮期血圧140 mmHg未満を目指すと拡張期血圧は60 mmHg前後まで下がってしまいます．さすがに拡張期血圧65 mmHg未満への降圧は危険域と考えるべきで，この場合収縮期血圧は多少高めでも，65 mmHg以下には降圧させない方がよいでしょう．

● 安全のための降圧薬の選択

結論から先にいうと，心筋梗塞既往症例ではアンジオテンシンⅡ受容体拮抗薬（ARB）よりはACE阻害薬を優先すべきです．

心筋梗塞後ではβ遮断薬が基本治療となりますが，RA系抑制薬も重要な選択肢です．特にACE阻害薬の予後改善効果は既に多くの大規模臨床試験やメタ解析で証明されています．一方ARBではあまりよい成績は示されていません．例えば高リスクの高血圧症例にARBを用いてプラセボと予後を比較したTRANSCEND試験では，脳心血管合併症発症はプラセボと有意差が認められませんでした．BPLTTC（Blood Pressure Lowering Treatment Trialists' Collaboration）という中立的なメタ解析でも**ACE阻害薬には降圧を超えた心保護効果は認められましたが，ARBには認められないことが示されています**．同じRA系抑制薬といっても，ACE阻害薬は血管拡張作用を有するキニンを増加させる作用がありARBにはありませんので，薬理学的にも両薬剤は異なった降圧薬とみなすべきでしょう．

降圧利尿薬の併用は非常に有用ですが，心室性期外収縮がみられる症例では低カリウム血症により不整脈が悪化する可能性があるため，サイアザイド系やサイアザイド類似薬はなるべく避けた方がよいでしょう．降圧が不十分で降圧利尿薬の追加が必要な場合には抗アルドステロン薬が望ましいですが，血清カリウム値のチェックが必要です．特に腎障害症例やRA系抑制薬併用例では高カリウム血症の出現に注意が必要です．

Point 心筋梗塞後の症例に降圧薬を安全に使用するポイント

- 脈圧の大きな高齢者の降圧には注意が必要で，拡張期血圧が65 mmHg未満にならないよう降圧する
- ACE阻害薬かARBか判断しかねたら，迷わずACE阻害薬を優先．咳の副作用が出た場合にのみARBに変更
- β遮断薬は心筋梗塞後の基本薬だが，徐脈，呼吸器症状の悪化には細心の注意が必要
- 降圧利尿薬を処方する際には血清カリウム値に注意

● 文献

1) The Telmisartan Randomised AssessmeNt Study in ACE iNtolerant subjects with cardiovascular Disease (TRANSCEND) Investigators : Effects of the angiotensin-receptor blocker telmisartan on cardiovascular events in high-risk patients intolerant to angiotensin-converting enzyme inhibitors: a randomised controlled trial. Lancet, 372 : 1174-1183, 2008

2) Blood Pressure Lowering Treatment Trialists' Collaboration : Blood pressure-dependent and independent effects of agents that inhibit the renin-angiotensin system. J Hypertens, 25 : 951-958, 2007

〈桑島 巖〉

高血圧

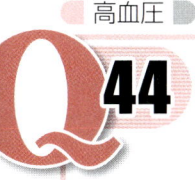

Q44 後期高齢者でも薬で降圧した方がいいの？

後期高齢者に対する降圧薬の注意点

収縮期血圧が160 mmHgの82歳男性です．このような後期高齢者が高血圧の場合も，降圧した方がいいでしょうか．その場合，降圧薬は何を使ったらいいでしょうか．高齢者で多くみられる合併症による使い分けについても教えてください．

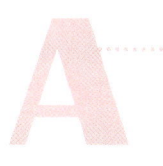

A 　後期高齢者でも基本的には，140 mmHgを目標にすべきです．後期高齢者の降圧薬のあり方をめぐってはHYVET試験が参考になります．
　HYVET試験[1]とは，80歳以上の高齢者のみを対象として，降圧利尿薬インダパミド（ナトリックス®）を第一選択薬として心筋梗塞，脳卒中，および総死亡についてプラセボと比較した大規模臨床試験です．本試験では死亡率がプラセボ群に明らかに多いことが途中で判明したために，試験開始後1.8カ月で試験は中止になりましたが，脳卒中，心筋梗塞，心不全とも治療群で明らかに少ないことが明らかにされました．このことで80歳以上でもきちんと血圧を下げることの重要性が示された訳ですが，注目すべきは後期高齢者といえども降圧薬による副作用が非常に少ないことです．
　このことから**降圧利尿薬を第一選択薬とした積極的降圧は後期高齢者でも有用**であることが証明された訳です．しかしこの試験は80歳以上の高齢者でも合併症が少なく，元気な高齢者のみを対象としています．実臨床で後期高齢者に対して降圧薬を処方する場合にはさまざまな注意が必要です．
　例えば後期高齢者でも腎障害を合併している例では，ACE阻害薬やARBの投与によって腎障害の悪化がみられる場合があり，少量から開始することが必要です．ACE阻害薬やARBに降圧利尿薬を追加，あるいは利尿薬との配合錠への切り替えによって，血圧が急に下がってめまい，ふらつきなどの症状で転倒，骨折などを起こすことがあり，慎重投与が必要です．後期高齢者では病態や社会的背景の多様性を考慮して個々の症例毎に判断することが非常に重要です．

●降圧薬の選択

　高齢者ではカルシウム拮抗薬から開始することが望ましいです．その理由としてカルシウム拮抗薬には重篤な禁忌や副作用が少ないからです．確実な降圧効果が期待できますが，火照り感や下肢のむくみ，歯肉炎などを訴える場合があります．

　降圧利尿薬も有効です．その場合，トリクロルメチアジド（フルイトラン®）や配合錠に用いられているヒドロクロロチアジドなどのサイアザイド系利尿薬ではなく，インダパミド（ナトリックス®）のようなサイアザイド類似薬の方が降圧効果が期待できます．なお，糖尿病を合併している症例では原則としてACE阻害薬またはARBから開始します．

　高齢者は，糖尿病や脂質異常症などのリスク因子を併せもつことが多く，かつ既に脳卒中や冠動脈疾患，心不全，慢性腎障害などの既往を有する症例が多く，このことは高リスク症例が多いことを意味しています．高リスクの高血圧症例ほど厳格な降圧が必要であり，しかも急激な降圧に伴うめまいや立ちくらみなどは転倒事故につながるので，長時間作用型による緩徐な降圧を心がけます．

> **Point　後期高齢者の降圧のポイント**
> - 後期高齢者でも基本的には140 mmHgを目標に降圧する
> - 高齢者では高リスク症例であることが多く，そのような症例では厳格な降圧が必要．しかし病態の多様性に配慮し，個々で判断する場合も少なくない
> - 高齢者の降圧では，カルシウム拮抗薬から開始することが望ましく，降圧利尿薬も有効
> - 糖尿病を合併している場合はACE阻害薬またはARBから開始する

● 文献
1）Beckett NS et al. for the HYVET study group：Treatment of hypertension in patients 80 years of age or older. N Engl J Med, 358：1887-1898, 2008

〈桑島　巖〉

高血圧

Q45 糖尿病で高血圧！どう降圧する？

糖尿病を合併した高血圧症例の降圧

糖尿病を合併している高血圧患者は，血管障害のリスクが高いと思いますが，どの程度まで降圧したらいいのでしょうか．また，降圧薬の使い分けについても教えてください．

A　ずばり結論！

糖尿病を合併した高血圧症は大血管障害，細小血管障害を起こしやすいハイリスクの高血圧患者ですので，**降圧目標値は厳格に 130/80 mmHg とすべきです**．ただし自律神経障害を合併することも多いので**目標達成は3カ月ほどかけてゆっくり行うべきです**．

● 降圧目標値のエビデンス

　高血圧に糖尿病を合併する症例は社会の高齢化につれて急速に増えていますが，この2つの生活習慣病の合併は心筋梗塞や腎障害のリスクが各々単独の場合よりも3倍上昇することが知られています．その発症の根底にある共通の要因が生活習慣にあることは疑う余地がありませんので，まず生活習慣の是正，適正体重の維持，ストレスの解消などを行うことは言うまでもありません．

　それでは，厳格な血糖コントロールと厳格な血圧管理のいずれが脳血管障害，冠動脈疾患などのいわゆる大血管障害に対しての予防効果が大きいのでしょうか．それに対する回答を与える一つのエビデンスとしてUKPDS[1]という有名なトライアルがあります．このトライアルでは，血圧を積極的に下げる方が，血糖を厳格に下げるよりも大血管合併症の予防効果が大きいことを示しました．

　降圧目標値をどのレベルにするかについては，日本の高血圧学会ガイドライン[2]では世界に歩調を合わせて，130/80 mmHgという値を設定しています．HOT試験[3]やUKPDS[1]などの成績を根拠にしていますが，HOT試験の結果は二次エンドポイントの結果ですし，UKPDS試験では必ずしも130/80 mmHgという数字を明瞭に示している訳ではありません．

そこで最近ACCORD試験[4]という糖尿病合併高血圧の降圧目標値を140/90 mmHgと120/80 mmHgの2つ設定し，患者をランダム化して追跡した試験の結果が発表されました．結果として120/80 mmHgまで降圧することのメリットはなく，むしろ有害事象が増加したと報告されました．

この結果は，現在のガイドラインに示されている130/80 mmHg未満とは必ずしも矛盾するものではありませんが，糖尿病合併高血圧患者では収縮期血圧120 mmHgまでの降圧は慎重にすべきというメッセージとも言えます．

●降圧薬の選択と併用

日本の高血圧治療ガイドラインでは，糖尿病を合併した高血圧患者では，ACE阻害薬，アンジオテンシンⅡ受容体拮抗薬（ARB）などの**RA系抑制薬を第一選択薬として推奨しています**．糖尿病腎症などを合併している患者でも，RA系抑制薬は蛋白尿を減らすなどの効果が認められていますので，ARBあるいはACE阻害薬をまず処方してみるのが一般的です．しかし単剤のみでは降圧不十分な症例が少なくありません．**併用すべき降圧薬としてはカルシウム拮抗薬，なかでも持続性の長いアムロジピン（ノルバスク®，アムロジン®）が適応になります**．

RA系抑制薬，カルシウム拮抗薬の併用でも降圧不十分な場合には降圧利尿薬が適応になりますが，血糖値が上昇する場合もあります．しかし降圧利尿薬を少量にすれば，耐糖能への影響も少ないことが期待され，十分な降圧が得られることも少なくありません．例えばインダパミド（ナトリックス®）であれば，常用量の1 mgより少ない0.5 mgでも十分な降圧効果が発揮できます．

> **Point　糖尿病の合併症例に対する降圧のポイント**
> - 降圧目標値は厳格に130/80 mmHgとする
> - 目標達成は3カ月ほどかけてゆっくり行う
> - 第一選択薬はACE阻害薬，ARBなどのRA系阻害薬
> - 降圧不十分な場合はカルシウム拮抗薬，降圧利尿薬の順に併用する

● 文献

1) UK prospective diabetes study group : Tiger blood pressure control and risk of macrovascular and microvascular complications in type 2 diabetes : UKPDS 38. BMJ, 317 : 703-713, 1998
2) 『高血圧治療ガイドライン』日本高血圧学会高血圧/編, 2009
3) Hansson L, et al. for the HOT study group : Effects of intensive blood-pressure lowering and low-dose aspirin in patients with hypertension; prinsipal results of the hypertension optimal treatment (HOT) randomised trial. Lancet, 351 : 1755-1762, 1998
4) The ACCORD study group : Effects of intensive blood-pressure control in type 2 diabetes mellitus. N Engl J Med, 362 : 1575-1585, 2010

〈桑島　巌〉

高血圧

Q46 最近注目のナトリックス®，その注意点とは？

降圧利尿薬の注意点

最近降圧薬として，利尿薬が見直されているようですが，降圧効果が高いのはどれでしょうか．また，処方にあたっての注意点を教えてください．

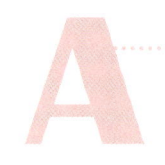

A

降圧利尿薬は古くからある降圧薬ですが，血糖値の上昇や尿酸値上昇，低カリウム血症などの副作用によって長い間日本の臨床医から敬遠されてきました．しかし，最近治療抵抗性高血圧に対して，降圧利尿薬が有効であることが見直され，日本の高血圧治療ガイドラインでも3剤の降圧薬を併用する場合は，利尿薬が1剤含まれるべきであると記載されています．

利尿薬には，ループ利尿薬，サイアザイド系利尿薬，抗アルドステロン薬と3種類ありますが，このなかで降圧効果が強いのはヒドロクロロチアジド（ダイクロトライド®），トリクロルメチアジド（フルイトラン®）などのサイアザイド系利尿薬です．さらにサイアザイド類似薬としてクロルタリドン，インダパミド（ナトリックス®）などがあり，**こちらの方が降圧効果は強いです**．米国の大規模臨床試験ALLHATやSHEP試験で用いられた降圧利尿薬はクロルタリドンですが，残念ながらわが国では既に発売中止になっています．インダパミドは高齢者高血圧に対して有用性を示したHYVET試験[1]や2型糖尿病合併高血圧に対する有用性を示したADVANCE試験[2]などがあります．その他の降圧利尿薬については，有効性を示したエビデンスがあまりありません．したがって降圧利尿薬として有効性が証明されているのはインダパミドということになります．

インダパミドの具体的処方例です．
ナトリックス®錠1（インダパミド1 mg）1回1/2錠，1日1回朝食後
ただし本剤は**2％位の割合で低ナトリウム血症によって脱力感を訴える症例がみられます**．特に多くの薬を服用している高齢者に多く，開始してから2週間以内に発症することが知られています．

また低カリウム血症も起こりうるために，血清カリウム値が3.6 mEG/

dL以下の例では処方しないか，あるいはカリウム製剤と併用投与します．

　少量のサイアザイド類似薬（例えばインダパミド0.5〜1 mg）が血糖値を上昇させるかどうかについてはまだ明らかではありませんが，少なくとも確かな降圧によって心血管イベントを抑制することは証明されています．尿酸値は軽度ながらも上昇させますので，痛風などの既往のある症例では使わない方が無難です．

Point 降圧利尿薬のポイントと注意点
- サイアザイド類似薬のインダパミドが，降圧効果も強く有効性も証明されている
- インダパミドの副作用として，低ナトリウム血症，低カリウム血症，血糖値上昇，尿酸値上昇がある

文献
1) Beckett NS et al. for the HYVET study group：Treatment of hypertension in patients 80 years of age or older. N Engl J Med, 358：1887-1898, 2008
2) ADVANCE collaborative group：Effects of a fixed combination of perindopril and indapamide on macrovascular and microvascular outcomes in patients with type 2 diabetes mellitus（the ADVANCE trial）: a randomised controlled trial. Lancet, 370：829-824, 2007

〈桑島　巌〉

糖尿病

Q47 血糖コントロールにどの薬を最初に使うべき？

DPP-4阻害薬とその他経口血糖降下薬の使い方

糖尿病のインクレチンの作用を利用したDPP-4阻害薬が使えるようになってきましたが，高齢者において従来のSU薬やビグアナイド薬とどのように使い分けたらいいのですか？また，インクレチン関連治療薬とそれらの薬剤との併用の仕方について教えてください．

A

高齢者糖尿病では運動療法，食事療法で血糖コントロールが不良である場合〔例えばHbA1c（NGSP値）7.4％以上〕に初めて経口血糖降下薬が用いられます．図に経口血糖降下薬を示しますが，DPP-4阻害薬，SU薬のように主にインスリン分泌を促進する薬剤，チアゾリジン（TZD）薬，ビグアナイド（BG）薬のようにインスリン抵抗性を改善する薬剤，α-GI薬，グリニド薬のように食後高血糖を改善する薬剤のいずれかを用います．DPP-4阻害薬はインクレチンであるGLP-1やGIPを分解する酵素DPP-4を阻害することで，GLP-1やGIPの濃度を高め，その作用である膵β細胞における血糖依存性のインスリン分泌を促します．また，グルカゴン分泌を抑制することで，肝臓での糖新生を抑える作用もあって血糖を下げる薬剤です．DPP-4阻害薬はSU薬，グリニド薬と異なり，単独で使用した場合，低血糖を起こしにくい利点があります．

● DPP-4阻害薬などの使い方

空腹時血糖が140 mg/dL以上の場合は，インスリン分泌を促進する薬剤として，DPP-4阻害薬，SU薬が使われます．従来だとSU薬を使うことがほとんどでしたが，**低血糖を起こさないことから高齢者ではDPP-4阻害薬をまず，最初に用います**．表1のようにDPP-4阻害薬はシタグリプチン（ジャヌビア®，グラクティブ®），ビルダグリプチン（エクア®），アログリプチン（ネシーナ®），リナグリプチン（トラゼンタ®）などがあります．腎機能を評価し，腎不全があれば，シタグリプチンとアログリプチンは用量調節が必要です．肝障害がある場合にはビルダグリプチンやリナグ

```
インスリン抵抗性      インスリン分泌低下    インスリン分泌低下
が大きい              空腹時血糖が高い      食後血糖が高い
    │                      │                      │
    │                      │                   グリニド薬
    │                      │                      ミチグリニド
    │                      │                      ナテグリニド
    │                      │                      レパグリニド
    ▼                      ▼                   α-GI
ビグアナイド薬          SU薬                      ボグリボース
    メトホルミン           グリクラジド              アカルボース
チアゾリジン薬             グリメピリド              ミグリトール
    ピオグリタゾン         トルブタミド

                    DPP-4阻害薬
                        シタグリプチン，ビルダグリプチン，
                        アログリプチン，リナグリプチン
```

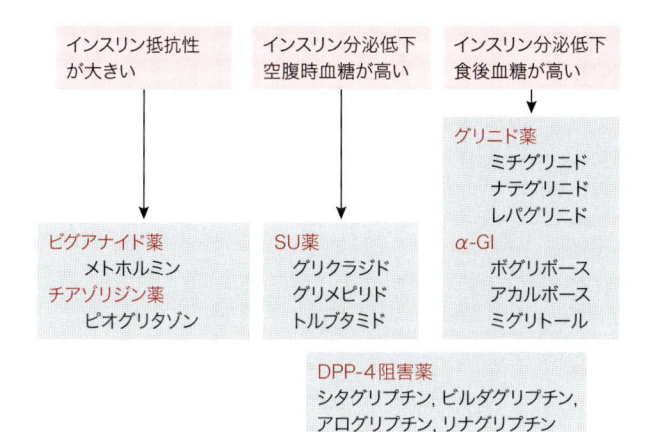

● 図　糖尿病の経口血糖降下薬

● 表1　種々のDPP-4阻害薬

	シタグリプチン	ビルダグリプチン	アログリプチン	リナグリプチン
商品名	ジャヌビア®	エクア®	ネシーナ®	トラゼンタ®
投与回数	1日1回	1日2回	1日1回	1日1回
1日投与量	25〜100 mg	50〜100 mg	6.25〜25 mg	5 mg
代謝・排泄	腎排泄	肝代謝・血液で加水分解	腎排泄	肝代謝・胆汁排泄
特徴	腎機能により投与量を調節	腎不全例でも使用可　肝機能障害では注意	透析例でも使用可　腎機能により投与量調節	腎不全例でも使用可　肝機能障害では注意
副作用	便秘，腹部膨満，嘔気，急性膵炎，低血糖（SU薬またはインスリンとの併用）			

リプチンは注意して使用します．

　効果がまだ不十分であれば，DPP-4阻害薬を増量するか，最少量のSU薬を追加します．SU薬はグリクラジド（グリミクロン®）20 mg/日，またはグリメピリド（アマリール®）0.5 mg/日を少量で使用します．高齢者では重症低血糖の遷延を起こす可能性のあるグリベンクラミド（オイグルコン®，ダオニール®）は避けるようにします．重症低血糖を防ぐためには，高齢者のSU薬使用は最少量の3倍量までに留めた方がよいと思います．

● 表2　インスリン抵抗性が高いと考えられる状態
❶ 肥満（BMI 25以上）
❷ 内臓脂肪蓄積（腹部内臓脂肪面積100 cm² 以上）
❸ 脂肪肝の存在
❹ 高インスリン血症（空腹時IRI 5 mU/mL以上，HOMA指数 2.6以上）
❺ 活動性低下
❻ 高齢
❼ 肝疾患
❽ ステロイドホルモン使用

　インスリン抵抗性が大きいと判断される場合は，インスリン抵抗性を改善する作用のあるBG薬〔メトホルミン（メトグルコ®）〕を最初に用い，効果不十分であればTZD薬〔ピオグリタゾン（アクトス®）〕を加えます．表2に示すようにインスリン抵抗性が大きいかどうかは肥満（BMI 25以上），内臓脂肪蓄積（腹部内臓脂肪面積100 cm² 以上），脂肪肝の存在，高インスリン血症（空腹時IRI 5 mU/mL以上，HOMA指数2.6以上）などを参考にして，判断します．また，高齢それ自体がインスリン抵抗性を高めることから，上記のBG薬やTZD薬は禁忌に相当しなければ高齢者でも使用します．

　空腹時血糖が140 mg/dL未満かつHbA1c（NGSP値）7.4％以上で，食後高血糖のみがある場合はDPP-4阻害薬，BG薬以外にα-GI薬やグリニド薬が選択肢の一つとなります．

　いずれの薬剤を最初に用いたとしても効果が不十分であれば，他の作用機序の薬剤を併用します．例えば，DPP-4阻害薬にBG薬またはTZD薬を加えます．しかし，DPP-4阻害薬を多量のSU薬にいきなり併用すると高齢者や腎障害のある患者では重症低血糖を起こすことがあるので注意を要します．したがって，**DPP-4阻害薬をSU薬に追加する場合には必ずSU薬を減量**することが必要です．グリメピリド2 mg/日，グリクラジド40 mg/日，グリベンクラミド1.25 mg/日が減量の目安となります．

　その他，高齢者の経口薬治療においては，認知機能を評価し，服薬にサポートを要するかどうかを判断することも重要です．一般的には1日1回または1日2回服用の薬剤のみで併用すると服薬アドヒアランスがよくなります．

> **Point** DPP-4阻害薬を主とした高齢者の経口血糖降下薬の使い方
> - 運動療法，食事療法で血糖コントロールが不良である場合に経口血糖降下薬を用いる
> - 空腹時血糖が140 mg/dL以上の場合は，DPP-4阻害薬をまず最初に用いる
> - 空腹時血糖が140 mg/dL未満の場合はα-GI薬，グリニド薬，DPP-4阻害薬，BG薬のいずれかが使用できる
> - インスリン抵抗性が強い場合はBG薬を最初に使用する
> - DPP-4阻害薬をSU薬に併用する場合にはSU薬を減量し，低血糖に注意する

〈荒木　厚〉

糖尿病

Q48 大量のSU薬使用は重症低血糖を起こす！

高齢者の低血糖予防

80歳女性でグリメピリド（アマリール®）2 mg/日内服でHbA1c（NGSP値）6.4％でしたが，急に食べられなくなり，低血糖による意識障害で入院してしまいました．高齢者の糖尿病治療で低血糖を起こさないようにするための，薬の使い方の注意点を教えてください．

A

表1にように高齢者にとって低血糖は種々の悪影響を及ぼします．低血糖は軽症でも，手段的ADLの低下，QOL低下，糖尿病の負担感を増やし，うつ状態を引き起こします．低血糖の頻度が多いと転倒を起こしやすいことも最近わかっています．重症低血糖は認知症の危険因子となっています．また，2型高齢糖尿病患者16,667例の4年間の追跡調査の結果では，1回でも重症低血糖を起こすと認知症のリスクは有意に高くなり，**3回以上重症低血糖を起こすと，認知症のリスクは1.94倍**となっています[1]．さらに，重症低血糖は不整脈，自律神経異常，易血栓性を介して死亡につながりやすいと考えられています．

高齢者では，低血糖のときの自律神経症状である冷汗，動悸，手の震えなどが消失し，無自覚性低血糖の場合が少なくありません．実際には表2のように**高齢者の低血糖は自律神経症状が消失し，非典型的な症状が多く**，くらくら感，めまい，呂律不良，片麻痺などで起こることがあり，見逃されている場合があります．こうしたいつもと違った症状があるときにブドウ糖や砂糖をとることを患者，およびその家族に指導する必要があります．

● 低血糖の予防法

したがって，高齢者では，低血糖を防ぐためのさまざまな対策を講じます．特に重症低血糖を防ぐためには，HbA1c（NGSP値）を6.5％未満にしないこと，SU薬を極量で使用せず，最少量の3倍量までとし，腎機能を考慮して使用することが重要です．重症低血糖で入院した58例と対照116例の患者・対照研究では，HbA1c（NGSP値）6.9％未満，SU薬高用量

● 表1　高齢者における低血糖の悪影響

❶ 低血糖が月1回以上であるとうつ症状が増える
❷ 低血糖の頻度が多いと糖尿病負担感が増える
❸ 低血糖の頻度が多いとWell-beingが低下
❹ 低血糖が年3回以上であると転倒しやすい
❺ 重症低血糖は認知症の危険因子
❻ 重症低血糖は死亡を増やす（不整脈，自律神経異常，易血栓性を介する）

● 表2　高齢者の低血糖症状

❶ 低血糖の典型的な自律神経症状の発汗，動悸，手の震えなどが出にくい
❷ 頭のくらくら感，ふらふら感で低血糖が起こること多い
❸ 呂律がまわらないことや片麻痺などの神経症状で低血糖が発症することがある
❹ 慢性低血糖状態では，無気力，認知症様症状をきたす
❺ せん妄，興奮状態で低血糖が起こることもある

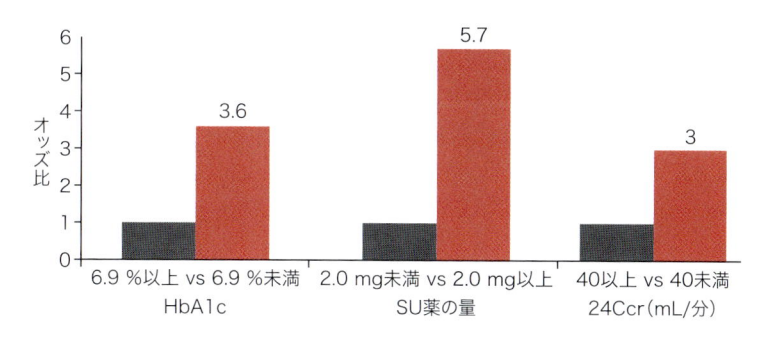

● 図　HbA1c低値，SU薬高用量，腎機能低下が重症低血糖の危険因子

後向きケースコントロール研究：重症低血糖患者58例と年齢，性，SU薬，インスリンの有無をマッチさせた対照116例．SU薬の量はグリメピリド2 mg＝グリクラジド80 mg＝グリベンクラミド2.5 mgと換算

〔グリメピリド（アマリール®）2 mg/日相当以上〕，Ccr 40 mL/分未満の人で重症低血糖のリスクが高くなっています（図）．

　したがって，**SU薬やインスリンで治療している場合はHbA1c（NGSP値）が少なくても6.5％未満にしないようにすべきです**．さらにSU薬やインスリンを使用し，HbA1c（NGSP値）が6.9％未満になった場合は，低血糖がないか問診することが重要です．血糖自己測定（SMBG）も低血

糖の防止に有用であり，毎食前と眠前の1日4回の血糖測定で血糖100 mg/dL未満が同じ時間帯に連続した場合はSU薬やインスリンを減量すべきかどうかを考慮すべきです．特に認知機能低下，身体機能低下の高齢者は急に食べなくなり，重症低血糖を起こすことが多いので，患者および家族に低血糖やシックデイの教育を行う必要があります．

Point 高齢者の低血糖を防ぐための対策

- SU薬やインスリン治療の場合には，HbA1c（NGSP値）を6.5％未満にしない
- 高齢者ではHbA1c（NGSP値）7.0％未満でも低血糖がないか問診する
- HbA1c（NGSP値）6.5％未満，食前血糖100 mg/dL未満の場合は，SU薬やインスリンの減量を考慮する
- 高齢者ではSU薬を極量で使用しない．最少量の3倍量までの使用とする
- 患者や家族に体調不良時の内服薬やインスリンの使用法を教育する
- SMBG，持続血糖測定（CGM）などで低血糖や血糖の変動をモニターする

● 文献

1) Whitmer RA et al. : Hypoglycemic episodes and risk of dementia in older patients with type 2 diabetes mellitus. JAMA, 301 : 1565-1572, 2009

〈荒木　厚〉

糖尿病

Q49 糖尿病の治療中に物忘れが出てきたら？

糖尿病と認知症

81歳の女性の糖尿病患者で，糖尿病の治療中に物忘れなどの症状が現れてきた場合，どのように考えるべきでしょうか？

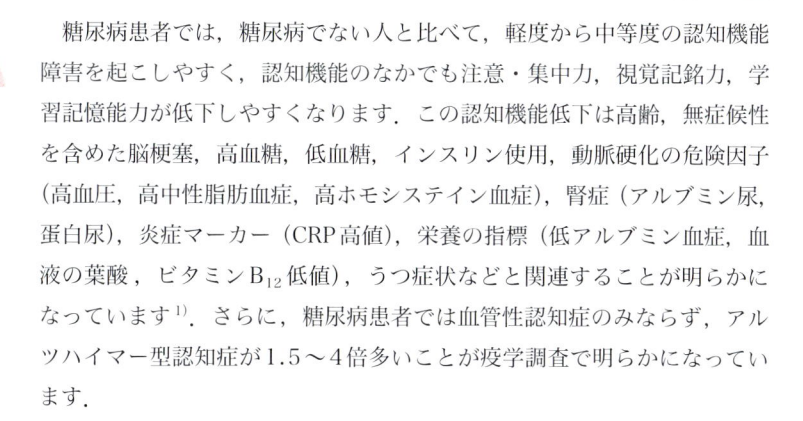

A

糖尿病患者では，糖尿病でない人と比べて，軽度から中等度の認知機能障害を起こしやすく，認知機能のなかでも注意・集中力，視覚記銘力，学習記憶能力が低下しやすくなります．この認知機能低下は高齢，無症候性を含めた脳梗塞，高血糖，低血糖，インスリン使用，動脈硬化の危険因子（高血圧，高中性脂肪血症，高ホモシステイン血症），腎症（アルブミン尿，蛋白尿），炎症マーカー（CRP高値），栄養の指標（低アルブミン血症，血液の葉酸，ビタミンB_{12}低値），うつ症状などと関連することが明らかになっています[1]．さらに，糖尿病患者では血管性認知症のみならず，アルツハイマー型認知症が1.5～4倍多いことが疫学調査で明らかになっています．

●認知機能障害の原因を調べる

後期高齢者で物忘れなどの症状が出てきた場合には，まず物忘れが，①加齢に伴う物忘れ，②軽度認知機能障害（MCI），③認知症のいずれによるものかを調べます．そのためには認知機能低下の程度をMMSE（mini-mental state examination）または改訂長谷川式知能検査で評価することが必要です．MMSE 23点以下，長谷川式20点以下が認知症疑いとなります．さらに記憶障害以外の認知機能障害が1つ以上存在すれば認知症と診断できます．血管性の認知機能障害の場合には注意力障害，手段的ADL低下，遂行機能障害，うつ症状などが主体となり，記憶障害が軽度で，MMSEの点数は高い場合があり，注意する必要があります．

次に，認知機能障害の原因を脳MRI，脳血流SPECT，甲状腺機能，血液ビタミンB_{12}，葉酸などで調べることが大切です．特に**甲状腺機能低下，う**

つ病，慢性硬膜下血腫は治療可能な認知症なので見逃さないようにしなければなりません．アルツハイマー型認知症，脳血管性認知症，レビー小体病などの認知症の鑑別には臨床症状の他に脳MRI，脳血流SPECTの検査が有用です．脳血管障害を合併しているが，その病変で認知機能低下が説明できない場合，脳血流SPECTで後部帯状回や楔前部の血流低下が特異的にみられるならば，脳血管障害を伴ったアルツハイマー型認知症と診断可能です．**高齢者の糖尿病では無症候性脳梗塞を含めると約50％が脳梗塞を合併**していますので，アルツハイマー型認知症を見逃さないように注意すべきです．

●認知症を治療する

糖尿病患者では認知症をできるだけ早期に診断し，治療することが大切です．表1のようにアルツハイマー型認知症では抗コリンエステラーゼ阻害薬であるドネペジル（アリセプト®），ガランタミン（レミニール®），

● 表1 糖尿病における認知症の薬物治療

① コリンエステラーゼ阻害薬：ドネペジル，ガランタミン，リバスチグミンなど
② グルタミン酸受容体NMDA拮抗薬：メマンチン
③ 動脈硬化の危険因子の管理
　　降圧薬：ACE阻害薬，ARB，カルシウム拮抗薬，利尿薬，
　　スタチン血糖の変動が少ない適切な血糖コントロール
④ 抗血小板薬：シロスタゾール，アスピリンなど

● 表2 認知機能低下合併例の治療

① 運動：付き添いの散歩やデイサービスなどの利用
② 食事：バランスを重視した食事を家族やヘルパーに指導
③ 経口血糖降下薬の服薬タイミングを統一
④ シックデイ時の経口血糖降下薬やインスリン注射の対処法を家族や介護に携わる人に依頼
⑤ 家族やヘルパーに内服薬の服薬確認を依頼
⑥ インスリン注射の補助（単位確認など）を依頼
⑦ インスリン治療の単純化（BOTなど）
⑧ インスリン治療を離脱して経口血糖降下薬を試みる
⑨ 患者だけでなく介護者の心理サポートを行う

リバスチグミン（イクセロン®パッチ，リバスタッチ®）やNMDA受容体拮抗薬のメマンチン（メマリー®）を投与します．脳血管性認知症では抗血小板薬であるシロスタゾール（プレタール®）やアスピリン（バイアスピリン®）を投与し，高血圧や脂質などの動脈硬化の危険因子の管理を行います．高血糖または低血糖による注意力障害，意欲低下が起こっている場合がありますので，適切な血糖コントロールも大切です．

また認知機能低下が合併している場合には表2のように種々の対策を行う必要があります．内服薬の一包化や服薬の確認を依頼することが必要となります．強化インスリン療法によって，糖毒性をとり，インスリン治療を離脱することやBOT（basal supported oral therapy）などでインスリンの回数を減らすことも試みます．また，介護保険のヘルパー派遣やデイサービスなどの社会サポートを確保するとともに家族の心理サポートを行うことも大切です．

Point 認知機能低下合併の高齢糖尿病患者の見方

- 糖尿病患者では，注意力，学習記憶能力などの認知機能が低下しやすい
- 認知機能低下は高齢，脳梗塞，高血糖，低血糖，動脈硬化の危険因子，腎症などと関連する
- 認知機能をMMSEまたは改訂長谷川式知能検査で評価する
- 認知機能低下の原因を脳MRI，脳血流SPECTなどで調べる
- 脳血管障害を伴ったアルツハイマー型認知症を見逃さないようにする
- 介護保険などの社会サポートを確保するとともに家族の心理サポートを行う

● 文献
1）荒木　厚：糖尿病と認知症．『糖尿病と全身疾患』PRACTICE（別冊）：61-68, 2009

〈荒木　厚〉

糖尿病

Q50 肥満型，やせ型で使う薬は違う？
体型と経口血糖降下薬の使い方

高齢者では体型（肥満型，やせ型）によってSU薬とビグアナイド薬（BG薬），グリニド薬，DPP-4阻害薬などの使い分けが必要でしょうか？ 併用する場合の注意点についても教えてください．

A　一般に肥満型，あるいはメタボリックシンドロームに当てはまる患者はインスリン抵抗性が高いと考えられますので，高齢者でも腎機能をチェックして問題がなければ，第一選択薬としてBG薬が用いられます．

やせ型の体型の場合はインスリン分泌が低下している可能性があり，インスリン分泌を促進する薬剤のDPP-4阻害薬，グリニド薬，SU薬を使うことが多くなります．従来はSU薬が多く使われましたが，今日，**単独では低血糖の起こりにくいDPP-4阻害薬を最初に使う方がよいと思います**．DPP-4阻害薬で十分血糖コントロールが得られない場合には，インスリン抵抗性を改善するBG薬を併用するか，少量のSU薬かグリニド薬を併用するのがよいと思います．

BG薬が腎不全等の禁忌で使用できない場合には，チアゾリジン（TZD）薬を使用します．SU薬かグリニド薬かの選択は，空腹時血糖が140 mg/dL以上の場合はSU薬，140 mg/dL未満で食後高血糖がある場合はグリニド薬が使われます．

しかしながら，**やせていても，インスリン抵抗性が高い患者がいる**ということにも注意が必要です．Q47表2のようにやせていても，内臓脂肪蓄積（腹部内臓脂肪面積100 cm^2以上），脂肪肝の存在，高インスリン血症（空腹時IRI 5 mU/mL以上，HOMA指数2.6以上），の場合にはインスリン抵抗性が高い場合が多いので，BG薬を併用するか，最初にBG薬を用いるとよいでしょう．加齢に伴って内臓脂肪が増加することや活動量の低下により，高齢者ではインスリン抵抗性が高くなります．したがって，高齢者の治療では腎機能が問題なければBG薬を使うと効果的です（Q52参照）．

Point 経口血糖降下薬の使い分け

- 肥満型の体型またはインスリン抵抗性が高いと考えられる患者は，高齢者でも腎機能をチェックして問題がなければ，第一選択薬としてBG薬が用いられる．TZD薬を併用することも可能である
- やせていても，内臓脂肪蓄積，脂肪肝の存在，高インスリン血症，活動性低下がある場合は，インスリン抵抗性が高いことが多いので，BG薬またはTZD薬を用いる
- やせ型の体型の場合はすべての経口血糖降下薬が使用可能であるが，低血糖がないDPP-4阻害薬を最初に使うことができる
- DPP-4阻害薬で血糖コントロールが得られない場合には，BG薬，または少量のSU薬かグリニド薬のいずれかを併用する

〈荒木　厚〉

糖尿病

Q51 ピオグリタゾンを使うベネフィットとリスクとは？

ピオグリタゾン（アクトス®）の使い方

高齢で糖尿病の患者さんでピオグリタゾン（アクトス®）は心不全例や骨粗鬆症例では禁忌でしょうか？　その使用上の注意点について教えてください．

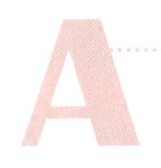

A　ピオグリタゾン（アクトス®）は女性では特に体液貯留による浮腫，心不全をきたしやすいので，**心不全の既往がある患者さんでは禁忌**となります．可能であれば脳性ナトリウム利尿ペプチド（BNP）を測定し，100 pg/mL以上の場合も使用すべきではありません．表のようにピオグリタゾン投与前や投与中には塩分を控えるように栄養指導を行うことも大切です．体重増加は浮腫によるもの以外に，エネルギー摂取が多い食事でも起こることがありますので注意が必要です．

また，ピオグリタゾンは**2型糖尿病女性の骨折のリスクを増やす**ことが報告されています．19,070人の縦断調査でのTZDの骨折リスクをみると，65歳以上の女性でハザード比は1.72（95% CI, 1.17–2.52）です．閉経後女性ではTZDの用量が多いほど，男性ではループ利尿薬との併用で骨折のリスクが大きくなります[1]．高齢糖尿病患者666人（内TZD服用69人）の4年間の観察研究では，TZD服用者は女性のみ腰椎，大腿骨頸部とも骨密度が減少しました[2]．この機序としてはTZDがPPAR-γを活性化することにより，骨髄の間葉系幹細胞が骨芽細胞へ分化せずに，脂肪細胞へ分化するためであると考えられています．したがって，ピオグリタゾンは転倒のリスクが高い女性，骨粗鬆症がある患者，すでに骨折の既往がある患者の場合には，禁忌ではありませんが，慎重に投与する必要があり，投与する場合でも7.5〜15 mg/日とできるだけ少量で使用すべきであると考えます．

ピオグリタゾンはインスリン抵抗性を改善する薬剤で，血糖降下作用以外に抗動脈硬化作用，脳梗塞再発防止作用，認知機能低下防止作用も報告されています．また，インスリン抵抗性が強い患者で，BG薬で効果が不

● 表　ピオグリタゾンを使用する際の注意点

❶ 心不全の既往などの禁忌でないことを確認
❷ 可能ならばBNPを測定する
❸ 体重増加や浮腫が起こらないように，減塩とエネルギー制限などの栄養指導を行う
❹ 転倒や骨折のリスクがないか確認
❺ 動脈硬化防止などのベネフィットが期待される患者に使用する
❻ できるだけ少量で使用する

十分な場合，ピオグリタゾンを併用することで，血糖コントロールができることがあります．したがって，体重増加，浮腫，心不全，骨折といったリスクと上記のベネフィットを勘案しながら，投与することが望まれます．

Point　ピオグリタゾンの使用

- 体液貯留による浮腫，心不全をきたしやすいので，心不全の既往がある場合は禁忌
- 体重増加を防ぐために塩分制限やエネルギー制限に関する栄養指導を行う
- 転倒のリスクが高い女性，骨粗鬆症がある患者，既に骨折の既往がある患者の場合には，慎重に投与し，できるだけ少量で使用する
- 血糖降下作用，抗動脈硬化作用，脳梗塞再発防止作用などのベネフィットと体重増加，浮腫，心不全，骨折といったリスクを勘案しながら投与する

● 文献

1) Habib ZA et al.: Thiazolidinedione use and the longitudinal risk of fractures in patients with type 2 diabetes mellitus. J Clin Endocrinol Metab, 95: 592-600, 2010
2) Schwartz AV et al.: Thiazolidinedione use and bone loss in older diabetic adults. J Clin Endocrinol Metab, 91: 3349-3354, 2006

〈荒木　厚〉

糖尿病

Q52 高齢者でもビグアナイド薬は使える？
ビグアナイド薬の使い方

ビグアナイド（BG）薬は高齢の糖尿病患者さんでも使用できますか？腎機能がどのレベル以上だと使えませんか？高用量のメトホルミン（メトグルコ®）で乳酸アシドーシスを起こさないようにするためにはどのような注意が必要ですか？

●メトホルミンの安全性

　BG薬はかつて高齢者では禁忌であった経口血糖降下薬でしたが，現在のメトホルミン製剤であるメトグルコ®では慎重投与に変わっています．メトホルミンの一世代前のBG薬であるフェンホルミンが高齢者や腎機能障害患者で乳酸アシドーシスを多発したために，BG薬は高齢者で禁忌となった経緯があります．

　メトホルミンはフェンホルミンと違って肝臓に蓄積することがないために乳酸アシドーシスの頻度が少ないことが特徴です．347の比較試験とコホート研究のメタアナリシスにおいて，メトホルミン使用群に乳酸アシドーシスは4.3人/100,000人・年で，メトホルミン非使用群の5.4人/100,000人・年と比較して同様であることが明らかになっています[1]．したがって，**メトホルミンによる乳酸アシドーシスは極めて稀**で，因果関係についてはエビデンスがなく，禁忌例に使用しなければメトホルミンは安全な薬剤であることが明らかになっています．

●メトホルミン使用のメリット

　UKPDS研究ではメトホルミンは肥満の2型糖尿病患者の心血管死亡を減らすことが明らかになって，その有効性が見直されたという歴史があります[2]．また，最近では癌の発症リスクを減らすことが報告されています[3]．さらに，メトホルミンは軽度〜中等度の腎機能障害（GFR30〜50 mL/分）の患者にも実際には使用されていて，その患者では死亡が少なかったという報告があります[4]．糖尿病患者のGFR低下は微量アルブミン尿とともに心血管障害の危険因子であり，腎機能の悪い人ほど，心血管疾患を防止する意味があります．したがって，BG薬も禁忌でない限りは，積極的に使

● 表　高齢者のシスタチンC，Ccrに基づいたメトホルミン，SU薬の使用

シスタチンC (mg/L)	Ccr (eGFR) (mL/分/1.73 m²)	メトホルミン使用	SU薬使用
1.0未満	60以上	腎における禁忌はなし	最少量の3倍まで
1.0以上1.5未満	40以上60未満	使用を継続	最少量の2〜3倍まで
1.5以上2.0未満	30以上40未満	慎重に処方 少量で使用（例：500 mg/日で）新たに処方せず	最少量の2倍量まで
2.0以上	30未満	処方を中止	中止か最少量

用して心血管疾患や癌の予防効果を期待したいものです．

　BG薬は，肥満などインスリン抵抗性が大きい患者には第一選択薬になりえます．しかし，高齢者自体もインスリン抵抗性が大きいので，BG薬が有効である場合が多く，DPP-4阻害薬と併用することでさらに血糖改善効果が期待されます．

メトホルミン使用の注意点

　メトホルミンは腎機能障害で蓄積するので，表のように腎機能によって用量を調節する必要があります．腎機能をシスタチンCかCcr（eGFR）できちんと評価して，使用することが乳酸アシドーシスを防ぐために重要です．シスタチンC 1.5 mg/L以上またはCcr（eGFR）40 mL/分/1.73m²未満の場合には，新たに処方せずに，投与中の場合にメトホルミンは500 mg/日に減量します．シスタチンC 2.0 mg/L以上またはCcr（eGFR）30 mL/分/1.73m²未満の場合には，BG薬は禁忌となります．

　メトホルミンは心不全やCOPDを繰り返していて，乳酸アシドーシスを起こす可能性が高い患者も使用を控えるべきです．エビデンスはあまりありませんが，造影剤使用の前後の2日間BG薬を中止することは，腎不全の悪化でBG薬が蓄積することの懸念からガイドラインでは推奨されています．

　また，高用量のBG薬は体重減少や血糖コントロールの面で，肥満患者で有効です．しかし，体重減少の種々の利益が認められるのが前期高齢者までとされています．後期高齢者では身体機能などが低下した虚弱な高齢者が多くなり，体重減少が低栄養，サルコペニア，易感染性を招き，死亡

しやすくなります．したがって，後期高齢者で高用量のBG薬を使用することは慎重にすべきであると考えます．

Point ビグアナイド薬の使い方

- メトホルミンによる乳酸アシドーシスは極めて稀で，腎不全などの禁忌例に使用しなければ安全な薬剤である
- 肥満の2型糖尿病患者の心血管死亡を減らすというエビデンスがある
- メトホルミンは腎機能によって用量を調節する必要があり，Ccr（eGFR）30 mL/分/1.73m^2以下では使用しない
- 心不全や敗血症を繰り返して，乳酸アシドーシスを起こす可能性が高い患者も使用を控える
- 後期高齢者や虚弱な高齢者では低栄養，サルコペニアを招く可能性があり，高用量のBG薬を使用することは慎重にすべきである

文献

1) UK Prospective Diabetes Study (UKPDS) Group : Effect of intensive blood-glucose control with metformin on complications in overweight patients with type 2 diabetes (UKPDS 34). Lancet, 352 : 854-865, 1998
2) Holman RR et al. : 10-year follow-up of intensive glucose control in type 2 diabetes. N Engl J Med, 359 : 1577-1589, 2008
3) Currie CJ et al. : The influence of glucose-lowering therapies on cancer risk in type 2 diabetes. Diabetologia, 52 : 1766-1777, 2009
4) Roussel R et al. : Metformin use and mortality among patients with diabetes and atherothrombosis. Arch Intern Med, 170 : 1892-1899, 2010

〈荒木　厚〉

糖尿病

Q53 Ccr40以下となったらどの薬を使えばいい？

腎機能障害を合併した糖尿病患者の経口薬の使い方

高齢の糖尿病患者さんで，腎機能もクレアチニンクリアランス（Ccr）で40 mL/分/1.73m² 以下に低下している場合，どのような薬剤を用いて治療すべきでしょうか？

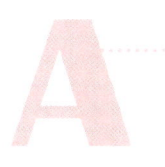

A　高齢者の糖尿病治療で最も注意を払うべきことの一つに腎機能障害があります．高齢者の腎機能の評価には，表のように種々の方法がありますが，血清クレアチニン濃度が当てにならないことが特徴です．やせている患者さんでは血清クレアチニン濃度は 0.8 mg/dL 以下であっても Ccr または GFR が 40 mL/分/1.73m² 以下という場合が少なくありません．24時間蓄尿による Ccr は入院中だとできますが，外来で実施することが困難な場合があります．また，蓄尿ができない場合には不正確になります．eGFR も便利ですが，計算式に年齢が入っているので，個別性が考慮されないという欠点があります．筆者らは血清シスタチンCを用いて評価し，換算式で GFR に変換して，評価しています．血清シスタチンC濃度の 1.0 mg/L，1.5 mg/L，2.0 mg/L が GFR の 60 mL/分，40 mL/分，30 mL/分に相当します．

● 腎機能と経口降下薬の使い方

Q52表のように血清シスタチンCが 1.5 mg/L 以上または GFR が 40 mL/分未満の場合は，ビグアナイド（BG）薬は新たには処方しないようにします．SU薬のグリベンクラミド（オイグルコン®，ダオニール®）は使用せず，グリクラジド（グリミクロン®）かグリメピリド（アマリール®）かを用い，最少量の2倍量に留めるようにします．DPP-4阻害薬，グリニド薬，α-GI薬，チアゾリジン（TZD）薬は使用可能です．

血清シスタチンCが 2.0 mg/L 以上または GFR が 30 mL/分未満の場合は，インスリン治療が望ましいです．インスリン使用が困難である場合，

第2章　生活習慣病に対する薬の使い方

● 表　高齢者の腎機能の評価法

腎機能の指標	長所	短所
血清クレアチニン（mg/dL）	簡便	男女で評価が異なる 筋肉量で作用される
24時間クレアニチンクリアランス（mL/分）	ほぼ正確	蓄尿の必要
eGFR（mL/分/1.73m²）	簡便	計算に時間がかかる 年齢が計算式のなかに入り 　個別性が考慮されず
血清シスタチンC（mg/L）	簡便	評価が完全には定まらず

　SU薬はなしか使ってもグリクラジドの最少量に留めます．BG薬の使用は禁忌です．TZD薬は腎不全で浮腫が出やすくなるので使用しにくくなります．DPP-4阻害薬のビルダグリプチン（エクア®），リナグリプチン（トラゼンタ®）は使用可能で，シタグリプチン（ジャヌビア®，グラクティブ®），アログリプチン（ネシーナ®）は用量調節が必要です．グリニド薬のなかでレパグリニド（シュアポスト®）は使用可能ですが，他のグリニド薬はできるだけ少量で使用すべきです．α-GI薬は使用可能です．

Point　腎機能障害がある患者の経口血糖降下薬の使い方

- eGFR，Ccr，血清シスタチンCを用いて腎機能を評価するが，血清シスタチンCが便利である
- 血清シスタチンCが1.5 mg/L以上またはGFRが40 mL/分未満の場合は，BG薬は新たに処方せず，SU薬は最少量の2倍量に留める
- 血清シスタチンCが2.0 mg/L以上またはGFRが30 mL/分未満の場合は，インスリン治療が望ましい．インスリン使用が不可能である場合，SU薬は使ってもグリクラジドの最少量に留め，BG薬の使用は禁忌である
- DPP-4阻害薬のビルダグリプチン，リナグリプチンは腎機能障害例でも使用可能で，シタグリプチン，アログリプチンは用量調節が必要である
- α-GI薬は使用可能であり，グリニド薬もできるだけ少量で使用する

〈荒木　厚〉

糖尿病

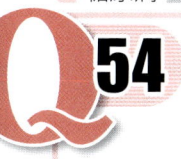

Q54 低血糖はどのように対処したらいい？

軽症低血糖の対処法

SU薬服用中の75歳が，空腹時に最近ふらふら感やめまいが多くなりました．外来受診時の食後の血糖値も71 mg/dLでした．低血糖を疑って，どのように対処したらいいですか？

A

　低血糖は砂糖やブドウ糖の摂取ですぐに回復する軽症の低血糖と意識障害や痙攣などの症状が出現し，回復に他人の助けを要する重症の低血糖とに分けられます．

　低血糖は，血糖値の数値による明確な定義はありませんが，**高齢者では血糖70 mg/dL以下になった場合は低血糖と判断し，ブドウ糖などを投与します．**

　低血糖の症状は，発汗，動悸，手のふるえなどの自律神経症状とめまい，ふらふら感，集中力の低下，仕事の能率の低下，言語が不明瞭などの神経糖欠乏症状とがあります．**高齢者や重症低血糖後の2カ月間は，低血糖の自律神経症状が消失するために，低血糖が見逃されやすく，**意識障害，痙攣などの重症低血糖（Q55）になりやすくなります．したがって，高齢者ではふらふら感やめまいなどの糖欠乏症状を手がかりに低血糖を疑うことが大切です．また，低血糖に伴う認知機能障害は血糖値54 mg/dL以下になると起こるとされ，反応時間や計算に要する時間が長くなります．すなわち，電話をかけることやお金の勘定をすることがいつもよりも長くかかることが低血糖による認知機能障害です．また，高齢者では軽症の低血糖が慢性的に続くと意欲低下，認知症様の症状が起こることがあります．片麻痺，言語障害などの神経症状で低血糖が起こることもあります．

　低血糖を起こす薬剤としてはSU薬とインスリンが多く，グリニド薬が次に多くなります．

　低血糖の誘因としては，①いつもよりも食事の量が少ない場合，②食事の時間が遅れた場合，③いつもよりも運動の量が多い場合，④食前に運動した場合，⑤下痢，嘔吐などの消化器症状がある場合，⑥薬物やインスリンの誤用，⑦アルコールの過度の摂取などがあります．高齢者では，特に

第2章　生活習慣病に対する薬の使い方

急に食欲低下が起こり，SU薬やインスリンをいつも通りに使用した場合に低血糖が起こりやすくなります．インスリンの量を間違えたり，インスリンの注射をしたことを忘れて2度打ったりした場合も低血糖が起こりえます．アルコールの過剰の摂取は単独でも低血糖を起こすことがありますが，インスリンや経口血糖降下薬を使用している場合も低血糖が起こりやすくなります．

　Ia群の抗不整脈薬のシベンゾリン（シベノール®），ジソピラミド（リスモダン®）はSU薬と併用すると低血糖が起こりやすくなるので注意を要します．

●軽症の低血糖時の対応

　低血糖症状があるとき，または血糖70 mg/dL以下のときは，ブドウ糖または砂糖10〜20 gを摂取します．

　低血糖症状がおさまらない場合は，再度ブドウ糖または砂糖10〜20 gを摂取します．症状がなくなっても，15〜20分後に血糖をもう一度調べて，血糖が100 mg/dL以上になるまでブドウ糖または砂糖摂取を繰り返します．ブドウ糖の血糖上昇作用は30分〜1時間しか継続しないので，低血糖の回復後も1単位（＝80 kcal）程度の炭水化物（おにぎりなど）をとることが重要です．

　ブドウ糖または砂糖がない場合には糖を含む飲料水（ジュース，コーラ，ファンタなど）を100〜200 mL飲むように指導します．低血糖に備え，普段からブドウ糖または砂糖10〜20 gを携帯することを患者，家族に指導することが最も大切です．

　経口血糖降下薬のα-グルコシダーゼ阻害薬のボグリボース（ベイスン®），アカルボース（グルコバイ®），ミグリトール（セイブル®）を服用している場合は，砂糖の吸収もゆっくりとなってしまうので，低血糖時は必ずブドウ糖を服用するように指導します．

　ブドウ糖，砂糖，糖を含む飲料水の内服で低血糖が回復しない場合は50％ブドウ糖20〜40 mLを静脈内投与します．最初から意識障害または痙攣で起こる重症低血糖の場合も50％ブドウ糖20〜40 mLを静脈内投与します（Q55参照）．SU薬を使用している場合には，低血糖が一度回復し

ても，30分～1時間後に再び低血糖症状が起こるという**「低血糖の遷延」**が起こる可能性があるので，必ず経過観察する必要があります．

Point 低血糖の原因と対処法

- 誘因としては，食事摂取量が減った場合，運動量が多い場合，下痢，嘔吐などの消化器症状，経口血糖降下薬やインスリンの誤用，アルコールの過剰摂取などがある
- 低血糖を起こす薬剤としてはSU薬とインスリンが多く，グリニド薬が次に多い
- 低血糖時にはブドウ糖または砂糖10～20ｇを摂取する
- ブドウ糖または砂糖がない場合には糖を含む飲料水を100～200 mL摂取する
- α-グルコシダーゼ阻害薬を服用している場合には，砂糖ではなくブドウ糖を摂取する
- SU薬を使用している場合には，低血糖の遷延に注意する

〈荒木　厚〉

糖尿病

Q55 低血糖による意識障害の対処法は？
重症低血糖の治療

グリメピリド（アマリール®）3 mg/日を服用中の83歳の糖尿病患者が3日前より食欲が低下し，朝から左片麻痺，意識障害が起こり，救急外来を受診しました．血糖値25 mg/dLで低血糖と血清クレアチニン濃度が1.4 mg/dLの腎機能障害がありました．低血糖で意識レベルが低下した高齢者の救急対処法について教えてください．

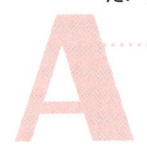

A　低血糖のなかで，意識障害や痙攣症状が出て，他人の援助がないと回復しない場合を重症低血糖と言います．糖尿病患者が意識障害で来院したときは，その原因が重症低血糖か著明な高血糖がないかどうかをみるために，まず簡易血糖測定器で血糖をチェックすることが必要です．**表**のように血糖値が70 mg/dL以下で，意識障害または痙攣があり，**自分でブドウ糖を内服できない場合は50％ブドウ糖20〜40 mLの静脈内投与**が行われます．15〜20分後に血糖値を調べて，100 mg/dL以上になるまで50％ブドウ糖20〜40 mLの静脈内投与を繰り返します．**高齢者では片麻痺，嚥下障害などの神経症状や意欲低下，せん妄などの症状**で低血糖を起こしている場合があるので注意を要します．

ブドウ糖による血糖上昇は30分〜1時間しか持続しないので，低血糖の回復後は，食事摂取が可能ならば1単位ぐらいの食事（炭水化物）をとることを勧めます．

グリベンクラミド（オイグルコン®，ダオニール®）やグリメピリド（アマリール®）などのSU薬による低血糖の場合には，ブドウ糖を投与しても，30分〜60分毎に低血糖が1日以上も続く**「低血糖の遷延」**を起こすことがありますので，必ず入院して治療を行うことが必要です．低血糖回

● 表　低血糖の対処法
1. 低血糖時にはブドウ糖または砂糖10 g〜20 gをとる
2. なければコーラ，ファンタなど，ジュースでも可
3. 追加の食事をとる
4. 効果がなければ，50％ブドウ糖20〜40 mLを静注する
5. 意識障害，痙攣で重症低血糖の場合も50％ブドウ糖20〜40 mLを静注する

復後も10％濃度のブドウ糖の持続点滴を行い，それでも重症低血糖を起こす場合には50％ブドウ糖20〜40 mLの静脈内投与を追加します．

　重症低血糖を起こしやすい要因は，HbA1c低値（NGSP値7.0％未満），SU薬高用量（グリメピリド2 mg/日相当以上），腎機能障害（Ccr 40 mL/分未満）です．したがって，SU薬やインスリンで治療している場合はHbA1c（NGSP値）が6.5％未満にしないようにすべきです．SU薬やインスリンを使用し，HbA1c（NGSP値）が6.9％未満になった場合は，低血糖がないかを問診することが必要です．血糖自己測定も低血糖防止に有用であり，毎食前と眠前の1日4回の血糖測定で血糖の100 mg/dL未満が同じ時間帯に連続した場合はSU薬やインスリンを減量すべきかどうかを考慮すべきです．また，食欲低下，嘔吐，下痢をきたした場合にも重症低血糖を起こしやすくなります．そうした場合にどのようにSU薬の減量・中止やインスリンの量の調節を行うかについてあらかじめ患者および家族に教育しておくことが大切です．

重症低血糖の治療のポイント

- 糖尿病患者が意識障害で来院したときは，まず簡易血糖測定器で血糖をチェックすることが必要
- 血糖値が70 mg/dL以下で意識障害，痙攣がある場合は50％ブドウ糖20〜40 mLの静脈内投与を行う
- 15〜20分後に血糖値を調べて，100 mg/dL以上になるまで50％ブドウ糖20〜40 mLの静脈内投与を繰り返す
- 片麻痺，嚥下障害などの神経症状や意欲低下，せん妄などの症状で低血糖を起こしている場合があるので注意を要する
- 低血糖の回復後は，食事摂取が可能ならば1単位ぐらいの炭水化物をとることを勧める
- SU薬による低血糖の場合には，低血糖の遷延を起こす可能性があり，必ず入院して治療を行う

〈荒木　厚〉

糖尿病

Q56 インスリンの安全な使い方を教えてください

高齢者のインスリン療法

70歳の2型糖尿病の患者さんに混合型インスリンを1日2回注射していますが，HbA1c（NGSP）は9.0％と血糖コントロールが不良です．どのような投与方法や投与量の調整をすればいいのでしょうか？

A

●インスリン療法の適応

インスリン療法は，表1のように1型糖尿病だけでなく，高血糖に伴う昏睡，急性感染症，外傷，中等度以上の外科手術，非代償期の肝硬変などの場合にも，絶対的適応です．また，経口血糖降下薬を使っても血糖コントロールが不良の場合には，糖毒性となっていることが多いので，インスリン治療の適応になります．

糖毒性とは高血糖状態が続くこと自体が，インスリン分泌の低下やインスリン抵抗性の増大をもたらし，それがさらなる高血糖を引き起こすという悪循環に陥っている状態を示します．したがって，例えばHbA1c（NGSP）8.4％以上の場合には，高齢者であっても，強化インスリン療法を行ってよい血糖コントロールを保つことで，糖毒性をとることが大切です．2型糖尿病の場合には，強化インスリン療法により糖毒性がとれると，インスリンが離脱できたり，インスリンの単位数や回数が減らせたりすることができます．

インスリン分泌は，表2のように空腹時血清Cペプチドや蓄尿による尿Cペプチドを測定し，インスリン分泌の低下があるかどうかを評価します．抗GAD抗体，抗IA2抗体など膵島関連自己抗体が陽性の場合は1型糖尿病と診断されますが，陰性でもインスリン分泌が枯渇している場合は1型糖尿病と診断します．また，一見，2型糖尿病のように徐々に発症し，インスリン分泌が保たれていても，抗GAD抗体，抗IA2抗体など膵島関連自己抗体が陽性であれば，緩徐進行1型糖尿病（SPIDDM）と診断し，インスリン治療となります．

● 表1 インスリン療法の適応

❶食事・運動療法かつ経口血糖降下薬でも血糖コントロール不良な場合：
　例えばHbA1c（NGSP）8.4％以上の場合，糖毒性をとることを目的に行う
❷1型糖尿病
❸緩徐進行1型糖尿病
❹急性感染症，脳血管障害や心筋梗塞の急性期
❺手術（小手術は除く），外傷
❻肝硬変（特に非代償期），腎不全
❼高血糖に伴う昏睡（糖尿病ケトアシドーシス，高浸透圧高血糖症候群，乳酸アシドーシス）
❽静脈栄養時の血糖コントロール
❾ステロイド治療時に高血糖を認める場合

● 表2 インスリンの分泌の評価法

	インスリン分泌低下（インスリン依存状態）	インスリン非依存状態
空腹時血中Cペプチド（ng/mL）	0.5未満	1.0以上
グルカゴン負荷Cペプチドの変化（ng/mL）	1.0未満	2.0以上
24時間尿中Cペプチド（μg/日）	10未満	20以上

　インスリン療法の開始は，専門医の指導のもとで，必ず患者さんの了解を得てから行います．

●インスリンの種類

　インスリンの種類は作用時間によって超速効型，速効型，中間型，混合型，持効型溶解に分類されます．

超速効型インスリン

　注射後15分前後で効果が発現し，3〜5時間持続．食直前に注射し，食事による血糖値の上昇を抑えます．ノボラピッド®注フレックスペン®，ノボラピッド®注イノレット®，ヒューマログ®注ミリオペン®，アピドラ®注ソロスター®があります．

速効型インスリン

　注射して30分後で効果を発揮し，5〜8時間持続．食前30分前に注射します．ノボリン®R注フレックスペン®，ヒューマリン®R注ミリオペン®などがあります．静脈内投与のときに用いるものとしてヒューマリン®R

（バイアル製剤）があります．

中間型インスリン

注射後1～3時間で効果が発現し，18～24時間持続．最大効果は8時間前後です．ノボリン®N注フレックスペン®，ヒューマログ®N注ミリオペン®があります．

混合型インスリン

超速効型または速効型インスリンと中間型インスリンをさまざまな比率であらかじめ混合したもので，インスリンのそれぞれの作用時間に効果が発現し，作用時間は中間型インスリンと同様です．ノボラピッド®30ミックス注フレックスペン®，ノボラピッド®50ミックス注フレックスペン®，ノボラピッド®70ミックス注フレックスペン®，ノボリン®30R注フレックスペン®，ヒューマログ®ミックス25注ミリオペン®，ヒューマログ®ミックス50注ミリオペン®などがあります．

＊ノボラピッド，ヒューマログミックスの後の数字は超速効型の混合比率，ノボリンの後の数字は速効型の混合比率（％）を示します．

持効型溶解インスリン

注射後，ゆっくりと吸収され，効果の発現は約1～2時間で，比較的ピークがなく，ほぼ一日にわたり，効果が持続します．レベミル®注フレックスペン®，レベミル®注イノレット®，ランタス®注ソロスター®があります．

●インスリンの皮下注射法

インスリンの皮下注射法としては，主として以下の6種類の方法があります．高齢者では，低血糖を防ぐためには作用時間の短い超速効型インスリン1日3回注射や強化インスリン療法を行うことが理想的です．冒頭の症例のように混合型インスリンを1日2回注射で血糖コントロールが不良な場合には，強化インスリン療法に変更し，糖毒性をとることが必要です．2型糖尿病の場合は，強化インスリン療法で約2週間良好な血糖コントロールを保つことで，経口血糖降下薬に変更が可能な場合が多くあります．強化インスリン療法でインスリンが離脱できない場合，認知機能低下などで自己注射ができず家族が注射する場合，患者本人のインスリン注射が負担

である場合は，持効型溶解インスリンを1日1回と経口血糖降下薬に併用するBOT（basal supported oral therapy）に変更することができます．BOTは外来における最初のインスリン療法としても用いることができます．

- 超速効型インスリンを毎食直前に1日3回注射する方法．
  例：ノボラピッド®注フレックスペン®（4-4-4-0）
- 強化インスリン療法，すなわち（超）速効型インスリンを毎食（直）前1日3回と持効型溶解インスリンを就寝前に注射する方法．最も血糖をコントロールしやすく，糖毒性をとるのに適している．
  例：ノボリン®R注フレックスペン®（4-4-4-0）とレベミル®注フレックスペン®（0-0-0-4）
- 混合型インスリン1日2回（朝，夕）注射する方法．
  例：ノボラピッド®30ミックス注フレックスペン®（5-0-3-0）
- 超速効型インスリン朝，昼食直前と混合型インスリンを夕食直前に注射する方法．ただし昼食前や眠前の低血糖に注意する．
  例：ヒューマログ®注ミリオペン®（4-4-0-0）とヒューマログ®ミックス50注ミリオペン®（0-0-8-0）
- 混合型インスリンを毎食直前に1日3回注射する方法．3回注射で基礎分泌をきちんと補うことで強化インスリン療法と同様に糖毒性がとれる場合がある．
  例：ヒューマログ®ミックス50注ミリオペン®（6-6-6-0）
- 持効型溶解インスリンを1日1回朝食前か就寝前に注射する方法．最近は，経口血糖降下薬に持効型溶解インスリンを併用するBOTが行われることが多い．
  例：レベミル®注ソレックスペン®（0-0-0-4）とアマリール®0.5 mg
  ランタス®注ソロスター®（8-0-0-0）とジャヌビア®100 mg

●インスリン皮下注射の開始法

はじめてインスリン治療を開始する場合は少量の単位数から開始します．特に増殖性網膜症がある場合，急激な血糖コントロールにより網膜症が悪化することがあるので，注意を要します．高齢者で，腎機能障害を合併している場合には，夜間の糖新生が低下し，早朝の空腹時血糖が下がりやす

いので，就寝前の持効性溶解型インスリンが不要な場合があります．
処方例1：血糖は少し高い場合，例えばFPG180〜249 mg/dL，またはHbA1c（NGSP）8.4%以上，または血糖コントロールは良好であるが，急性疾患のためにインスリンに変更する必要がある場合．
例：ノボラピッド®注フレックスペン®（4-4-4-0）とレベミル®注フレックスペン®（0-0-0-3）より開始
処方例2：網膜症がなく血糖が著しく高い場合，例えばFPG 300 mg/dL以上，またはHbA1c（NGSP）10%以上の場合．
例：アピドラ®注ソロスター®（6-6-6-0）とランタス®注ソロスター®（0-0-0-6）より開始．網膜症がある場合にはそれぞれ3単位から開始
処方例3：腎不全を合併している場合．
例：ヒューマログ®注ミリオペン®（4-4-4-0）より開始

●インスリン皮下注射の単位量の調節

インスリン量の調節は少なくとも毎食前と眠前の血糖値によって調節するので，原則として，血糖自己測定器による血糖チェックを1日3〜4回行います．

インスリン量の調節は血糖値や食事量に合わせてスライディングスケールを使って前向きに量を変える前向き法と表3のようにインスリン量を2〜3日固定して血糖値が高い場合はその一つ前のインスリン（責任インスリン）を後向きに増やす後向き法があります．

インスリンのスライディングスケールはできるだけシンプルな指示で行います．前向き法による血糖値によるスライディングスケールは，血糖コントロールがうまくいかない場合が多く，インスリンの必要量がいつまでも決まらないという欠点があります．食事量が不安定な場合は，食事量（炭水化物量）に応じたスライディングスケールを使用します．

インスリンのスライディングは手術前後や急性疾患の場合に，あくまで一時的に用いるものであり，食事量が一定したら，すぐにインスリン量を固定して後向き法でインスリン量を調整します．

食前に低血糖または低血糖に近い血糖だからといって，インスリンを中止してはいけません．低血糖の処置をして回復した後に，インスリンは食

● 表3 インスリンの後向き調節法（固定打ちによる調節）

❶食前または就寝前の高血糖（200 mg/dL 以上）が少なくとも2日以上続く場合，その前のインスリン（責任インスリン）の量を2単位増やす．
❷食前または就寝前の血糖100 mg/dL 以下が少なくとも2日以上続く場合，その前のインスリン（責任インスリン）の量を2単位減らす．
❸低血糖が同じ時間に2日以上続く場合，その前のインスリン（責任インスリン）の量を2〜4単位減らす．
❹（超）速効型1日3回注射でも，朝食前血糖が250 mg/dLから300 mg/dL以上が続くときは，就寝前に持効型溶解インスリン4単位皮下注を加える．効果がなければ持効型溶解インスリンを2〜4単位ずつ増量する．

後にずらして打ちます．その場合，インスリンはいつもと同じ単位でよい場合が多く，心配であれば2単位減らして打ちます．特に就寝前の血糖が低いときに，中間型や持効型溶解インスリンをいきなり中止しないことです．1型糖尿病の場合はケトアシドーシスになる危険があり，2型糖尿病の場合でも，朝食前の著しい高血糖を起こし，血糖コントロールを悪化させる原因となります．

Point インスリン治療のポイント

- インスリン分泌の評価，膵島関連自己抗体，糖毒性の有無などの臨床症状を勘案して開始する
- はじめてインスリン治療を開始する場合は少量の単位数から開始する
- 増殖性網膜症がある場合，急激な血糖コントロールにより網膜症が悪化することがあるので，注意を要する
- 皮下注射におけるインスリン量の調節は，1日4回の血糖値に基づき，責任インスリンの量を調節する後向き法を基本とする
- 前向き法による血糖値に応じたスライディングスケールは，血糖コントロールができないことが多く，行うにしても一時的なものとする
- 食前，就寝前に低血糖であったとしても，いきなりインスリンを中止しない

〈荒木　厚〉

脂質異常症

Q57 フィブラート系薬剤使用中にCPKが上昇！中止すべき？

フィブラート系薬剤と横紋筋融解症との関係

空腹時血清トリグリセリド（TG）値が260mg/dLと高い73歳女性です．フィブラート系の薬剤〔ベザフィブラート（ベザトール® SR，ベザリップ®），フェノフィブラート（トライコア®，リピディル®）〕を使うと，血清CPK値が300〜500IU/Lくらいまで上昇してしまいます．脱力などはなく，無症状なのですが，やはり使わない方がよいのでしょうか？

A

●高CPK血症とフィブラート系薬剤

例え無症状であっても，高CPK血症の原因が明らかにフィブラート系薬剤の使用によるものと判断された場合，そのまま継続するか中止するかは悩ましい問題です．

かつてセリバスタチンとゲムフィブロジルの併用で，横紋筋融解症の発現頻度が高くなり死亡率も増加したことから，スタチン薬とフィブラート系薬剤の併用は慎重投与となっています．一方，フィブラート系薬剤の単独使用で横紋筋融解症を発症したとする報告は比較的稀ですが，全く可能性がない訳ではありません．

現在までにフィブラート系薬剤使用に伴う横紋筋融解症の症例報告は77例あり，このうち23例はフィブラート系薬剤の単独使用です[1]．ちなみに残りの54例はスタチン薬ないし他の薬剤との併用です．全77例中16例は慢性腎不全を合併しており，6例は甲状腺機能低下症を合併していました．また54例は急性腎不全が横紋筋融解症の誘因となっており，フィブラート系薬剤を中止し点滴治療を行うことにより，ほとんどの症例は治癒しています．以上のことから，**腎機能障害を有する症例では，高CPK血症が出現したらフィブラート系薬剤を中止した方が安全**であると判断されます．

腎機能が正常で，本例のように血清CPK値が300〜500IU/L程度の軽度上昇に留まっている場合，フィブラート系薬剤を継続してもおそらく問題は生じないと推測されますが，最終的な判断は主治医の責任において下すことになります．とはいえ，血清CPK値が正常上限の3倍以上の値を示

す場合はフィブラート系薬剤を中止した方が無難です．

● TG低下療法とフィブラート系薬剤

ところで，**血清TG値が500〜600 mg/dLを超えると，急性膵炎のリスクが高まります**のでTG低下療法は必須となりますが，血清TG値がそれ以下の症例では，TG低下療法の主目的は心血管イベントの抑制となります．フィブラート系薬剤の単独使用による前向き大規模臨床試験であるBIP[2]やFIELD[3]では，心血管イベントを減少させることが報告されましたが，有意な結果には至っていません．また，高TG血症の治療は，まずは食事療法（カロリー制限による体重減量）と運動療法（1日最低30分の歩行習慣）が基本で，これらを適正に行うことにより大きな効果が期待できます．

ですから，本例のように空腹時血清TG値が260 mg/dLであれば，あえてフィブラート系薬剤を投与せず，当面は食事・運動療法で経過を観察してもよいと思われます．また，薬物療法を併用する場合でも，フィブラート系薬剤よりTG低下効果は劣りますが，エイコサペンタエン酸製剤（エパデール）を使用するという選択肢もあります．

Point 横紋筋融解症を回避するためのポイント

- フィブラート系薬剤の単独使用による横紋筋融解症は稀だが，急性腎不全が誘因となり発症する場合がある
- 腎機能障害を有する場合は，高CPK血症が出現したらフィブラート系薬剤を中止した方が無難である

● 文献

1) Wu J et al.：Rhabdomyolysis associated with fibrate therapy: review of 76 published cases and a new case report. Eur J Clin Pharmacol, 65：1169-1174, 2009
2) The BIP Study Group：Secondary prevention by raising HDL cholesterol and reducing triglycerides in patients with coronary artery disease: the Bezafibrate Infarction Prevention (BIP) study. Circulation, 102：21-27, 2000
3) Keech A et al.：Effects of long-term fenofibrate therapy on cardiovascular events in 9795 people with type 2 diabetes mellitus (the FIELD study)：randomised controlled trial. Lancet, 366：1849-1861, 2005

〈森 聖二郎〉

■ 脂質異常症

Q58 LDL-コレステロールもトリグリセリドも高い！まずはスタチン？

スタチン薬とフィブラート系薬剤の併用

スタチン薬とフィブラート系薬剤の併用は禁忌と書いてありますが，LDL-コレステロール値もトリグリセリド値も高い高齢者ではどのような薬剤を選択すべきでしょうか？

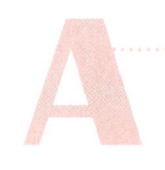

A　スタチン薬とフィブラート系薬剤の併用は，腎機能障害のある場合は原則禁忌ですが，腎機能正常であれば慎重投与ではあるものの禁忌とは言えません．ただし**併用する場合は，横紋筋融解症の症状である筋肉痛に注意し，血液検査での肝・腎機能と血清CPKの値を頻繁に，可能なら外来受診のたびに検査**する必要があります．

　高齢者によくみられるような血清LDL-コレステロール（LDL-C）値もトリグリセリド（TG）値も高い場合は，まずはスタチン薬によるLDL低下療法が適応となります．これによりLDL-C値を治療目標以下に低下させ，その後，TG値の是正を考慮します．この段階で，必要ならフィブラート系薬剤を併用することになります．

● LDL-コレステロールの測定

　ここで注意を要する点は，**血清TG値が400 mg/dLを超える場合，LDL-C値を正確に測定できない**という問題です．現在，LDL-C値は直接法で測定する方法と，Friedewaldの式で計算して求める方法があります．Friedewaldの式は

$$LDL\text{-}C = TC - HDL\text{-}C - TG/5$$

TC：総コレステロール，HDL-C：HDL-コレステロール

　というものですが，この式はもともとTG値が400 mg/dL未満でしか使うことができません．一方，直接法にはFriedewaldの式の適用範囲外であるTG 400 mg/dL以上でもLDL-C値が正確に測定できることが期待されていましたが，実際にはTG値が高くなると正確に測定できないというこ

とが判明しました．したがって，現時点ではTG値が高い場合，LDL-C値を正確に知ることができません．

この問題に対する一つの対策として，non-LDL-C値を指標とする方法があります．計算式は

non-HDL-C = TC − HDL-C

というもので，抗動脈硬化作用を有するHDLの影響を除いたものであるため，LDL，IDL，VLDLをはじめ，レムナントやsmall dense LDL等の動脈硬化惹起性の高いリポ蛋白を総合的に判断できる指標となります．

現段階では，non-HDL-Cに関する日本人のエビデンスが十分ではないため，ガイドラインでは基準値を明確には設定していませんが，米国（NCEP ATP III）ではnon-HDL-Cの基準値をLDL-C値より30 mg/dL高値に設定しており[1]，日本においてもこの基準が管理するうえで参考になる値と考えられます．

Point　LDL-CもTGも高いときのポイント

- まずはスタチン薬によるLDL低下療法を優先する
- LDL-C値が治療目標以下になっても依然TG高値の場合，フィブラート系薬剤の併用を考慮する
- 腎機能低下ではスタチン薬とフィブラート系薬剤の併用は原則禁忌

文献

1) Grundy SM et al.：Implications of recent clinical trials for the National Cholesterol Education Program Adult Treatment Panel III guidelines. Circulation, 110：227-239, 2004

〈森 聖二郎〉

脂質異常症

Q59 高齢者や女性でも高LDL-コレステロール血症を治療すべき？

高LDL-コレステロール血症のエビデンス

心疾患など動脈硬化性血管疾患のない高齢者でも，やはりLDL-コレステロールがある程度高ければ下げるべきなのでしょうか？また高齢の女性の場合も男性と同じ基準でよいのでしょうか？適正用量についても教えてください．

●前期高齢者と後期高齢者の治療

高齢者といっても，前期高齢者（65歳以上75歳未満）と後期高齢者（75歳以上）とは区別して論じる必要があります．

前期高齢者では，壮年者と同じく高LDL-コレステロール（LDL-C）血症が冠動脈疾患の重要な危険因子となっており，高LDL-C血症に対するスタチン治療で冠動脈疾患の一次および二次予防効果が得られています．とはいえ，LDL-C値がどのレベルになったら治療を開始したらよいか，という点に関するエビデンスはありません．

したがって現時点では，日本動脈硬化学会が公表しているガイドライン[1]を参考にして治療を行うことになります．心疾患など動脈硬化性血管疾患のない高齢者の一次予防では，加齢というリスクが最低一つはありますので中リスク群以上となり，**LDL-Cの目標値は140 mg/dL未満**となります．

後期高齢者では，冠動脈疾患危険因子としての高LDL-C血症の意義が明らかではありません．また，高LDL-C血症の治療に関する意義も明らかではないので，主治医の判断で個々の患者に対応するしかありません．ただし，既に治療されている患者が75歳になったからといって，敢えて治療を中止する必要はないと思われます．

●女性の治療

女性では閉経後に冠動脈疾患のリスクが高まりますが，それでもなお男性よりそのリスクは低いです．厚生労働省の死亡統計でも女性の冠動脈疾

患による死亡は，男性に比し50歳代で約1/5，60歳代で約1/3，70歳代でも約1/2となっています．このため，高LDL-C血症のみを有し他の危険因子を有していない**一次予防では，生活習慣改善による非薬物療法が中心**となります．一方，二次予防に関しては，LDL-C低下療法による冠動脈疾患イベント抑制効果が，女性でも男性と同等であることが明らかとされていますので，**男性と同じ基準で薬物療法を行う方が妥当**と判断されます．

高齢者においても，スタチン薬の適正用量は常用量の範囲内となります．ストロングスタチンを常用量用いて治療目標値に到達できないことは稀ですが，その場合はエゼチミブ（ゼチーア®）の併用を考慮します．

Point 高齢者や女性のLDL-C低下療法のポイント

- 男性の前期高齢者は成人男性と同様に治療する
- 女性の前期高齢者は，一次予防は非薬物療法中心，二次予防は成人男性と同様に治療する
- 後期高齢者は主治医の判断で個々の患者に対応する

● 文献

1)『動脈硬化性疾患予防ガイドライン2007年版』日本動脈硬化学会/編，協和企画，2007

〈森 聖二郎〉

脂質異常症

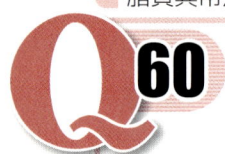

Q60 LDL-コレステロールはどこまで下げるべき？

高齢者でも the lower, the better か？

心筋梗塞の既往のある高齢者では二次予防としてLDL-コレステロールをどのレベルまで下げるべきでしょうか？

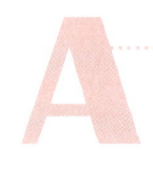

A

　高齢者においては，血清脂質の管理がどの程度患者の予後を改善するか，という点についてのエビデンスは極めて乏しいのが現状です．その一つの理由は，高齢者コホートを前向きに調査する際に，統計学的に必要な数を確保することが困難なことです．もう一つの理由は，高齢者では合併疾患が多いため，血清脂質という単一のパラメーターの影響のみを観察することが困難なことです．こういった高齢者特有の問題を本質的に解決する方法がありませんので，今後とも高齢者はエビデンスに乏しいという状況が大幅に改善することは期待できません．

　日本動脈硬化学会でガイドライン[1]が作成された過程でも，高齢者の取り扱いについてはエビデンスに基づいた論証を行うことは困難であったため，あくまでもコンセンサスとしての扱いとなっています．それでも，前期高齢者（65歳以上75歳未満）でADLが自立している場合は，壮年者とほぼ同等に扱ってよいとする報告が散見されますが，後期高齢者（75歳以上）では，実地臨床に適用できるほどの研究成績は現時点では見当たりません．そのため，**前期高齢者まではガイドラインの管理基準が適用できるけれども，後期高齢者に対しては，主治医の判断で個々の患者に対応する**とされています．ちなみにガイドラインでは，二次予防の場合のLDL-コレステロール管理目標値は 100 mg/dL 未満です．

● 低コレステロール血症のリスク

　一般に高齢者では，**血中総コレステロール値が低いと全死因死亡のリスクが増加する**ことが知られています．Honolulu Heart Programに参加した71歳から93歳の日系米国人3,572人を20年間追跡したSchatzら[2]の

報告でも，低コレステロール血症を発症するのが早いほど，そして低コレステロール血症である期間が長いほどリスクは増加するとしています．この際，血中総コレステロール値が 180 mg/dL（LDL-コレステロール 100 mg/dLに相当）以下となると格段にリスクが増加するため，治療によってこの値より低くすることの潜在的危険性が示唆されています．

この問題を論議するためには，薬物療法によって強制的に低下させた低コレステロール血症と，無治療で内因的に低コレステロール血症を呈している場合とで，その病因的意義に何らかの差違があるか否かを明らかにする必要があります．したがって，壮年者で the lower, the better との報告が多くなっていることは事実ではありますが，高齢者，特に後期高齢者，虚弱な高齢者に関しては，他の危険因子を勘案する必要があるとともに，LDL-コレステロールを極度に低下させることには慎重さが求められると思われます．

Point 高齢者二次予防のポイント

- 前期高齢者の二次予防は成人男性と同様に治療する
- 後期高齢者の二次予防は主治医の判断で個々の患者に対応するが，LDL-コレステロールを極度に低下させることには慎重さが求められる

文献

1) 『動脈硬化性疾患予防ガイドライン2007年版』日本動脈硬化学会/編，協和企画，2007
2) Schatz IJ et al.: Cholesterol and all-cause mortality in elderly people from the Honolulu Heart Program: a cohort study. Lancet, 358: 351-355, 2001

〈森 聖二郎〉

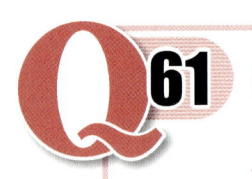

Q61 脳梗塞は発症後3時間以内なら間に合う！

高齢者（脳梗塞）における血栓溶解療法の注意点

最近，脳梗塞超急性期に血栓溶解療法が認可されましたが，高齢者でも同様に投与することは可能ですか？ 具体的な方法や注意点を教えてください．

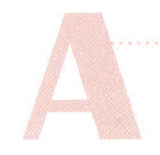

A

　脳血管疾患は現在でも本邦の死亡原因の3位につけており，よく遭遇する疾患です．そのなかでも大きな割合を占めるのは虚血性脳卒中，すなわち脳梗塞です．これまで脳梗塞の治療方針といえば症状が固定するまで安静にし，その後はリハビリによって機能を回復する努力を行っていましたが，何らかの後遺症とともに過ごすことが一般的でした．同じ血管閉塞による疾患である心筋梗塞と対比して急性期の治療が遅れていたのは否めませんでした．本邦では2005年に遺伝子組換え組織型プラスミノゲンアクチベータ（rt-PA）の静脈内投与が認可されてから脳梗塞の超急性期の治療が一変しました．

　具体的には発症後3時間以内にrt-PAであるアルテプラーゼ（グルトパ®）を投与することで約30～40％の患者で何の介助も不要な状態に改善したという報告がなされています[1)～3)]．ただし，出血性合併症は明らかに増加しますので，厳格な適正使用指針の遵守が求められています．市販後調査では死亡例の多くは指針があまり守られていないものでした．指針では75歳以上は慎重投与とされており，高齢者においてはその施行に際し，より慎重な検討が必要です．

　まず，**発症3時間以内に治療を開始できるのが条件**です．発症時刻とは最後に症状がないことを確認した時刻を指しますので，起床時に既に症状があった場合は寝る前に元気だった時刻を発症時刻としなければならないことに注意しなければなりません．その他，頭蓋内出血の既往や3カ月以内の脳梗塞の既往，痙攣やくも膜下出血の疑いなども禁忌（**表**）です．チェックリストを元に適応症例であれば，十分なインフォームドコンセントを行ったうえで投与となります．投与はSCU（stroke care unit）かそ

● 表　rt-PA静注療法の禁忌項目

既往歴	・頭蓋内出血既往 ・3カ月以内の脳梗塞（TIA含まない） ・3カ月以内の重篤な頭部脊髄の外傷あるいは手術 ・21日以内の消化管あるいは尿路出血 ・14日以内の大手術あるいは頭部以外の重篤な外傷 ・治療薬の過敏症
臨床症状	・痙攣 ・クモ膜下出血（疑い） ・出血の合併（頭蓋内，消化管，尿路，後腹膜，喀血） ・頭蓋内腫瘍，脳動脈瘤，脳動脈奇形，もやもや病 ・血圧（適切な降圧療法後も185/110 mm Hg以上）
血液所見	・血糖異常（50 mg/dL以下または400 mg/dL以上） ・血小板 100,000/mm^{3}以下 ・ワルファリン内服中，PT-INR 1.7以上 ・ヘパリン投与中，APTTの延長（前値の1.5倍以上または正常範囲を超える） ・重篤な肝障害 ・急性膵炎
画像所見	・CTで広範な早期虚血性変化 ・CT/MRI上の圧排所見（正中構造偏位）

れに準じた施設で十分な経験のある医師のもと行われます．投与の実際は0.6 mg/kgのrt-PAのうち10％を1〜2分かけて静注し，残りを1時間で点滴静注します．投与後36時間はSCUあるいはそれに準じた施設で定期的な神経症候，バイタルサインのチェックを行い異常の早期発見に努めます．

　収縮期血圧＞180 mm Hg，拡張期血圧＞105 mm Hgであれば積極的降圧を開始し，投与後24時間は抗血栓療法は禁止，経鼻胃管や膀胱カテーテルの挿入など出血をする危険性のある処置をなるべく遅らせます．一般的な脳梗塞急性期の治療同様，消化性潰瘍の予防も必要です．高齢者ではもともと血圧が高かったり，抗凝固薬，抗血小板薬など服用していたりと若年者に比べてどうしても慎重投与項目が増えてしまうので，十分な説明も必要です．

　高齢者では心原性脳塞栓の割合が高くなり，症状が突発完成しやすいため，異常を比較的はやく確認することができますので，適応症例は今後増えてくると思われます．これまでの経験では高齢者でも治療効果は若年者と変わらないようです．

> **Point** 脳梗塞に対するrt-PA投与のポイント
> - 発症後3時間以内の投与で後遺症を残さず改善する症例が増加する
> - 投与に当たっては使用指針を順守する
> - 高齢者でも治療効果に変わりはないため,禁忌項目がなければ投与を検討する

● 文献

1) The National Institute of Neurological Disorders and Stroke rt-PA Stroke Study Group:Tissue plasminogen activator for acute ischemic stroke. N Engl J Med, 333:1581-1587, 1995
2) Yamaguchi T et al.:the Japan Alteplase Clinical Trial (J-ACT) Group:Alteplase at 0.6 mg/kg for acute ischemic stroke within 3 hours of onset:Japan Alteplase Clinical Trial (J-ACT). Stroke, 37:1810-1815, 2006
3) Nakagawara J et al. for Japan post-Marketing Alteplase Registration Study (J-MARS) investigators:Thrombolysis with 0.6 mg/kg intravenous alteplase for acute ischemic stroke in routine clinical practice:the Japan post-Marketing Alteplase Registration Study (J-MARS). Stroke, 41:1984-1989, 2010

〈小宮 正〉

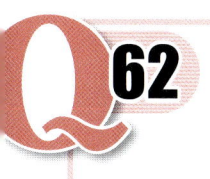

Q62 高齢者では，術後の輸液はどう考えればよいですか？

術後輸液療法の基本と注意点

手術後の輸液療法の基本と，高齢者で注意すべき点について教えてください．

A　一言で「手術」といっても局所麻酔の小手術から，全身麻酔下での開腹，開胸を伴う手術までさまざまあり，また，同じ手術であっても予定手術と緊急手術とではかなり状況が異なります．本稿では，各論に入ることなく高齢者における一般的な開腹手術後の輸液療法における基本的な考え方と注意すべき点について述べたいと思います．「高齢者」の定義も実は問題になるのですが，ここでは敢えて触れません．

　高齢者の特徴はいろいろと言われています．加齢に伴い心・肺・肝・腎・脳神経といった主要臓器の機能低下が存在し，高血圧，虚血性心疾患，不整脈，慢性閉塞性肺疾患（COPD）といった合併症として診断されていることも多く，同時にこれらの疾患に対する治療の継続，および増悪を予防する必要もあります．また，個人差が大きいことも忘れてはなりません．一般論は大切ですが，それが眼前の患者に当てはまるか否か，その見極めが重要です．換言すれば，**思い込みを捨て素直に目の前の情報を読み取り，評価，判断することが求められます**．そのうえで輸液の内容を考えることになります．例えば，基礎疾患としてうっ血性心不全を有している患者に対しては，その原因，病態に応じて細胞外液の投与のみならず，心収縮力を高める薬剤，心拍数を抑える薬剤，血管抵抗を下げる薬剤，などを使い分ける必要があります．

●術後輸液量の考え方

　「術後」とありますが，当然この前に「術前」，「術中」があります．予定手術であれば術前の状態はある程度安定していると予想されますが，緊急手術の場合はそうとは限りません．術中は麻酔科医師による輸液管理がなされており，その内容は麻酔記録を見ることにより把握できますが，この

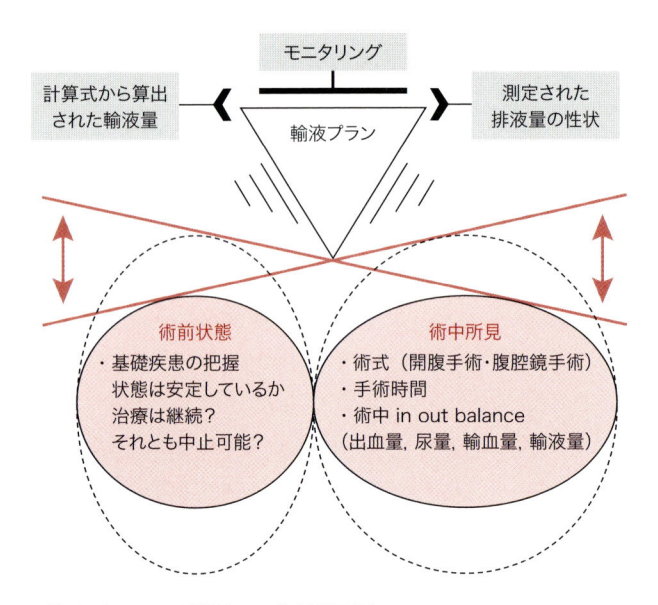

```
                    モニタリング
                       ▽
計算式から算出    ⟨       ⟩    測定された
された輸液量       輸液プラン     排液量の性状
```

術前状態
・基礎疾患の把握
 状態は安定しているか
 治療は継続？
 それとも中止可能？

術中所見
・術式（開腹手術・腹腔鏡手術）
・手術時間
・術中 in out balance
 （出血量，尿量，輸血量，輸液量）

● 図　輸液プランに影響を及ぼす諸因子

過程で in out balance が完全に補正されているとは限りません．このように，不確かな土台の上に術後輸液のプランを築く必要があり，決して容易な作業ではないことを忘れてはなりません（図）．

術後輸液の基本計算式は

術後必要輸液量＝
　　　維持輸液量＋体外への排液量＋サードスペースへの漏出量

と考えられています．このうち，尿量や術中に挿入されたドレーンからの排液量は実測が可能ですが，それ以外の量（基礎代謝量，不感蒸泄量，サードスペースへの漏出量など）はある程度予測するしかありません．これらを算出する計算式が考案されてはいますが，所詮「予想」なので，これを鵜呑みにする訳にはいきません．ある程度信頼し，とりあえず暫定の輸液プランを作成しそれを実践に移します．輸液開始後，こまめに全身状態や尿量，尿比重などを観察，検査などを追加してモニタリングを行う必要があります．その結果を元に現在の輸液プランの妥当性を検証し，調整

を加え，新たなプランに反映させていきます．

　このように，**輸液療法に王道はありません**．高齢者ならではの個人差によるブレの大きさを認識したうえで暫定輸液プランを作成し，実践，モニタリングによりその結果を輸液プランにフィードバックし実践に戻る．このサイクルをただただ愚直に繰り返すだけです．

Point 高齢者の術後輸液療法の基本と注意点
- 個人差が大きいことを忘れずに！
- 思い込みを捨て，客観的に情報を読み取って評価，判断をする
- 輸液開始後はこまめに観察し，モニタリングをしっかりと行う
- モニタリングの結果を再度，輸液プランにフィードバックする

● 文献
1)『周術期輸液の考えかた』丸山一男/著，南江堂，2005
2)『レジデントノート増刊 輸液療法パーフェクト』飯野靖彦/編，羊土社，2009
3)『輸液ができる、好きになる』今井裕一/著，羊土社，2010

〈金澤伸郎〉

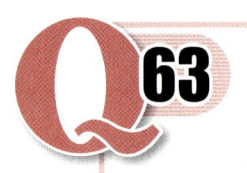

Q63 敗血症からのDIC！抗凝固薬はどれを使う？

高齢者DIC症例の治療方法

高齢者DIC（播種性血管内凝固症候群）の原因は，血液悪性疾患を含めた悪性腫瘍，大動脈瘤，感染症（特に敗血症）などが挙げられますが，抗凝固薬の選択と注意点は何でしょうか？

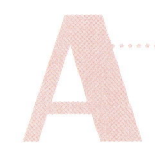

A

DIC（播種性血管内凝固症候群）の診断基準は，DICの概念の確立と普及を目的に作成され，一般止血検査を使用し，特異度を重要視した厚生省DIC診断基準と国際血栓止血学会のovert DIC診断基準があります[1)2)]．また生命予後を改善する目的で作成された急性期DIC診断基準は，一般止血検査の経日的変化を採用し，診断感度を高めています[3)]．さらに一般止血検査のみならず，止血分子マーカーを採用することで特異度を保ちながら診断感度を向上させている国際血栓止血学会のnon-overt DIC診断基準があります[2)]．

敗血症に多く，臓器障害がみられやすい**凝固優位型DIC**において，凝固活性化マーカーであるトロンビンアンチトロンビンⅢ複合体（TAT）や可溶性フィブリンモノマー複合体（SFMC）は著明に増加します．血小板数は急速に減少しますが，線溶活性化マーカーであるプラスミン-α2プラスミンインヒビター複合体（PIC）や血中フィブリン-フィブリノーゲン分解産物（FDP），あるいはD-ダイマーの上昇は軽度であることが多いです．

一方臓器障害より出血症状が認められやすい急性前骨髄性白血病に代表される**線溶優位型DIC**では，血小板数の経時的な減少は比較的穏やかですが，凝固活性化のマーカーであるTATは著明に増加していることに加え線溶活性化マーカーであるFDPやPICが著明に増加します．

● DICの薬物治療

DICの治療は，基礎疾患の除去，抗凝固療法，および補充療法の3つですが，最も大切なことは基礎疾患の治療による原因の除去です．

● 表 DIC治療薬の特徴

	投与方法	投与量	半減期	作用機序
未分画ヘパリン	持続投与	5,000〜15,000 U	60分	各種プロテアーゼ阻害
低分子ヘパリン（フラグミン®）	持続投与	75国際単位/kg	90分	Xa活性阻害
ダナパロイドナトリウム（オルガラン®）	1日2回投与	1,250国際単位	20時間	Xa活性阻害
ガベキサートメシル酸塩（FOY®）	持続投与	20〜39 mg/kg/日	1分	各種プロテアーゼ阻害
ナファモスタットメシル酸塩（フサン®，コアヒビター®）	持続投与	0.06〜0.2 mg/kg/時間	10〜20分	各種プロテアーゼ阻害
トロンボモジュリン（リコモジュリン®）	1日1回投与	380 U/kg1日1回30分	20時間	プロテインC活性化を介したトロンビン生成阻害

　凝固優位型DICの抗凝固薬の選択は，抗凝固作用の強い未分画ヘパリン，低分子ヘパリン（フラグミン®）やダナパロイドナトリウム（オルガラン®）を主に使用しますが，出血傾向が強く，消化管出血合併時には使用できません．ヘパリン起因性血小板減少症（HIT）は，常に考慮する必要があります．低分子ヘパリンではその頻度は減少しますが，ダナパロイドナトリウムはHITを合併した症例に使用可能です．

　ダナパロイドナトリウムは，半減期が20時間と長いため，1回1,250国際単位を12時間おきに投与しますが，腎障害時には，蓄積効果に注意する必要があります．

　一方線溶優位型DICの抗凝固薬剤の選択において，抗凝固作用の弱いガベキサートメシル酸塩（FOY®）やナファモスタットメシル酸塩（フサン®，コアヒビター®）は，半減期が短いため，24時間持続投与が必要です．ガベキサートメシル酸塩は血管炎や潰瘍・壊死をきたしやすいことナファモスタットメシル酸塩は，血清カリウムの変動に注意する必要がありますさらにトラネキサム酸や凍結血漿なども選択されます．

　近年，プロテインC活性化を介したトロンビン生成阻害作用をもつトロンボモジュリン（リコモジュリン®）が使用可能となりました．トロンボモジュリン投与群ではDIC離脱率が66.1％であったのに対して，ヘパリン投与群では49.9％に留まっていました．また，トロンボモジュリン投与群では出血症状の改善が有意に高率でした．しかし，長期投与ができず，最

大6日間となっています．また重篤な腎障害時には，症状に合わせて減量する必要があります．

第三相臨床試験で，非高齢者での出血の副作用が8.5%であったのに対して，高齢者では17.5%と高率で，注意が必要です．

一般的なDIC治療薬の特徴を**表**に示します．

> **Point　DICに対する薬剤選択のポイント**
> - DICの治療は，原疾患の治療を最優先
> - HITの可能性は常に考慮
> - ダナパロイドナトリウム，トロンボモジュリンは腎障害時に投与量に注意
> - 24時間持続投与が必要なガベキサートメシル酸塩は血管炎や潰瘍・壊死，ナファモスタットメシル酸塩は，血清カリウムの変動に注意
> - 高齢者のトロンボモジュリン使用時，出血に注意

● 文献

1) 青木延雄＆長谷川 淳：DIC診断基準「診断のための補助的検査成績，所見」の項の改訂について．厚生省特定疾患血液凝固異常症調査研究班，平成4年度業績報告集．37-41, 1988
2) Taylor FB Jr et al.：Towards definition, clinical and laboratory criteria, and a scoring system for disseminated intravascular coagulation. Thromb Haemost, 86：1327-1330, 2001
3) Gando S et al.：A multicenter, prospective validation of disseminated intravascular coagulation diagnostic criteria for critically ill patients: comparing current criteria. Crit Care Med, 34：625-631, 2006

〈宮腰重三郎〉

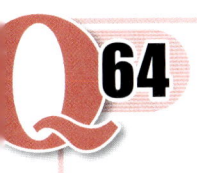

Q64 高齢者CMLへの分子標的薬の使い方や副作用は？

高齢者CMLの分子標的治療

CML（慢性骨髄性白血病）は，多くの分子標的薬の開発で，その治療成績が著明に改善したと聞きました．しかし，高齢者CMLの治療戦略や副作用に対しての知見はあまりないようです．治療上の注意点はどのようなものでしょうか？

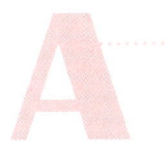

CML（慢性骨髄性白血病）は，造血幹細胞レベルでの転座が原因で発症します．転座により22番染色体上のBCR遺伝子と9番染色体上のABL遺伝子がBCR-ABL融合遺伝子を形成し，210 kDaのp210 BCR-ABLを産生します．このBCR-ABLが恒常的活性型チロシンキナーゼとして，造血細胞の過剰な増殖をもたらします．CMLの発症年齢中央値は52歳と言われ，61歳以上での発症は，全CMLの30％を占めるに過ぎないにもかかわらず，予後判定に用いられるSokal scoreにおいて，予後不良であるintermediate＋high群が78％と若年者CMLに比較して，多い特徴があります．

以前は，ブスルファン（マブリン®，ブスルフェクス®）やヒドロキシ尿素（ハイドレア®）さらにインターフェロンαなどが用いられていましたが，慢性期から移行期/急性転化への病期進行阻止や生存率の延長には寄与しませんでした．そのため，唯一病気の進行を抑え，治癒に導くことができる治療法として，同種造血幹細胞移植が盛んに行われてきました．しかし，当時高齢者に移植をする技術革新，いわゆるミニ移植が開発されておらず，同種造血幹細胞移植の恩恵を受けることができませんでした．

その後チロシンキナーゼ阻害薬であるイマチニブ（グリベック®）が開発されました．IRIS試験において，当時標準療法であったインターフェロンα＋低用量シタラビン（キロサイド®）との比較では，細胞遺伝子学的反応と無増悪生存率が明らかに優れており，CMLの治療を一変させました．

発売当時は，前治療歴のある慢性期症例では，血液学的反応，細胞遺伝子学的反応が60歳以上では，60歳未満と比較して低く，血液学的副作用

● 表　CMLに対する本邦で承認済みのチロシンキナーゼ阻害薬

	イマチニブ （グリベック®）	ニロチニブ （タシグナ®）	ダサチニブ （スプリセル®）
阻害機序	ATP競合的阻害	ATP競合的阻害	ATP競合的阻害
阻害効果	1倍	20倍	325倍
BCR-ABLへの結合	不活性型とのみ結合	不活性型とのみ結合	不活性型/活性型に結合
抵抗性点突然変異	各種点突然変異に無効	T315Iに無効	T315Iに無効
血中半減期	18時間	24時間	36時間
非血液学的毒性	皮疹，体液貯留，肝障害，筋痛・関節痛	QTc延長，血糖上昇，アミラーゼ/リパーゼ上昇	QTc延長，胸水/心嚢水貯留，消化管出血
承認	CML-CP/AP/BC	CML-CP/AP	CML-CP/AP/BC，Ph＋ALL

CP：慢性期，AP：移行期，BC：急性期，Ph＋ALL：フィラデルフィア染色体陽性急性リンパ性白血病

が多かったですが，生存率には差を認めませんでした．しかし，初発CML慢性期に関しては，血液学的反応，細胞遺伝子学的反応に差を認めませんでしたが，生存率に差を認め，65歳以上の高齢者CMLの方が，65歳未満の高齢者CMLより，非関連死亡が多く，その原因は高齢者に多い疾患である肺梗塞，脳出血，認知症や心疾患でした．

　イマチニブは全例に効果があるわけではなく，イマチニブの効果が表れにくい病態である耐性や，副作用等で継続投与が難しい不耐容に対してはニロチニブ（タシグナ®）やダサチニブ（スプリセル®）という第2世代チロシンキナーゼ阻害薬（TKI）へ，変更基準に準じながらの切り替えが推奨されています[1]．特に不耐容に関しては，イマチニブと第2世代ニロチニブやダサチニブの交差不耐容がほとんどなく，さらにイマチニブより有効性が証明されています[2,3]．今後は初発CML慢性期にも積極的に第2世代TKIが盛んに使用されると思われます．しかし，高齢者に対する報告は少なく今後の結果が待たれます．

　QTc延長が副作用として報告されている第2世代TKIおいて，イマチニブ耐性/不耐容症例の検討では，ニロチニブ使用例では，心筋梗塞，心不全やQTc延長が65歳以上群に多いとは確認されていません．

　高齢者への処方に際して，一般的にアドヒアランスが悪いため，製薬会社が作成している服薬手帳を活用するとよいでしょう．薬剤によって服薬時間が異なるので注意が必要です．

TKIの登場によりCML自体で死亡することが減少し，一方，高齢者CMLにおいては，高齢者特有の合併症が生存率を低下させているため，全身管理が重要になってきます．

　表に現在本邦で使用可能なTKIを示しました．

CMLへの分子標的薬処方のポイント

- 服薬のアドヒアランス向上のため製薬会社が作成している服薬手帳を活用するとよい
- 薬剤によって服薬時間が異なるので注意する
- TKIの登場でCML自体での死亡は激減したが，高齢者に多い合併症が，生存率を低下させるため，全身管理が重要

文献

1) Baccarani M et al.：Chronic myeloid leukemia: An update of concepts and management recommendations of European LeukemiaNet. J Clin Oncol, 27：6041-6051, 2009
2) Giuseppe S et al.：Nilotinib versus imatinib for newly diagnosed chronic myeloid leukemia. N Engl J Med, 362：2252-2259, 2010
3) Kantarjian H et al.：Dasatinib versus imatinib in newly diagnosed chronic-phase chronic myeloid leukemia. N Engl J Med, 362：2260-2270, 2010

〈宮腰重三郎〉

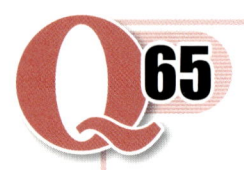

Q65 リンパ腫の治療はどうするのがいいの？

高齢者悪性リンパ腫の治療

高齢者悪性リンパ腫治療のエビデンスと注意しなければならない点を教えてください．

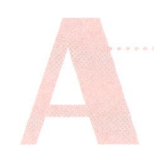

A　高齢者悪性リンパ腫の生物学的特徴は，びまん性大細胞型B細胞性リンパ腫（Diffuse Large B-cell Lymphoma：DLBCL）が多く，約30％がlimited-stage，70％がadvanced-stageです．さらに50歳以下では稀な，高齢者Epstein-Barrウイルス陽性 DLBLCは，50％以上の症例でhigh intermediate/highの国際予後指標（international prognostic index：IPI）を有し，aggressiveな経過をたどり，生存中央値が2年と報告されている疾患を含んでいます[1]．

　高齢者悪性リンパ腫の治療において limited-stageの場合は，R-CHOP3コースに involved-field radiotherapyを加えた combination modality therapy（CMT）が行われていることが多いと思われます．Southwest Oncology Group（SWOG）Study 0014では4コースのリツキシマブ（リツキサン®）と3コースのCHOPにinvolved-field radiotherapyを加えたCMTでは良好な生存率が報告されています[2]．しかし，頸部，唾液腺，Waldeyer輪原発悪リンパ腫症例での放射線療法時は，口内炎，唾液分泌低下や味覚障害が起こりやすくなります．

　高悪性度リンパ腫の治療は，1993年，SWOGとECOG（eastern cooperative oncology group）によって施行された大規模試験の結果の報告以来，標準的な治療はCHOP療法とされてきました．しかしIPIにてhigh risk群の5年生存率は30％未満と決して満足のいくものでありません．

　65歳以上のDLBCLに対して，CHOP様レジメンとして通常投与量の50％を使用したところ，完全寛解（CR）率は低下し，生存中央値は短縮してしまいましたが，通常投与量を受けた症例は，40歳以下と同様でした．また，60歳代のDLBCLに対して，50％減量群は，通常投与量群に比

し，寛解率と生存率が低かったとの報告もあります．年齢だけからむやみに減量しない方がよいと考えられます．

　70歳以上のDLBCLに対して，全身状態（performance status：PS）が良好な症例は通常投与量を使用し，PS不良症例は投与量を減量して治療するPSに基づいた減量を施行した報告があります[3]．この報告では，治療関連死亡が少ない理由として，投与量の減量を挙げているものの，どれくらい減量しなければならないかのエビデンスは，残念ながら存在しません．

　また，高齢者に多い心機能低下およびアントラサイクリン系薬剤の副作用である心毒性を憂慮し，アントラサイクリン系薬剤を含まない治療方法との比較も多いです．多くの報告は，アントラサイクリン系薬剤を含む治療方法が優れていることを証明しています[3]．しかし，残念ながら心機能低下を有している症例に対しては，アントラサイクリン系薬剤の使用を控えざるをえないのが現状です．

●リツキシマブ（リツキサン®）を用いたR-CHOP療法

　1990年代後半に登場したリツキシマブを加えたR-CHOP療法が，高齢者の未治療DLBCLにおいて，CHOP療法の生存率を上回る成績が報告されて以来，DLBCLの治療に関してリツキシマブは不可欠のものとなりました．一方第2，3世代の化学療法がCHOP療法を上回れなかった理由として，key drugのdose intensity（使用する薬剤の使用量）がCHOPより低かったことが原因の1つとされています．特にIPIでhigh-intermediateやhigh risk群に対しては，dose intensityを高めた治療戦略も検討が必要ですが，高齢者リンパ腫においてどこまでdose intensityを上げることができるかは不明です．

　一方でdense intensity（治療間隔を詰めること）を上げることで，治療成績を向上させようとする臨床研究が数多く行われてきました．高齢者の高悪性度リンパ腫に対して，G-CSF併用の6コースのCHOP-14，6コースのR-CHOP-14（リツキシマブは2週に1度8コース投与，CHOPは2週に1度6コース），8コースのCHOP-14と8コースのR-CHOP-14の比較では，6コースのR-CHOP-14の有用性が報告されています．高齢者悪性リンパ腫によるPSの改善と初回の化学療法の副作用軽減目的や腫瘍崩壊

症候群予防目的で，pre-phase treatmentと称して，VP〔ビンクリスチン（オンコビン®）1 mg 静注 1回＋プレドニゾロン（プレドニン®）100 mg 経口7日間〕療法を施行し，高齢者悪性リンパ腫治療への工夫がみられます[4]．高齢者悪性リンパ腫において，dose intensityを上げることは，高齢者では副作用の面から難しいですが，海外ではdense intensityを上げることで治療成績の向上を報告してはいるものの，日常臨床上，日本人には副作用が強く出ると思われるので，むやみにdense intensityは上げられないのが現状と思われます．

リツキシマブの維持療法に関しては，CHOP療法後のリツキシマブの治療奏功持続期間に関して意義はあるものの，R-CHOP療法後では，その意義は見出されませんでした．

Point 高齢者悪性リンパ腫の治療のポイント

- 頸部，唾液腺，Waldeyer輪原発悪性リンパ腫limited-stageへのCMTの選択には，QOL低下に注意が必要
- 全身状態の悪い症例では，pre-phase treatmentが有効である
- 年齢だけから化学療法剤の減量は，むやみに行わない方がよい
- dense intensityを強化する治療法は理想的だが，副作用をみながら投与間隔を決定した方がよいと思われる

● 文献

1) Oyama T et al.：Age-related EBV-associated B-cell lymphoproliferative disorders constitute a distinct clinicopathologic group: a study of 96 patients. Clin Cancer Res, 13：5124-5132, 2007
2) Persky DO et al.：Phase II study of rituximab plus three cycles of CHOP and involved-field radiotherapy for patients with limited-stage aggressive B-cell lymphoma: South-west Oncology Group study 0014. J Clin Oncol, 26：2258-2263, 2008
3) Tirelli U et al.：CHOP is the standard regimen in patients e 70 years of age with intermediate-grade and high-grade non-Hodgkin's lymphoma: Results of a randomized study of the European Organization for Research and Treatment of Cancer Lymphoma Cooperative Study Group. J Clin Oncol, 16：27-34, 1998
4) Pfreundschuh M et al.：Six versus eight cycles of bi-weekly CHOP-14 with or without rituximab in elderly patients with aggressive CD20+ B-cell lymphomas: a randomised controlled trial（RICOVER-60）. Lancet Oncol, 9：105-116, 2008

〈宮腰重三郎〉

Q66 腎性貧血かも…と思ったら

高齢者の腎性貧血について

日常診療で慢性腎臓病（CKD）の患者さんを診ることがよくあるのですが，先日CKDで経過観察中の67歳の男性に貧血の進行がみられました．これは腎性貧血でしょうか．診断と治療の方法を教えてください．

A

わが国では65歳以上の男性の約30％，女性の約40％が慢性腎臓病（CKD）ステージ3以降（eGFR 60 mL/分/1.73 m² 以下）の患者になると言われています．さらにCKDステージ3以降になると腎性貧血がみられはじめ，eGFRが40 mL/分/1.73 m² 以下になると急増することがわかっています．すなわち，腎臓専門医ならずとも，腎性貧血について理解しておく必要があると言えるでしょう．

これまでに，実は腎性貧血の定義にあまり明確なものはありませんでした．日本透析医学会による「2008年版慢性腎臓病患者における腎性貧血のガイドライン」において，腎性貧血の主因は，腎障害に伴うエリスロポエチン（EPO）の産生低下であり，「内分泌疾患」と考えるべきだと明記されました．これはGFRが比較的保たれていても腎性貧血と診断される場合もありえることを意味します．

● 診断の進め方

一般にCKDステージ3以降の患者では，腎性貧血の要素があると考えてよいとされていますが，CKD患者では腎性貧血以外にも，鉄欠乏性貧血をはじめとして，種々の原因により貧血を生じている可能性があります．さらに，中高年以上で鉄欠乏性貧血があれば，消化管・婦人科腫瘍の合併も考えられます．

したがって，rHuEPO（遺伝子組換えヒトエリスロポエチン，エポジン®，エスポー®）をはじめとする赤芽球造血刺激因子製剤（ESA：erythropoiesis stimulating agents）による治療を開始する前に，それらを十分に除外診断しておく必要があります．**特に，治療が必要な貧血（Hb＜11 g/dL）が腎性貧血のみで生じるのは，CKDステージ4以降（eGFRが30**

mL/分/1.73m² 未満）であるとされています．すなわち，CKDステージ3程度でこのような高度の貧血を生じるとすれば，腎性貧血以外の貧血の原因の合併を念頭に入れて検索する必要があると言えるでしょう．また，それらが存在するとESA抵抗性の貧血となることがあるため，ESA投与において貧血が改善しない場合もそれらの合併を念頭に入れて，検索を行う必要があります．

　一般に腎性貧血は除外診断であり，特に末期腎不全患者では血中EPO濃度は診断的意義に乏しいとされています．しかし，GFRが比較的保たれているような症例で，腎性貧血かどうか判断に迷う場合には**血中EPO濃度測定が役に立ちます**．わが国の保険診療においては，ESA療法の開始前に血中EPO濃度を測定することが認められており，一般に，GFRにかかわらず，Hb＜10 g/dLで，血中EPO濃度が50 mIU/mL以下の場合に腎性貧血が疑われるとされています．

● 腎性貧血に対する選択薬

　腎性貧血に対する第一選択薬はESAであり，わが国で保険適応のある蛋白同化ホルモン製剤は，その副作用から使用すべきではありません．

　腎性貧血はその改善により，身体活動性やQOLの改善が認められるだけでなく，心機能の保護・改善作用，腎保護作用，認知機能の改善作用なども報告されています．

　これまでESAはrHuEPOのみでしたが，新たにdarbopoetin-α（DA：ネスプ®）やContinuous Erythropoietin Receptor Activator（C.E.R.A.：ミルセラ®）の使用が可能となっており，通院実態に合わせ治療しやすくなったため，よりガイドラインに沿った治療が行いやすくなりました．今後腎臓専門医ならずとも腎性貧血を診断し，治療を行っていく機会が増えていくものと思われます．

Point 腎性貧血の診断と治療のポイント

● 腎性貧血の主因は腎障害に伴うEPOの産生低下であり，これ以外に貧血の原因が認められないときに初めて診断される

- 保存期CKD患者では腎性貧血の診断において血中EPO濃度が有用なことがある
- GFRにかかわらず,Hb＜10 g/dLで,血中EPO濃度が50 mIU/mL以下の場合に腎性貧血が疑われる
- 第一選択薬はESAで,rHuEPOのほかDAやC.E.R.A.がある

● 文献
1) 日本透析医学会:2008年版慢性腎臓病患者における腎性貧血治療のガイドライン.日本透析医学会雑誌,41:661-716,2008
2) 『保存期腎不全の診かた-慢性腎臓病(CKD)のマネジメント』柴垣有吾/著,pp117-123,中外医学社,2006
3) 『腎臓病診療に自信がつく本 Basic and Update(「ジェネラリスト・マスターズ」シリーズ2)』小松康宏/著,pp226-234,カイ書林,2010

〈秋元寛正〉

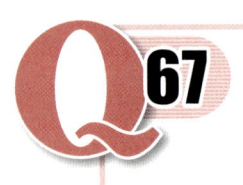

Q67 高齢者関節リウマチで脱水傾向は要注意!

高齢者関節リウマチに対する免疫抑制薬使用の注意点

救急外来を受診した食欲低下,脱水傾向にある高齢者関節リウマチに点滴施行後,メトトレキサート(MTX,リウマトレックス®)を継続指示し帰宅させたら,重症感染症を起こして再受診してしまいました.どうすればよかったのでしょうか?

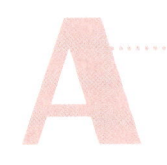

A 高齢者は潜在的腎機能低下例,低体重者が多く,脱水から容易に腎機能低下を合併しやすいです.救急外来に軽度脱水傾向にある高齢の関節リウマチ患者が来院したら,点滴を施行して帰宅してもらうことが多いと思います.その際に関節リウマチに対して投薬中のメトトレキサート(MTX,リウマトレックス®)は大事な薬だからと説明して内服を継続するよう指示する先生もいると思います.しかし,腎機能低下時にMTXを継続すると口内炎を合併してさらに食事が取れなくなり,MTXによる骨髄抑制を合併して白血球減少が起こり,重症感染症が誘発されることがあります.

高齢者関節リウマチにおいても治療の基本は抗リウマチ薬ですが,サラゾスルファピリジン(アザルフィジン®),ブシラミン(リマチル®)などの免疫抑制作用の弱い抗リウマチ薬では無効例が多く,近年高齢者関節リウマチにおいても免疫抑制薬であるMTXやタクロリムス(プログラフ®)の使用頻度が増加しています.レフルノミド(アラバ®)については,高齢者で,重篤なステロイド抵抗性の薬剤誘発性間質性肺炎を合併し死亡例も出たことから,高齢者の関節リウマチで使用される頻度は極めて少ないです.主な抗リウマチ薬の副作用を表にまとめます.

● MTXの注意点

MTXによる骨髄抑制,肝障害,口内炎等の副作用は用量依存性に起こります.高齢者関節リウマチでは潜在的な腎機能低下を認めることが多いため,4 mg/週と少量から開始します.しかし治療効果を得るためには十分量を投与することが必要で,10 mg/週以上必要とすることもあります.

● 表　抗リウマチ薬の主な副作用

薬剤名	主な副作用
ブシラミン（リマチル®）	蛋白尿，間質性肺炎，肝障害，血球障害，アレルギー
サラゾスルファピリジン（アザルフィジン®）	アレルギー，肝障害，血球減少，間質性肺炎
MTX（リウマトレックス®）	肝障害，血球障害，口内炎，感染症，ニューモシスチス肺炎，間質性肺炎，B型肝炎再活性化
タクロリムス（プログラフ®）	腎障害，糖尿病悪化，高血圧悪化，肝障害，血球障害，間質性肺炎，感染症
生物学的製剤	感染症，結核，ニューモシスチス肺炎，間質性肺炎，肝障害，B型肝炎再活性化，血球障害，アレルギー

　低アルブミン血症，感冒などから脱水を契機に腎機能が低下すると，用量依存性の副作用である口内炎，食欲不振や全身倦怠感，骨髄抑制が出現することがあります．白血球減少から重症感染症が誘発され死亡例の報告もあることから，**MTX内服中の関節リウマチ患者が感染症を合併した場合や，感冒等で食思不振を自覚している場合はMTXを中止する必要があります**．

　またMTXで関節リウマチのコントロールが良好の場合は1〜2週間MTXを中止しても関節リウマチは再燃しません．**肝障害が出現した場合は薬剤性以外にHBVの再活性化について確認します**．HBs抗原陰性でもHBs抗体あるいはHBc抗体陽性例では再活性化の可能性を考慮しHBV DNA量を測定し，ウイルスが検出される場合は抗ウイルス薬の併用が必要となります．

　MTXによる薬剤誘発性間質性肺炎にも注意が必要です．高齢，糖尿病，既存の肺疾患などがリスクファクターとして報告されており，高齢者関節リウマチでは複数のリスクファクターをもっていることから，労作時呼吸困難の自覚症状が出現したときは間質性肺炎を疑って胸部X線，胸部CT，KL-6測定等の検討が必要となります．

　またMTX投与中の間質性肺炎の原因として薬剤性のみでなく，**ニューモシスチス肺炎**であるケースも多いです．MTX開始後末梢血リンパ球数やIgGが減少してきたケースでは薬剤誘発性よりもニューモシスチス肺炎を第一に疑います．画像診断に加えてβ-Dグルカンの測定を行い，可能なら痰あるいは気管支肺胞洗浄液でニューモシスチスPCRを行います．

●タクロリムスの注意点

　高齢者にタクロリムスを投与する際は，感染症，腎障害，糖尿病の悪化，高血圧の悪化に注意が必要です．心機能低下例に対する使用にも注意が必要です．高齢者関節リウマチに対するタクロリムス少量投与の有効性と安全性については日本から報告されており，保険適応量は 3 mg/日ですが[1]，**高齢者では 1 日投与量を 1～1.5 mg/日から開始します．**

> **Point　抗リウマチ薬使用の注意点**
> - 脱水等により腎機能が低下した例，感染症合併例では MTX やタクロリムスは休薬する
> - 呼吸困難が出現したときは薬剤誘発性間質性肺炎とニューモシスチス肺炎についても鑑別に入れて評価する
> - 潜在的な B 型肝炎既感染者が認められ，肝障害出現時には薬剤性のみでなく B 型肝炎再活性化についても検討する

●文献

1）Kawai S & Yamamot K：Safety of tacrolimus, an immunosuppressive agent, in the treatment of rheumatoid arthritis in elderly patients. Rheumatology, 45：441-444, 2006

〈杉原毅彦〉

Q68 生物学的製剤投与中の CRPは当てになる？

生物学的製剤投与中の高齢者関節リウマチの注意点

生物学的製剤のTNF阻害薬とメトトレキサート（MTX，リウマトレックス®），少量プレドニゾロン（プレドニン®）投与中の高齢者関節リウマチが発熱，気道症状で来院しましたが，CRPの上昇は軽度であり胸部X線は行わないで帰宅させてしまいました．一般に肺炎を発症すればCRPは高値となることから，気道症状のある患者に対して肺炎のスクリーニングにCRPが使用されることが多いですが，生物学的製剤投与中の患者でも同様に考えて対応してよいのでしょうか．

A

高齢発症関節リウマチは，ステロイドによる治療を中心に経過をみると骨破壊が進行しやすく生命予後も悪化させることから，抗リウマチ薬と生物学的製剤の使用により疾患活動性を制御し，骨破壊進行の抑制と日常生活機能の維持を目指します[1]．炎症性サイトカインを選択的に抑制できる生物学的製剤は関節リウマチに対して有効性が高いですが，感染症の合併に対する細心の注意が必要です．本邦で使用できる生物学的製剤を表に示します．

● 感染症をマスクする生物学的製剤

感染症を合併すると炎症性サイトカインの発現が高まり，IL-6が肝臓に作用して急性炎症蛋白の1つであるCRPが上昇します．しかし，生物学的製剤投与中の患者では炎症性サイトカインの発現が抑制されるため，感染症を合併してもある程度感染局所での細菌の量が増えて**重症化するまでCRPは高値にならないことが多いです**．

また，ある程度感染症が進行しCRPが高値となっても，本人の自覚症状は軽度で全身状態の悪化は明らかでないこともあります．例えば気道症状が明らかな場合，湿性ラ音を聴取する場合は，CRPの値から予想される以上に画像上は浸潤影を認め，入院加療が必要となる場合もあります．また，本人が元気そうに見えても，血液検査を確認すると予想外にCRPが高く重症感染症を合併している場合があります．

● 表 本邦で使用できる生物学的製剤

	分類	商品名	一般名
1	抗TNF-α抗体	レミケード®	インフリキシマブ
2	可溶性TNF受容体	エンブレル®	エタネルセプト
3	ヒト型抗TNF-α抗体	ヒュミラ®	アダリムマブ
4	ヒト型抗TNF-α抗体	シンポニー®	ゴリムマブ
5	抗IL-6受容体抗体	アクテムラ®	トシリズマブ
6	CTLA4製剤,T細胞の阻害	オレンシア®	アバタセプト

●注意する感染症

　本邦のインフリキシマブ（レミケード®）とエタネルセプト（エンブレル®）の全例調査の解析結果では，高齢，既存の肺疾患合併，日常生活機能低下で仕事や身の回りのことが十分にできない，関節破壊が進行している，プレドニゾロン（プレドニン®，PSL）の使用が，**細菌性肺炎の危険因子**と判明しました[2]．PSLを併用し罹病期間の長い高齢者関節リウマチは肺疾患合併例が多く，肺炎合併のリスクが高いと考え対応する必要があります．

　生物学的製剤療法中に**結核**が再活性化し結核を発症することもあります．その際には粟粒結核などの肺外結核で発症することが多いため要注意です．日本の高齢者は結核流行期に出生した世代であり，若いときの結核患者との接触歴や，X線上での胸膜肥厚や縦隔の石灰化所見といった軽微な陳旧性肺結核の変化によく注意し，ツベルクリン反応も参考にしてイスコチン®の予防投与について検討する必要があります[2]．

　ニューモシスチス肺炎（PCP）も生物学的製剤使用中の感染症として重要で，治療開始6カ月以内に発症することが多く，PCP発症の危険因子として高齢，PSL 6 mg以上の投与，既存の肺疾患が挙げられています[3]．ST合剤によるPCPの予防効果が極めて高く，高齢者関節リウマチでは予防投与（0.5～1 g/日）について積極的に行う必要があります．

> **Point　生物学的製剤使用の注意点**
>
> - 重症感染症を合併していても，全身倦怠感が軽度で重症感がなくCRPの上昇が軽度である場合がある
> - 間質性肺炎，肺気腫，気管支拡張症などの肺疾患合併者，日常生活機能が低下し身の回りのことが十分にできない患者，関節破壊が進行している患者，PSLの使用者は重症感染症合併の危険が高い
> - 急性の呼吸不全が出現した場合はニューモシスチス肺炎を必ず鑑別診断に入れる．ST合剤は予防効果が高い

● 文献

1) 杉原毅彦：高齢発症RAは重症化しやすいか．リウマチ科, 43：38-45, 2010
2) 杉原毅彦：高齢関節リウマチ患者の特徴と治療へのアプローチ．リウマチ科, 43：420-426, 2010
3) Harigai M et al.：Pneumocystis pneumonia associated with infliximab in Japan. N Engl J Med, 357：1874, 2007

〈杉原毅彦〉

■ 睡眠薬

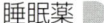

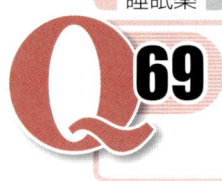

Q69 ベンザリン®で朝ふらつき転倒！
高齢者への睡眠薬処方の原則

日常診療では，眠れないと訴える高齢者にしばしば出会います．先日も，75歳の男性が「眠れなくてつらい．昔ベンザリン®を処方してもらってよく眠れたので，お願いします．」とおっしゃるので，以前に服用したことがあるのなら大丈夫だろうと思って処方したところ，起きがけにふらついてしまったとのことでした．どのように対処することが適当だったのでしょうか．また，高齢者に対する睡眠薬の使い分けを教えてください．

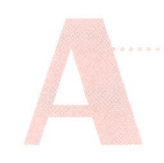

A 「眠れない」と訴える高齢者に対しては，まず「眠れないこと」の中身や日常生活の過ごし方について具体的に確かめる必要があります．何時に床に入って朝何時に起きるのか，日中身体を動かしているか，寝つきはよくないけれどいったん眠りに入ったら朝まで眠れるのか（入眠障害），あるいは夜中に目が覚めてしまったり（中途覚醒），本来の起床時間よりもかなり早く目が覚めてしまったり（早朝覚醒）するのか，といったことです．

高齢者のなかには，1日8時間の睡眠がとれなければ身体によくないと思い込んでいて，それよりも実際の睡眠時間が短いために，「眠れない」と苦にする方がいます．また，睡眠時間を十分とるために眠くもないのに早く就床し，結果としてなかなか寝つけない場合もあります．日中テレビを見ながらウトウトしてしまうというような不活発な生活を送っているために，夜の睡眠の質が低下していることもよくあります．

不眠に対して睡眠薬を処方する前に，必要な睡眠時間には個人差があり何時間眠れなければだめということはないこと，眠くなってから床につくようにすること，日中の活動が大事であることなどをよく説明し，**睡眠に対する誤った固定観念や不適切な睡眠習慣を正すよう働きかけることが不可欠**です．

● 睡眠薬の使い方

さて，上記を押さえたうえで睡眠薬を処方することになります．睡眠薬はその作用時間によって，超短時間作用型，短時間作用型，中間作用型，

● 表　日常診療で使われている主な睡眠薬

作用時間	一般名	商品名	臨床用量 (mg)	消失半減期 (時間)
超短時間作用型	トリアゾラム ゾピクロン* ゾルピデム*	ハルシオン® アモバン® マイスリー®	0.125〜0.25 7.5〜10 5〜10	2〜4時間
短時間型作用型	ブロチゾラム リルマザホン ロルメタゼパム	レンドルミン® リスミー® ロラメット®，エバミール®	0.25〜0.5 1〜2 1〜2	6〜10時間
中間作用型	フルニトラゼパム エスタゾラム ニトラゼパム	サイレース®，ロヒプノール® ユーロジン® ベンザリン®，ネルボン®	0.5〜2 1〜4 5〜10	20〜30時間
長時間作用型	クアゼパム フルラゼパム	ドラール® ベノジール®，ダルメート®	15〜30 10〜30	50〜100時間

＊：非ベンゾジアゼピン系睡眠薬．それ以外はベンゾジアゼピン系睡眠薬

長時間作用型に分類されます（表）．一般的には，入眠障害には超短時間〜短時間作用型，中途覚醒や早朝覚醒など睡眠維持障害には中間作用〜長時間作用型の睡眠薬が適しているとされます．しかし，薬物代謝能・排泄能が低下している高齢者においては，超短時間〜短時間作用型の睡眠薬によっても睡眠維持障害に対する効果が期待できますし，眠気やふらつきなどの副作用が生じやすいということもありますので，**最初に処方する薬としては超短時間〜短時間作用型の睡眠薬を推奨**します．

　肝障害，腎障害などを合併していて副作用が生じやすいと予測される高齢者に対しては，最小単位の錠剤の半量から試すくらいの慎重さが求められます．これらによっても，夜中に目が覚めてしまう，あるいは早朝覚醒してしまうといった状態が続いているようであれば，中間作用型，長時間作用型の薬に段階的に切り替えていくようにします．

●高齢者で注意したい副作用

　最後に睡眠薬の副作用について触れておきます．一般に**作用時間が短いものほど反跳性不眠**（睡眠薬を急に止めた際に，以前よりもさらに強い不眠が生じること）や記憶障害が起こりやすく，**作用時間が長くなるほど持ち越し効果**（睡眠薬の効果が翌朝以降も持続し，眠気や脱力，ふらつきが生じる）や筋弛緩作用が強くみられるようになります（図）．高齢者では，

睡眠薬の作用時間	
超短時間〜短時間	中間〜長時間

副作用
- 記憶障害
- 反跳性不眠
- 早朝覚醒・日中不安
- 持ち越し効果
- 筋弛緩作用

● 図　睡眠薬の作用時間と副作用

　睡眠薬服用によりふらつき，転倒などを起こさないかどうかということが最も懸念されると思います．この点については，**筋弛緩作用の少ない薬としてゾルピデム（マイスリー®），ゾピクロン（アモバン®），代謝経路が単純で（大部分が肝でグルクロン酸抱合される）代謝されやすいロルメタゼパム（ロラメット®，エバミール®）などを念頭に**おいて選択するといいでしょう．冒頭ケースの場合，中間作用型ベンザリン®の持ち越し効果が出てしまったようです．いずれの副作用もアルコールとの併用により増幅されますので，**絶対にアルコールとは一緒に飲まないよう指導して**ください．睡眠薬を服用することによりぼけるのではないかと気にする方がいますが，医師の指示のもとに適正に服用すればそのような心配はありませんので，不安の強い方に対してはその点もよく説明する必要があります．

Point 眠気・ふらつきなどを防ぐためのポイント

- 一般的には，入眠障害に対しては超短時間〜短時間作用型睡眠薬，睡眠維持障害には中間〜長時間作用型睡眠薬が使われるが，高齢者においては，まず超短時間〜短時間作用型の睡眠薬を処方して，効果を見極める
- 上記によっても，中途覚醒や早朝覚醒などが持続する場合には，より作用時間の長い中間型〜長時間作用型の睡眠薬に切り替えていく

● 文献
1) 『睡眠障害の対応と治療ガイドライン』睡眠障害の診断・治療ガイドライン研究会/編，じほう，2002
2) 内山　真：高齢者の睡眠障害の治療．老年精神医学雑誌，21：996-1003，2010

〈小山恵子〉

睡眠薬

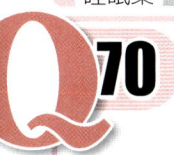

Q70 増量，併用．それでも途中で目が覚めてしまう

睡眠薬併用の際の指針

「なかなか寝つけないし，寝たと思っても途中で目が覚めてしまう」と訴える78歳の女性にゾルピデム（マイスリー®）5 mgを処方したところ寝つきはよくなりましたが，途中で目が覚めてしまってその後眠れないという状態は変わりません．そこでマイスリー®を10 mgに増量．それでも眠れないというのでさらにブロチゾラム（レンドルミン®）0.25 mgを追加しましたが，すっきりしません．患者さんからは「何とかならないでしょうか」と言われてしまいました．睡眠薬を併用する際の指針はあるのでしょうか．

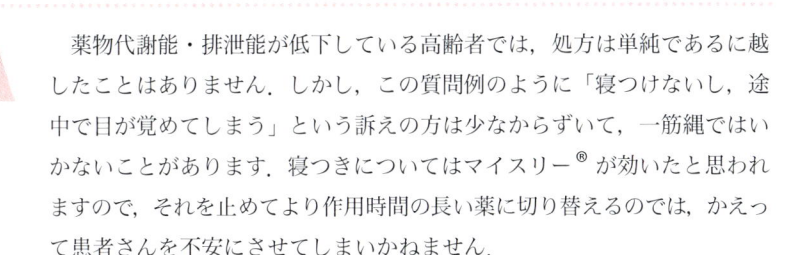

A 薬物代謝能・排泄能が低下している高齢者では，処方は単純であるに越したことはありません．しかし，この質問例のように「寝つけないし，途中で目が覚めてしまう」という訴えの方は少なからずいて，一筋縄ではいかないことがあります．寝つきについてはマイスリー®が効いたと思われますので，それを止めてより作用時間の長い薬に切り替えるのでは，かえって患者さんを不安にさせてしまいかねません．

この質問例の場合，今問題になっているのは途中で目が覚めてしまうことですので，最初に処方したのと同様の作用時間の短い睡眠薬（超短時間〜短時間作用型）を重ねていっても効果を期待できません．まず，「寝つきの悪さ」の方に焦点を絞って**作用時間の短い薬で効果や副作用の出方などを見極めた後，「中途覚醒」に対して中間〜長時間作用型の睡眠薬を加えて睡眠の維持を図るようにします**．入眠障害と睡眠維持障害の両方がみられるからといって，これまで睡眠薬を服用したことのないような高齢者にいきなり作用時間の短い睡眠薬と作用時間の長めの睡眠薬を一緒に処方することは，Q69で述べたような理由からお勧めしません．

具体的な処方例としては，以下が挙げられます．いずれも1日1回就寝前の用法となります．

処方例1：ゾルピデム（マイスリー®）5 mg錠，1錠＋
　　　　フルニトラゼパム（サイレース®，ロヒプノール®）1 mg錠，1/2〜1錠

● 表　睡眠薬と身体疾患治療薬との相互作用

睡眠薬の効果減弱	消化管での吸収を抑制	制酸剤
	代謝促進により血中濃度低下	抗結核薬（リファンピシン） 抗てんかん薬（カルバマゼピン，フェニトイン，フェノバルビタール）
睡眠薬の効果増強	中枢神経系を抑制し催眠作用を増強	抗ヒスタミン薬
	代謝阻害により血中濃度上昇	マクロライド系抗菌薬（クラリスロマイシン，エリスロマイシン，ジョサマイシン） 抗潰瘍薬（シメチジン） カルシウム拮抗薬（ジルチアゼム，ニカルジピン，ベラパミル） 抗真菌薬（イトラコナゾール，フルコナゾール）

処方例2：ブロチゾラム（レンドルミン®）0.25 mg錠，1錠＋
　　　　　フルニトラゼパム（サイレース®，ロヒプノール®）1 mg錠，1/2～1錠

　最初に述べたように，**高齢者における睡眠薬の併用は慎重にすべき**ものですので，処方例のような方法（作用時間の短い睡眠薬の最少量と中間作用型の睡眠薬の最少量程度との組み合わせ）によっても改善傾向がみられないような場合には，専門医につなぐことを考えてください．

　さまざまな身体疾患を合併している可能性のある高齢者では，向精神薬以外にも種々の身体疾患治療薬を服用していることが多々あります．これらの薬との相互作用によって睡眠薬の効果が減弱したり増強したりすることがありますので（表），服用中の薬はすべてチェックする習慣をもち，新たに身体疾患治療薬を処方する際にも注意する必要があります．

Point 睡眠薬併用の際のポイント

- いきなり複数の種類の睡眠薬を処方するようなことはしない
- まずは，作用時間の短い睡眠薬で効果や副作用の出方について見当をつけた後，より作用時間の長い睡眠薬を追加する
- 身体疾患治療薬との相互作用にも注意する

● 文献

1）『睡眠障害の対応と治療ガイドライン』睡眠障害の診断・治療ガイドライン研究会/編，じほう，2002
2）内山　真：高齢者の睡眠障害の治療．老年精神医学雑誌，21：996-1003，2010

〈小山恵子〉

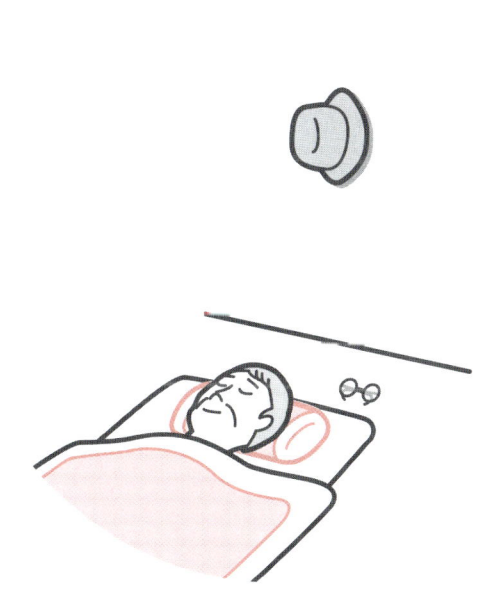

■ 抗不安薬，抗うつ薬

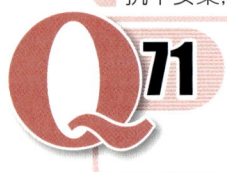

Q71 転倒骨折は抗不安薬のせい？

高齢者への抗不安薬・抗うつ薬の処方

夜間外来を「動悸がする」等の主訴で頻回に受診するものの，明らかな異常所見がない高齢者はしばしばみられます．先日，動悸と不安を主訴に救急車で来院した85歳女性のカルテを見ると，過去に何度も同じ主訴で来院しているため，ロフラゼプ（メイラックス®）2 mgを処方しました．が，翌日整形外科に骨折で入院したと聞きました．これは抗不安薬の副作用だったのでしょうか？抗不安薬・抗うつ薬の高齢者に対する処方の注意点を教えてください．

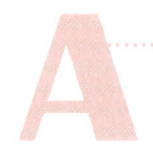

A

このケースの転倒・骨折は薬剤の副作用の可能性が大変高いため，**一定の道義的責任が生じうる**でしょう．

現代では死語になりましたが，抗不安薬（ベンゾジアゼピン系薬剤）は古くは「マイナートランキライザー」と呼ばれていたため，今でも極めて安全な薬というイメージがあります．しかし，**高齢者においては転倒による大腿骨近位部骨折のリスクを50〜110％増加させる**という報告があり，大変危険な薬です．

またすべての抗不安薬の添付文書には「高齢者では副作用が出やすい」，（高齢者に限ったことではありませんが）「眠気などが起こるので**運転などに従事させないこと**」とはっきりと書いてあり，重大な事故につながる恐れもあることを認識して使うべきと考えます．

抗うつ薬に関しても同様で，表に示すように副作用はありますので，安易な処方は避けるべきです．特に言及しますが，スルピリド（ドグマチール®）は少量（150 mg）だと胃薬，中程度（300 mg）だと抗うつ薬として適応があるのですが，なんとなく処方しやすいのでしょうか，わが国のプライマリケアの領域では多用されます．しかし**高齢者ではドグマチール®によるパーキンソニズムが極めて出やすい**ので敢えて使用する必要性はないでしょう．

高齢者のうつには実は大変治りの悪いものが多く，特に脳梗塞などの器質的病変，認知機能低下，遂行機能障害などを伴うと薬物に対する反応性が悪いと言われます．このような場合はむしろ認知行動療法的なアプロー

● 表　抗うつ薬には意外に多くの副作用がある

古典的抗うつ薬		
三環系抗うつ薬, 四環系抗うつ薬	アナフラニール®, アモキサン®, ルジオミール®, など	抗コリン作用（せん妄）, 抗α1作用（起立性低血圧→転倒）, 抗ヒスタミン作用（眠気→転倒）
新規抗うつ薬		
SSRI	パキシル® など	嘔気などの消化器症状など
SNRI	トレドミン® など	高血圧，尿閉など
NaSSA	リフレックス®/レメロン®	眠気，過鎮静など

注）抗うつ薬にはたくさんの種類がありますが，①都合の悪い研究結果が公表されないpublicatiuon bias，②primary end pointとなる生物学的マーカーがない，何より③市場が巨大，という理由があり，善悪は脇に置いておいて仕方がない面があります．ですから，私たちは「うまく安全に使う」ことを目指すべきなのです．

チが効果的とされます．さらには経済的問題，社会的援助の欠如，喪失体験なども関係し，うつの生物学的な治療範囲を超えた心理・社会的な問題の場合もあります．世代的な特徴として高齢者自身の精神科受診への偏見がしばしばみられますが，重症の場合は自殺リスクが高いことも念頭に，精神科受診を勧めて欲しいと思います．

Point　抗不安薬・抗うつ薬を処方する際の最低限の知識

- 抗不安薬は高齢者の転倒リスクを増加させる
- 抗うつ薬も高齢者では副作用が出やすい
- 身体疾患に不安・うつが合併する場合，治療の範囲を限定することも重要である（心も体も治してあげると安請け合いしないこと）

● 文献

1) Cumming RG et al : Benzodiazepines and risk of hip fractures in older people: a review of the evidence. CNS Drugs, 17：825-837, 2003
2) Areán PA et al.：Problem-Solving Therapy and Supportive Therapy in Older Adults With Major Depression and Executive Dysfunction. Am J Psychiatry, 167：1391-1398, 2010

〈岡村　毅，粟田主一〉

解熱鎮痛薬

Q72 関節痛で救急外来！NSAIDs 処方し帰宅は OK？

高齢者に対する非ステロイド性抗炎症薬の選択

ADL自立していた高齢者の男性が，2週間前起床時から歩行困難を自覚し，ついに起き上がることが困難となったため，救急車を要請しました．体温38.5℃，救急外来で病歴聴取上訴えははっきりしませんが，上肢を挙上し，膝を曲げると顔をしかめます．関節をよく触診すると膝の関節が腫脹しています．血液検査上CRPが12 mg/dLと高くなっていました．この患者さんに対してNSAIDsを処方して帰宅させていいのでしょうか？

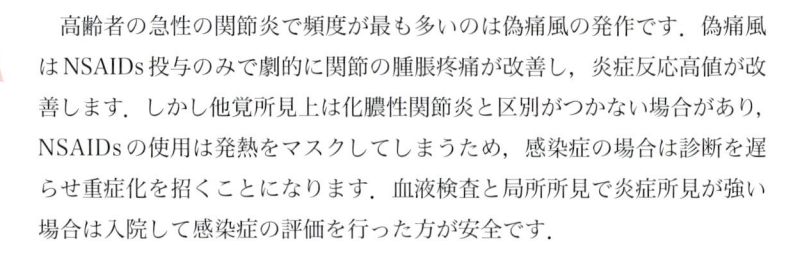

A

高齢者の急性の関節炎で頻度が最も多いのは偽痛風の発作です．偽痛風はNSAIDs投与のみで劇的に関節の腫脹疼痛が改善し，炎症反応高値が改善します．しかし他覚所見上は化膿性関節炎と区別がつかない場合があり，NSAIDsの使用は発熱をマスクしてしまうため，感染症の場合は診断を遅らせ重症化を招くことになります．血液検査と局所所見で炎症所見が強い場合は入院して感染症の評価を行った方が安全です．

● NSAIDsの使い分け

表に示すようにNSAIDsは化学構造による違いから分類され，高齢者に使用する場合は，**比較的半減期の短いものが望ましいです**．長時間持続型のNSAIDsは代謝，排泄の遅れから副作用が起こりやすく高齢者には原則使用しない方が安全です．

NSAIDsはシクロオキシゲナーゼ（COX）を阻害し，アラキドン酸からプロスタグランジン（PG）が生成されるのを抑制し消炎鎮痛作用を発現します．COXはCOX-1とCOX-2の2種類が存在し，COX-1は消化管粘膜，腎臓，血小板などの正常組織で恒常的に生成されているのに対して，COX-2は炎症組織のみに誘導されます．NSAIDsは，COX-1を阻害し腎血流維持や消化管粘膜の保護作用を有するPGを抑制するために，**腎障害や消化管潰瘍などの副作用**が発現すると考えられています．実際にCOX-2選択的阻害薬のセレコキシブ（セレコックス®）はジクロフェナク（ボルタレン®）

● 表　主要なNSAIDsの特徴

	一般名	商品名	作用時間	COX-2選択性	消化管毒性	心血管イベントリスク	腎毒性
フェニル酢酸系	ジクロフェナク	ボルタレン®	短時間	低い	高い	上昇	あり
インドール酢酸系	インドメタシン	インダシン®	短時間	低い	高い	おそらく上昇	あり
	スリンダク	クリノリル®	中間時間	低い	高い	おそらく上昇	相対的に低い
プロピオン酸系	イブプロフェン	ブルフェン®	短時間	低い	高い	上昇	あり
	ロキソプロフェン	ロキソニン®	短時間	低い	高い	おそらく上昇	あり
オキシカム系	メロキシカム	モービック®	中間時間	比較的高い	比較的低い	上昇	あり（理論上相対的に低い）
ピラノ酢酸系	エトドラク	ハイペン®	中間時間	比較的高い	比較的低い	おそらく上昇	あり（理論上相対的に低い）
コキシブ系	セレコキシブ	セレコックス®	中間時間	高い	低い	上昇	あり（理論上相対的に低い）

などの従来の非選択的NSAIDsと比較すると潰瘍の発生率が低下するというエビデンスがあります[1]．

また，セレコキシブとロキソプロフェン（ロキソニン®）の疼痛効果は国内の臨床試験では同等であることが示されています．しかし経験的には，COX-2選択性の高いNSAIDsでは疼痛コントロールが不十分でCOX-2選択性の低いNSAIDsに変更する場合もあります．

NSAIDs使用の注意点

高齢者で消化管潰瘍の既往がある場合や，心血管系の併存疾患があり低用量アスピリンを内服している場合など，消化管出血合併の高リスク群に対しては，セレコキシブの安全性は確立されておりません．また，NSAIDsの使用に対するプロトンポンプ阻害薬（PPI）の予防効果のエビデンスも十分ではありません[1]．このような高リスク群に対しては経験的にはセレコキシブと保険診療上も予防的な使用が認められているランソプラゾール

（タケプロン®）の併用を検討しますが慎重に投与すべきです．

腎障害に対しては選択的COX-2阻害薬の安全性は確立していません．慢性腎臓病のstage Ⅲ程度の腎障害合併例にNSAIDsを使用する場合はスリンダク（クリノリル®）が使用されることが多いですが，できるだけ避けるべきでしょう．Stage Ⅳの高度腎障害のある場合は原則避けるべきでしょう．

またNSAIDsの過剰投与とならないように注意しましょう．例えば関節リウマチ発症時にNSAIDsは効果不十分で，患者さんが過量にNSAIDsを内服して腎障害を合併することがあります．特にジクロフェナクの坐剤と他の経口NSAIDsが併用されて過剰投与になるケースがあり気を付けましょう．NSAIDs長期使用による虚血性心疾患のリスクについてはQ73で述べます．

Point　NSAIDs使用の注意点
- 漫然とNSAIDsを投与しないで，疼痛の原因となる疾患を診断することが大切
- NSAIDs使用時には腎障害，消化管潰瘍の既往，抗凝固療法の有無を確認し，消化管潰瘍のリスクが高い場合はCOX-2選択性の高いNSAIDsの使用とPPIの予防投与を検討
- 腎障害に対して安全性の高いNSAIDsは存在しない

● 文献
1) Hinz B et al. : Drug insight: cyclo-oxygenase-2 inhibitors--a critical appraisal. Nat Clin Pract Rheumatol, 10 : 552-560, 2007

〈杉原毅彦〉

解熱鎮痛薬

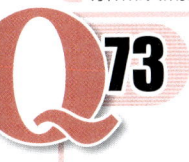

Q73 腰痛を直して！ でも狭心症の既往が…

NSAIDsの心血管イベントのリスク

高齢者は複数の疾患を合併することが多く，心血管イベントと消化管障害のリスクが高い患者さんにNSAIDsの投与が必要となる場合があります．消化管潰瘍の合併のリスクが低いことからCOX-2選択性の高いセレコキシブ（セレコックス®）を使用したいところですが，セレコキシブの添付文書にはCOX-2選択的阻害薬の心血管イベントのリスクに対する警告が記載されています．心血管イベントに対するNSAIDsのリスクはどの程度あるのでしょうか？

A

本邦で使用できるCOX-2選択的阻害薬のセレコキシブ（セレコックス®）の添付文書の警告欄に，「心筋梗塞，脳卒中等の重篤で場合によっては致命的な心血管系血栓塞栓性事象のリスクをCOX-2選択性の高い薬剤が増大させる可能性があり，これらのリスクは使用期間とともに増大する可能性があると海外で報告されている」ことが記載されています．

例えば，結腸ポリポーシスに対する癌発生抑制効果を検討した無作為化臨床試験のサブ解析の結果[1]では，約3年の試験期間で，COX-2選択的阻害薬（セレコキシブ）の心血管イベントのリスクが高用量（800 mg）投与群で有意に増大しました．しかし常用量の400 mg投与群（日本では200 mgが常用量）では，3つの長期投与試験のうち1つの試験でのみ，有意なリスクの増加を認めました．英国のデータベースを使用した観察研究では，既知の冠動脈疾患の危険因子も含めて多変量解析が行われ，COX-2選択的阻害薬のみでなくジクロフェナク（ボルタレン®）やイブプロフェン（ブルフェン®）などの従来からある非選択的NSAIDsでも心筋梗塞発症のリスクが1.2〜1.5倍に有意に増加することが示されました．65歳以上の高齢者に限って解析しても同様の傾向を示しています．またセレコキシブよりCOX-2選択性の高いエトリコキシブとジクロフェナクで，平均1年半観察した結果，心血管イベントの発生率は両者で差を認めませんでした．複数のコホート研究についての系統的レビューの結果では，セレコキシブで有意な心血管イベントのリスクの増加はなく，むしろジクロフェナクでリスクの増加が報告されています[2]．

現時点では非選択性のNSAIDsとCOX-2選択性の高いNSAIDsの心血管イベントのリスクは同等と考え，**長期にNSAIDsを投与する場合は，消化管障害や腎障害のみでなく心血管イベントのリスクも増大する**ことを，患者さんには説明する必要があります．特に高齢者は心血管イベントのリスクがもともと高い場合が多いので，注意が必要です．また，痛みの原因となる疾患の診断と根本的治療をできるだけ目指し，NSAIDsの投与量は可能な限り最小限に留めることが大切です．

非選択性のNSAIDsは血小板中のCOX-1を阻害して血小板凝集を抑制し心血管を保護するのではという考え方が以前はありました．しかし，血小板凝集抑制作用をもたらすにはCOX-1の活性を強力に抑制する必要があり，非選択性NSAIDsはCOX-1の活性を低用量アスピリンと同等に抑制できないことが示されています[3]．非選択性NSAIDsも心血管イベントのリスクをむしろ増大させる可能性があり，**心血管イベントのリスクのある患者さんにNSAIDsを使用する際には低用量アスピリンの併用が必要です．**

Point NSAIDsと心血管イベント

- NSAIDsの長期投与は心血管イベントの危険因子である
- COX-2選択性の高いNSAIDsと非選択性のNSAIDsとの心血管イベントのリスクは同等である
- 非選択性NSAIDsは低用量アスピリンと同等の血小板凝集抑制作用はない
- 心血管イベントのリスクのある患者さんにNSAIDsを使用する際には低用量アスピリンの併用が必要である

● 文献

1) Solomon SD et al. : Cardiovascular risk associated with celecoxib in a clinical trial for colorectal adenoma prevention. ; Adenoma Prevention with Celecoxib (APC) Study Investigators. N Engl J Med, 352 : 1071-1080, 2005
2) García Rodríguez LA & González-Pérez A : NSAIDs and the risk of acute myocardial infarction. Nat Clin Pract Rheumatol, 3 : 202-203, 2007
3) Hinz B et al. : Drug insight: cyclo-oxygenase-2 inhibitors--a critical appraisal. Nat Clin Pract Rheumatol, 10 : 552-560, 2007

〈杉原毅彦〉

解熱鎮痛薬

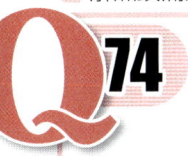

Q74 PL顆粒とピリナジン®処方したら吐き気，浮腫が出現

アセトアミノフェンの過量投与

高齢者には腎機能低下を合併していることがあり，NSAIDsを投与しにくい場合があります．アセトアミノフェンはNSAIDsよりは腎障害への影響が少ない印象がありますが，アセトアミノフェンの高齢者に対する使用は安全でしょうか？

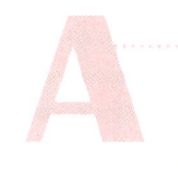

A

　アセトアミノフェンは肝代謝で，NSAIDsのように腎血流量を減少させるような作用がないため，潜在的腎機能低下のある高齢者でも常用量で使用しやすいと言えます．しかしアセトアミノフェンは市販の感冒薬にも含まれていることが多く，総合感冒薬として使用されるPL顆粒は1包あたり150 mgのアセトアミノフェンが含まれていますので，アセトアミノフェン処方の際には過量投与とならないように注意が必要です．

　アセトアミノフェンは**過量投与により急性尿細管壊死，肝壊死を誘発する**ことが知られています．また，**過量投与後12〜24時間で吐気や嘔吐を伴うことがあり**，アセトアミノフェン投与中に消化器症状の悪化を認めたときは，過量投与となっていないか注意する必要があります．アセトアミノフェンによる急性尿細管壊死，肝壊死は，栄養状態の悪い患者，脱水症状のある患者，アルコール多飲者，抗てんかん薬，リファンピシン（リファジン®）などの相互作用のある薬剤の併用で誘発されやすいことが知られており，特に高齢者は食欲が低下しがちであったり多剤併用が多かったりするので注意が必要です．極量は1日3 gですが，**3 gでも危険因子を有する場合は急性尿細管壊死，肝壊死が誘発されることがあり**注意が必要です．添付文書では1日投与量＞1.5 gを長期内服する場合に定期的な肝機能の測定が推奨されています．

　アセトアミノフェンはプロスタグランジンの生成抑制作用を認めないため，血小板凝集抑制作用はありません．また上部消化管病変の合併についてはNSAIDsよりリスクが低いですが，用量が多いと合併することがあり注意が必要です．**アセトアミノフェン1日2 g以上の使用で上部消化管病**

変の頻度を増加させることが報告されています．またNSAIDs潰瘍はステロイドの併用でリスクが高まることが報告されていますが，アセトアミノフェンも高用量（＞2 g）のステロイド併用でリスクが高まることが報告されています[1]．

> **Point　アセトアミノフェンの注意点**
> ● アセトアミノフェンは過量投与による消化管症状，肝壊死，急性尿細管壊死に注意

● 文献
1) García Rodríguez LA & Hernández-Díaz S：The risk of upper gastrointestinal complications associated with nonsteroidal anti-inflammatory drugs, glucocorticoids, acetaminophen, and combinations of these agents. Arthritis Res, 3：98-101, 2001

〈杉原毅彦〉

消化性潰瘍治療薬

Q75 胃潰瘍が見つかった！さて，選択薬は？

高齢者の胃潰瘍，逆流性食道炎治療薬選択

高齢者の胃潰瘍，逆流性食道炎治療薬の選択と使用上の注意について教えてください．特に適応禁忌あるいは要注意疾患，併用禁忌薬剤などについて，また用量を調節するうえでの注意についてもお願いします．

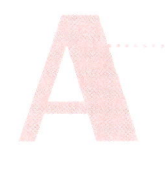

A

胃潰瘍や逆流性食道炎の治療にはプロトンポンプ阻害薬（PPI），ヒスタミンH_2受容体拮抗薬（H_2RA）が用いられ，さらに，胃潰瘍の治療として，プロスタグランジン（PG）製剤，胃粘膜防御因子増強薬や，*Helicobacter pylori*（*H. pylori*）除菌療法のための抗菌薬も用いられています．高齢者は他疾患の合併を持ちあわせている場合がありますので，種々の薬剤を常用している場合が多く，**薬物間相互作用に留意**することが重要です．また，高齢者は消化管運動の低下や腎機能の低下などにより，薬剤の吸収や排泄に変化が起こりえますので注意を払う必要があります．

● PPI

PPIは肝で分解される肝代謝の薬剤であり，CYP2C19，CYP3A4などがその主要代謝酵素で，PPIのうち，オメプラゾール（オメプラール®，オメプラゾン®）とランソプラゾール（タケプロン®）はCYP2C19への依存度が高いことが知られています（表1）．ワルファリンはチトクロームp450（CYP）系の酵素（CYP2C9，CYP1A2，CYP2C19，CYP3A4）で代謝され，タクロリムス（プログラフ®）はCYP3A4で，その他CYP2C19で代謝を受ける薬剤であるジアゼパム（セルシン®），フェニトイン（アレビアチン®）などはPPI投与で血中濃度が上昇する可能性があります．一方，クロピドグレル（プラビックス®）はCYP2C19で活性型へと変換され薬理作用を示すため，クロピドグレルと代謝拮抗する可能性のある**PPIがクロピドグレルの作用を減弱させる可能性**もあります．

さらに，胃内のpHが上昇することで，ジゴキシン（ジゴシン®），メチ

● 表1　プロトンポンプ阻害薬とCYPを介する薬物間相互作用

CYP酵素	対象薬物	OPZ	LPZ	RPZ
CYP1A2	テオフィリン	無し	？↑CI	無し
	カフェイン	↑CI*	—	無し
	ワルファリン	？↓CI（by 3%）	無し	無し
CYP2C9	フェニトイン	↓CI（by 15〜20%）	無し	無し
	ワルファリン	？↓CI（by 3%）	無し	無し
	カルバマゼピン	↓CI	—	—
	トルブタミド	↑AUC（by 10%）	—	—
CYP2C19	ジアゼパム	↓CI（by 15〜20%）	OPZに準ずる	無し
	フェニトイン	↓CI	OPZに準ずる	—
	ワルファリン	↑濃度約2倍	—	無し
CYP2D6	デブリソキン	無し	—	—
	プロプラノロール	無し	無し	—
CYP3A4	メチルプレドニゾロン	無し	—	—
	ニフェジピン	？↓CI	—	—
	ワルファリン	？↓CI（by 3%）	無し	無し
	タクロリムス	？↓CI	？↓CI	—
	シクロスポリン	無し	—	—
	キニジン	無し	—	—
	クラリスロマイシン	↑	—	—

CYP：チトクローム p450，OPZ：オメプラゾール，LPZ：ランソプラゾール，RPZ：ラベプラゾール，CI：薬物のクリアランス，無し：相互作用無し，−：検討されていない，？：不明確，＊：CYP2C19のPoor metabolizerの場合，↓CL：クリアランス低下，↑CL：クリアランス上昇，薬物クリアランス低下は血中濃度を上昇させる，AUC：area under the blood coucentration time curve，薬物血中濃度−時間曲線下面積（↑AUCは薬物血中濃度上昇を示す）（文献1より一部改変）

● 表2　H₂RA投与量の腎機能による調整

Ccr（mL/分）	ラフチジン（プロテカジン®）	ファモチジン（ガスター®）	ラニチジン（ザンタック®）	シメチジン（タガメット®）
正常 ≧70	1回10 mg 1日2回	1回20 mg 1日2回	1回50 mg 1日2回	1回200 mg 1日4回
70＞Ccr≧60			1回75 mg 1日2回	
60＞Ccr≧50		1回20 mg 1日2回		
50＞Ccr≧30		1回10 mg 1日2回		1回200 mg 1日3回
30＞Ccr≧5	（透析患者には低用量から投与）	1回20 mg 2〜3日に1回	1回75 mg 1日1回	1回200 mg 1日2回
5＞Ccr		1回10 mg 1日1回		1回200 mg 1日1回

ラフチジン以外のH₂RAは腎機能によって投薬量を調整することが必要である．Ccr：クレアチニンクリアランス．（文献2より）

ルジゴキシン（ラニラピッド®）の分解が抑制され血中濃度上昇に伴って薬効が増強する場合や，ミコナゾール（フロリード）やゲフィチニブ（イレッサ®）の溶解性がpHに依存しているため，薬剤の吸収が低下し作用が減弱する可能性があります．また，HIV治療薬アタザナビル（レイアタッツ®）の併用はPPIの酸分泌抑制作用によってアタザナビルの血中濃度が低下することでその作用を減弱する恐れがあることが知られており，添付文書上は併用禁忌とされています．

● H_2RA

高齢者では腎機能が低下している例が多く見受けられます．H_2RAは**ラフチジン（プロテカジン®）を除いてすべて腎排泄型**の薬剤であり，腎機能が低下している例では血中濃度が上昇しやすいため**投与量を腎機能によって調節**する必要があります（表2）．

● PG製剤

本剤は副作用として**腹痛や下痢を高頻度に発症**するため長期の使用が困難なことが多い薬剤です．

● 制酸薬・粘膜防御因子増強薬

酸化マグネシウム，水酸化アルミゲル，メタケイ酸マグネシウム，水酸化アルミゲル，水酸化マグネシウムなどの制酸薬や，アルジオキサ（アランタ®），スクラルファート（アルサルミン®）などの粘膜防御因子増強薬には金属カチオンが含まれているため，**ニューキノロンやテトラサイクリン系の薬剤の吸収を防ぐ**ので注意が必要です．

> **Point 高齢者胃潰瘍，逆流性食道炎に対する酸分泌抑制薬処方のポイント**
> - 胃潰瘍や逆流性食道炎の治療にはプロトンポンプ阻害薬（PPI），ヒスタミンH_2受容体拮抗薬（H_2RA）が用いられる
> - 高齢者は他疾患の合併のため，種々の薬剤を常用している場合が多く，薬物間相互作用に留意する

第4章　高齢者で頻用される薬の使い方

- 高齢者は消化管運動の低下や腎機能の低下などにより，薬剤の吸収や排泄に変化が起こりうる

● 文献
1) 古田隆久，梅村和夫：上部消化管治療薬の相互作用．老年消化器病，18：49-53，2007
2) 木下芳一，森田由美：高齢者胃潰瘍の薬物療法の留意点と服薬指導．日本臨床，68：2046-2051，2010

〈千葉俊美〉

■ 消化性潰瘍治療薬

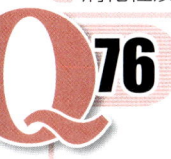

Q76 NSAIDsで心窩部痛に貧血！

高齢者のNSAIDs潰瘍に対する予防薬

75歳の男性が腰痛のためにロキソプロフェン（ロキソニン®）を1日3錠内服したところ1週間後に心窩部痛を認め，血液検査でHb値の低下を認めたため来院しました．既往歴を確認したところ，消化性潰瘍での治療歴が認められました．酸分泌抑制薬の投与はありませんでした．高齢者に対する膝関節痛や腰痛にNSAIDsを使うことが多いのですが，消化性潰瘍治療薬を予防的に併用すべきでしょうか？また併用する場合にはどのような潰瘍予防薬が望ましいのでしょうか？その注意点などについて教えてください．

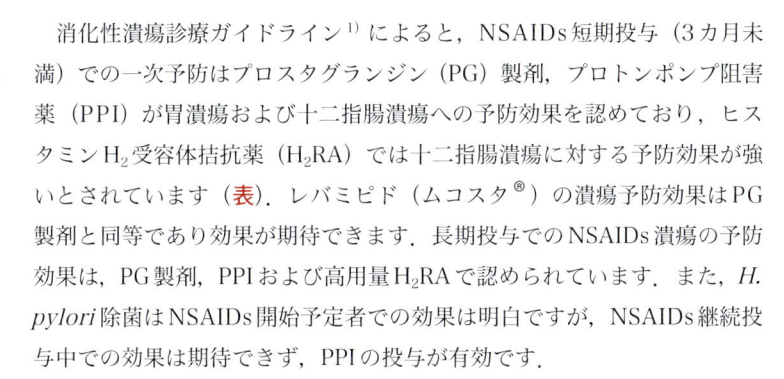

A

消化性潰瘍診療ガイドライン[1]によると，NSAIDs短期投与（3カ月未満）での一次予防はプロスタグランジン（PG）製剤，プロトンポンプ阻害薬（PPI）が胃潰瘍および十二指腸潰瘍への予防効果を認めており，ヒスタミンH_2受容体拮抗薬（H_2RA）では十二指腸潰瘍に対する予防効果が強いとされています（表）．レバミピド（ムコスタ®）の潰瘍予防効果はPG製剤と同等であり効果が期待できます．長期投与でのNSAIDs潰瘍の予防効果は，PG製剤，PPIおよび高用量H_2RAで認められています．また，*H. pylori*除菌はNSAIDs開始予定者での効果は明白ですが，NSAIDs継続投与中での効果は期待できず，PPIの投与が有効です．

一方で，高齢者または消化性潰瘍の既往歴がある症例を高リスク群と言います．PPIおよびPG製剤は高リスク群症例での予防効果を認めていますが，**H_2RAの効果は明白ではありません**．

また，高齢者で低用量アスピリンを服用している症例は消化性潰瘍の発症率および有病率が高く，PPIやH_2RAの一次予防効果が示されていますが，保険適応になっていませんので処方の際には注意が必要です．低用量アスピリン服用による上部消化管出血の発症率，有病率の抑制にもPPIやH_2RAの有効性が報告されています[1]．低用量アスピリンによる上部消化管出血の再発抑制には，**除菌に加えPPIの投与が有効です**．

さらに，高齢者では低用量アスピリンとNSAIDsを併用することも多く，このような症例は上部消化管出血や潰瘍の発症のリスクを高めるためより

第4章　高齢者で頻用される薬の使い方

● 表　NSAIDs潰瘍に対する予防薬の効果

	PG製剤	PPI	H₂RA
NSAIDs短期投与群（3カ月未満）	○	○	○（十二指腸）
NSAIDs長期投与群（3カ月以上）	○	○	○（高用量）
高リスク群（高齢者，既往歴）	○	○	?
高齢者＋低用量アスピリン		○	○

注意が必要で，PPIの併用による再発予防効果が確認されています．

最近ではCOX-2選択的阻害薬であるNSAIDsセレコキシブ（セレコックス®）が胃潰瘍，十二指腸潰瘍の発生率を下げ，再出血に関しても予防することが報告されています[1]．また，低用量アスピリンとの併用は消化性潰瘍発症率を増加させますが，この潰瘍発症率は通常のNSAIDsと低用量アスピリンを併用した場合よりは低いとされています[1]．

今回の症例は，既往に消化性潰瘍を認め，かつ高齢者であるために高リスク群に属します．そのため，NSAIDs投与の際には消化性潰瘍の再発予防のために，最初からPPIの併用投与が望ましい症例でした．

Point　NSAIDs潰瘍に対する予防薬のポイント

- NSAIDs潰瘍の予防効果はPG製剤，PPIで認められている
- H₂RAはNSAIDs短期投与では十二指腸潰瘍に対し，長期投与では高用量にて予防効果が認められているが，高リスク群での効果は明白ではない
- 低用量アスピリンとNSAIDsの併用は上部消化管出血や潰瘍の発症のリスクを高めるためより注意が必要で，PPIの併用による再発予防効果が確認されている
- COX-2選択的阻害薬が胃潰瘍，十二指腸潰瘍の発生率を下げ，再出血に関しても予防する

● 文献

1）『消化性潰瘍診療ガイドライン』日本消化器病学会/編，南江堂，2009

〈千葉俊美〉

消化性潰瘍治療薬

Q77 H₂RAか？PPIか？

安全なヒスタミンH₂受容体拮抗薬とプロトンポンプ阻害薬の使い分け

高齢者への処方の際，ヒスタミンH₂受容体拮抗薬（H₂RA）とプロトンポンプ阻害薬（PPI）の使い分けがわかりません．胃潰瘍や十二指腸潰瘍ではどちらを優先すべきでしょうか？ H₂RA，PPIを安全に使用する場合の注意について教えてください．

消化性潰瘍診療ガイドライン[1]によると，**胃潰瘍に対する初期治療の薬剤選択はPPIを第一選択薬**とし，第一選択薬としてPPIを選択できない場合はH₂RAを投与するとしています．

投与初期にはH₂RAよりもPPIの方が潰瘍治癒率が高い傾向にあり，PPIによって速やかに潰瘍治癒が得られるという特性を表しています．また，6〜8週後の時点でもPPIがH₂RAより潰瘍治癒率が高いとされています．**十二指腸潰瘍に対しても同様にPPIを第一選択**とし，PPIを使用できない場合はH₂RAを優先的に投与することが望ましいとされています．

● PPIの副作用

高齢者においても同様に考えてよいと思いますが，表1に高齢者胃潰瘍の特徴を示します．また，PPI投与の際には併用薬との相互作用（Q75参照）を常に念頭に置く必要があり，併用薬の作用増強や減弱に十分な注意が必要です．PPIの長期投与による問題点として指摘されているのは，胃カルチノイド腫瘍，胃癌や大腸癌の発生，鉄欠乏性貧血やビタミンB_{12}欠乏による貧血や神経障害，肺炎，骨折，腸管感染症，collagenous colitisなどの報告がありますが，適正使用により問題はないとされています．高齢者で起こりやすい副作用として便通異常（便秘，下痢），発疹，頭痛，めまい，眠気などがあります（0.1〜5％未満）．また，H. pylori 除菌治療の副作用に軟便・下痢（約40％），味覚異常（約20％）があります．

● H₂RAの副作用

H₂RAは胆汁排泄型のラフチジン（プロテカジン®）以外は腎排泄型で

第4章　高齢者で頻用される薬の使い方

● 表1　高齢者胃潰瘍の特徴

症状	症状に乏しい 身体所見も明らかではない場合がある 非典型的な症状（他の疾患の症状と似る場合がある）
潰瘍	高位潰瘍が多い 出血，穿孔などを合併しやすい 巨大潰瘍の傾向がある 低用量アスピリン/NSAIDs潰瘍が多い
経過	致死率が高い 合併症が多い 治りにくく再発しやすい

（文献2より）

● 表2　H_2RAとPPIの薬効の違い

	H_2RA	PPI
作用の発現	数時間で血中濃度上昇	十分な効果発現には数日を要する
作用の特徴	ヒスタミン受容体に可逆的結合	プロトンポンプに共有結合
代謝・排泄	腎排泄	肝代謝
適応の優先		消化性潰瘍の第一選択
治療率		消化性潰瘍の治療率高い
併用禁忌	併用禁忌なし	アタザナビル（レイアタッツ®）
注意点	腎機能障害者の投与は注意	同じ代謝酵素で代謝される薬物の代謝・排泄の遅延

あるため高齢者などでみられる**腎機能低下例では投与量を1/2から1/4に減量**するなど腎機能に応じて投与量の調節を要します（Q75参照）．減量せずに使用すると血中濃度が上昇するため顆粒球減少や汎血球減少症などの副作用をきたしやすいため注意を要します．シメチジン（タガメット®）では肝臓の薬物代謝酵素であるチトクロームp450（CYP）の酵素活性阻害がみられるため，併用によりワルファリン，ジアゼパム（セルシン®），テオフィリン（テオドール®），リドカイン（キシロカイン®），ニフェジピン（アダラート®）などの血中濃度を上げる可能性があり，注意を要します．H_2RAの副作用の発現頻度は1～3%と低く，安全性の高い薬剤です．主な副作用は下痢，便秘，肝機能障害，皮疹，骨髄抑制（白血球減少，血小板減少），頭痛，痙攣，錯乱などです．

Point 潰瘍に対するPPI，H₂RA使用のポイント

- 胃潰瘍と十二指腸潰瘍に対する初期治療の薬剤選択はともにPPIを第一選択薬とし，第一選択薬としてPPIを選択できない場合はH₂RAを投与する（表2）
- 高齢者のPPI投与では併用薬との相互作用を常に念頭に置き，高齢者で起こりやすい副作用にも注意する
- H₂RAは胆汁排泄型のラフチジン以外は腎排泄型であるため，高齢者の腎機能低下例では腎機能に応じて投与量の調節する
- シメチジンでは肝臓の薬物代謝酵素であるチトクロームp450の酵素活性阻害がみられるため，薬物間相互作用に注意する

● 文献
1)『消化性潰瘍診療ガイドライン』日本消化器病学会/編，南江堂，2009
2) 久保（梶）牧子 他：高齢者胃潰瘍の概念と臨床像．日本臨床，68：1967-1972，2010

〈千葉俊美〉

便秘治療薬

Q78 刺激性下剤で腹痛，排便困難，便失禁！

高齢者に対する下剤使用の原則

「下剤を飲むとクセになる」とか「毎日下剤を飲むと次第に効かなくなって便秘がひどくなる」と心配して，下剤を飲まずに4〜5日間排便がない状態の後に大量の刺激性下剤を内服する高齢者がいます．この場合，排便のある日には何度も排便し，最初の方は硬便のために排便困難や腹痛で苦労し，後半では下痢便のために便失禁で困ることがあります．適切な下剤の使い方を教えてください．

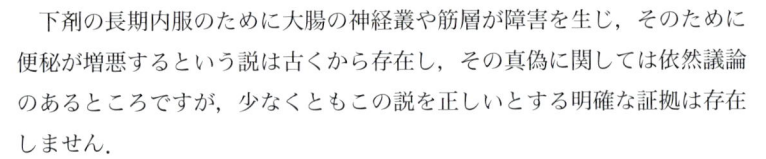

A

下剤の長期内服のために大腸の神経叢や筋層が障害を生じ，そのために便秘が増悪するという説は古くから存在し，その真偽に関しては依然議論のあるところですが，少なくともこの説を正しいとする明確な証拠は存在しません．

下剤にはさまざまな種類がありますが，代表的なものは浸透圧性下剤としての酸化マグネシウムと刺激性下剤としてのセンノシド（プルゼニド®），センナ（センナリド®）やピコスルファートナトリウム水和物（ラキソベロン®）です．ビーマス®のような両者を配合した下剤もあります．

プルゼニド®やセンナリド®はアントラキノン系と呼ばれ，内服後に胃や小腸では作用することなく通過して大腸に到達し，大腸内で腸内細菌によって分解されてレインアンスロンという活性物質になります．そして，大腸内腔側から作用して大腸の蠕動運動を亢進させるとともに水と電解質の分泌を増加させて下剤としての効果を発揮します．内服してから効果発現まで6〜8時間かかるため翌朝の排便を期待して就寝前に内服することが多く，下剤としての効果は比較的高いです．しかし，作用発現時に腹痛を惹起することが多く，効き過ぎて頻回便になったり，高齢者では硬便排出後の液状便のために便失禁を呈したりすることがあるため，下剤としての第一選択薬とはならず，**酸化マグネシウムを第一選択薬として推奨**します．

●酸化マグネシウムの効果と注意点

酸化マグネシウムは塩類下剤に属し，マグネシウムは腸管内でほとんど

吸収されないため，腸内容物が体液と等張になるまで水分を腸管内に移行させて便性を軟らかくする浸透圧作用をもちます．効き方が緩やかで，刺激性下剤のような腹痛や頻回便などの副作用がありません．排便がないときだけ内服するのではなく，**毎日内服して排便回数や便性に応じて微調整するのが大原則**です．排便回数は1回/2日～2回/日を，便性はブリストル便性状スケールで3～5型（バナナ程度かそれよりもやや硬いか軟らかい程度）を目安とします．

本剤の内服で注意すべきことは，高マグネシウム血症です．本剤は腸管からほとんど吸収されませんが，極く稀に，少量ながら吸収されたマグネシウムが蓄積して高マグネシウム血症を呈する場合があります．症状は，悪心，嘔吐，口渇，徐脈，筋力低下，傾眠などで，マグネシウムが排泄されにくい腎障害患者で生じやすいですが，腎機能が正常でも発生したとの報告があり，本剤を長期に大量投与されていた統合失調症や認知症の患者では死亡例も報告されています．腎障害のある患者ではラクツロース（モニラック®）30～60 mL/日を浸透圧下剤の代用とし，酸化マグネシウムを最大量の2 g/日で長期に内服している患者，特に**高齢者では，腎機能が正常でも6カ月に1回は血液検査を行って血清マグネシウム濃度を確認**することが望ましいです．

Point 下剤使用時のポイント

- 酸化マグネシウムで効果が不十分な場合にのみ，プルゼニド®などの刺激性下剤を排便のなかった日の睡眠前に頓服として使用する
- 腎機能が正常でも長期に内服している場合は高マグネシウム血症に注意する
- 排便回数は1回/2日～2回/日を，便性はブリストル便性状スケールで3～5型（バナナ程度かそれよりもやや硬いか軟らかい程度）を目標とする

● 文献

1) Muller-Lissner SA et al.：Myths and misconceptions about chronic constipation. Am J Gastroenterol, 100：232-242, 2005
2) 味村俊樹：5.便秘,『消化器疾患最新の治療2007-2008』菅野健太郎　他/編, 南江堂, 72-75, 2007
3) 味村俊樹：7.便秘,『いきなり名医！高齢者に対する薬の安全処方』桑島　巖/編, 日本医事新報社, 62-67, 2010

〈味村俊樹〉

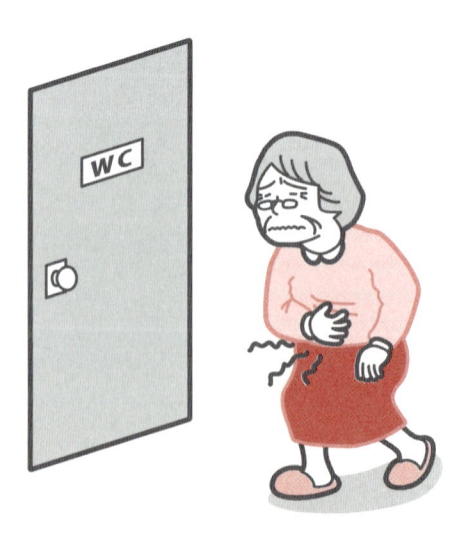

便秘治療薬

Q79 下痢と便秘を行ったり来たり…

下痢と便秘を繰り返す高齢者への対処法

排便回数が少ない便秘症状に対して酸化マグネシウムを投与したら，下痢便にはなるが，まだ排便回数が少なかったり排便の量が少ないと不満感を訴える高齢者がいます．また，下痢に対して止痢剤（ロペミン®）を投与したら便秘になって，内服を中止するとまた下痢になる方もいます．このような高齢者にはどのように対処すればよいのでしょうか？

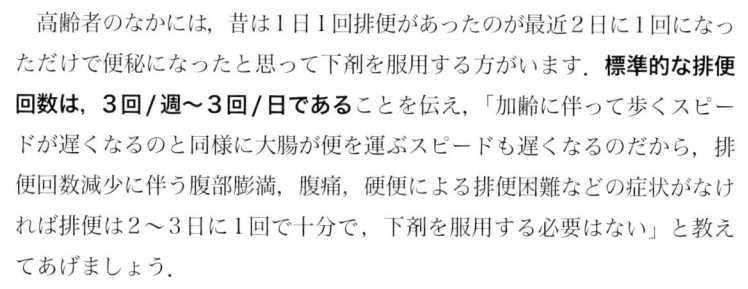

A

　高齢者のなかには，昔は1日1回排便があったのが最近2日に1回になっただけで便秘になったと思って下剤を服用する方がいます．**標準的な排便回数は，3回/週～3回/日である**ことを伝え，「加齢に伴って歩くスピードが遅くなるのと同様に大腸が便を運ぶスピードも遅くなるのだから，排便回数減少に伴う腹部膨満，腹痛，硬便による排便困難などの症状がなければ排便は2～3日に1回で十分で，下剤を服用する必要はない」と教えてあげましょう．

　また高齢者は，咀嚼力の低下や義歯のために食物繊維の摂取量が低下しがちですから，そのために排便量も減少します．食生活の改善でも十分な食物繊維（20 g/日）を摂取できない場合は，**糞便量を増加させるポリカルボフィルカルシウム（コロネル®，ポリフル®）が有効**です．さらに，止痢剤では便秘になってしまう高齢者の下痢にも，整腸剤（ミヤBM®，ビオフェルミン®）の他にポリカルボフィルカルシウムが効果的です．

● ポリカルボフィルカルシウムの効果と注意点

　ポリカルボフィルカルシウムは，本来，過敏性腸症候群に対する薬剤で，下痢型に対しても便秘型に対しても有効です．

　本剤は高分子吸収ポリマーのカルシウム塩で，胃内の酸性条件下でカルシウムイオンを脱離してポリカルボフィルとなり，小腸や大腸の中性条件下で初期重量の35倍以上の水分を吸収して膨潤・ゲル化して効果を発揮し，消化管から吸収されずにほぼ100％糞便中に排泄されます．下痢の状態では腸内の水分を吸収してゲル化し，腸内容物の移送を遅らせて腸管に

よる水分吸収を促進し、便性状を固形化します．逆に便秘では、小腸内で吸収した水分で膨潤・ゲル化することによって遅延した大腸内容物の通過時間を短縮し、吸収した水分を保持することによって便からの水分の吸収を抑制して便性状を軟らかくします．

ポリカルボフィルカルシウムの使用に際して注意すべきことは、①**内服初期の腹部膨満感**、②**副作用としての蕁麻疹**、③**他薬剤との相互作用**の3点で、相互作用で注意すべき薬剤は、ビタミンD製剤、カルシウム製剤、胃酸分泌抑制薬です．本剤は、胃内の酸性条件下でカルシウムイオンを脱離して薬効を発揮するため、**ビタミンD製剤やカルシウム製剤を内服している患者では高カルシウム血症を呈するおそれがあります**．また、本剤とカルシウム製剤を同時に内服するとカルシウムイオンを脱離したポリカルボフィルにカルシウムが再結合して本剤の薬効が減弱する可能性があり、胃酸分泌抑制薬を内服していると本剤からカルシウムが脱離されないために本剤の薬効が減弱する可能性もあります．

Point 排便回数、便性に不満を訴える高齢者への対処法

- 毎日排便がないと気が済まないと主張する患者には、排便は2日に1回程度で十分と説明し、下剤を安易に増量しない
- 下剤で下痢便にはなるが、まだ排便回数が少なかったり排便の量が少ないと不満感を訴える患者には、高繊維食の代用としてポリカルボフィルカルシウム（コロネル®、ポリフル®）を試みる
- 下痢、便秘の両方にポリカルボフィルカルシウムは有効

● 文献

1）樽見 研：肛門科におけるポリカルボフィルカルシウム（ポリフル®）の有用性−特に刺激性下剤からの離脱について−．消化器の臨床、10：102-108、2007
2）味村俊樹：排便障害に対する治療−薬の使い方と注意すべきこと−．看護技術、55：18-22、2009
3）Emmanuel AV et al. ： Pharmacological management of constipation. Neurogastroenterol Motil, 21：41-54, 2009

〈味村俊樹〉

頻尿，尿閉，尿失禁

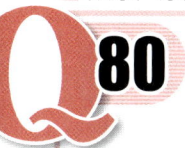

Q80 抗コリン薬の投与で，尿失禁が悪化！

抗コリン薬使用の注意点

80歳女性．数年前から急に尿がしたくなる（尿意切迫感）と我慢ができず漏れてしまうという症状（切迫性尿失禁）があり，かかりつけ医師に相談したところベシケア®を処方されました．2週ぐらい内服したらさらに漏れがひどくなり泌尿器科を受診されました．腹部超音波検査で多量の尿を膀胱内に認めたため，抗コリン薬を中止し間欠自己導尿を開始しました．過活動膀胱に対する抗コリン薬使用の注意点を教えてください．

A

過活動膀胱とは「尿意切迫感を有し，通常は頻尿および夜間頻尿を伴い，切迫性尿失禁を伴うこともあれば伴わないこともある状態」とされています．

膿尿・尿潜血がなく膀胱炎や膀胱癌などの尿路疾患が疑えない場合，女性の過活動膀胱に対しては初診から安全に抗コリン薬〔イミダフェナシン（ウリトス®，ステーブラ®），ソリフェナシン（ベシケア®），トルテロジン（デトルシトール®），プロピベリン（バップフォー®）など〕を投与できるとされています[1]．

一方，男性の前立腺肥大症（膀胱出口閉塞）に伴う過活動膀胱に対して，一般内科医が自らの判断で抗コリン薬を投薬すべきではありません．抗コリン薬が膀胱排尿筋の収縮力を低下させ，排尿症状（尿勢低下，尿線途絶，腹圧排尿など）を悪化させる可能性があるからです．

膀胱出口閉塞がなくても，高齢男性・女性では過活動膀胱でありながら膀胱の収縮力が弱い（DHIC：detrusor hyperactivity and impaired contractility）ことがあり，**不用意に抗コリン薬を投与すると尿閉，溢流性尿失禁が生じる可能性がある**ので注意が必要です．虚弱を思わせる高齢者に抗コリン薬を投与する際には，残尿があるかないかを見極めておくべきです．50 mL以上あれば専門医に相談すべきでしょう．

抗コリン薬のその他の副作用として，口内乾燥，便秘，霧視があります．閉塞隅角緑内障の患者に投与すると眼圧が高くなり緑内障が悪化するので，緑内障のタイプが開放隅角か閉塞隅角のいずれであるか眼科医に相談する

● 表　過活動膀胱を和らげる生活指導

・過活動膀胱を理解する（尿意切迫感はかりそめの感覚，尿意をコントロールすることが大事）
・適切な水分摂取を心がける（多飲多尿を避ける）
・夜間頻尿に対して，15:00以降の水分摂取（夕食後の果物も）は午前中に移す
・カフェイン含有飲料水（コーヒ，お茶，紅茶，コーラ）の摂取を少なくする
・酸性食品（食物酢，柑橘類，炭酸飲料など），刺激物の過剰な摂取を避ける
・便通を整える（便秘は過活動膀胱を悪化させたり，尿排出障害の原因になる）
・体重を減らす
・夕方に30〜60分程度散歩する
・膀胱訓練を行う（ほかごとを考えて尿意をやり過ごす）
・骨盤底筋体操を行う（括約筋を締めると膀胱の不随意収縮が抑えられる）

必要があります．また，抗コリン薬は認知機能を悪化させる可能性がありますが，新しい抗コリン薬（デトルシトール®，ベシケア®，ウリトス®，ステーブラ®）ではその可能性は低いようです．

　高齢者では副作用を避けるために，抗コリン薬は通常処方の半量程度から開始するのが適切です．また，投与後，残尿が増加していないか検討してください．

● 過活動膀胱を和げる方法

　過活動膀胱の症状を悪化させる要因として，多飲多尿，夜間多尿があります．水分摂取は，1日の尿量が体重（kg）×20〜25 mLぐらいになるのが適当です[2]．**必要以上に水分を摂取しても脳梗塞や心筋梗塞を予防できません．**夕方30分くらいの散歩は，下肢の浮腫を軽減させ，睡眠を深くして夜間頻尿を抑えます[3]．過活動膀胱を和らげる生活指導を表に示します[4]．

　尿意切迫感は「かりそめ」の感覚です．ほかごとを考えながら，肛門を5〜10秒締めたり緩めたりするとやり過ごすことができます．強い尿意が去ったところでトイレに行けば，切迫性尿失禁を避けることができます．

Point　過活動膀胱治療のポイント
● 高齢男性には，抗コリン薬は投薬しない

- 虚弱高齢女性に抗コリン薬を投与する場合は，残尿が50 mL以下であることを確認しておく
- 抗コリン薬投与後，残尿が多くならないか確認をする
- 高齢者には常用量の半分から投与する
- 過活動膀胱を和げる生活指導をする

● 文献

1) 『過活動膀胱診療ガイドライン　改訂ダイジェスト版』日本排尿機能学会過活動膀胱ガイドライン作成委員会/編，ブラックウェルパブリッシング，2008
2) 岡村菊夫　他：水分を多く摂取することで，脳梗塞や心筋梗塞を予防できるか？日本老年医学会雑誌，42：557-563，2003
3) Sugaya K et al.：Effects of walking excercise on nocturia in the elderly. Biomed Res, 28：101-105, 2007
4) 岡村菊夫　他：高齢者尿失禁ガイドライン．http://www.ncgg.go.jp/hospital/manual.html

〈岡村菊夫〉

頻尿，尿閉，尿失禁

Q81 ハルナール® Dは効かなかったのに，フリバス®が効くことがある

前立腺肥大症治療薬の選択と使用法

65歳男性，蓄尿・排尿症状があり，腹部超音波検査で前立腺容積が50mLあるということで紹介されました．前立腺肥大症診療ガイドラインに従い評価（図）[1]，当初，タムスロシン（ハルナール® D）を処方しましたが，夜間頻尿が軽快しませんでした．排尿記録では夜間多尿はなく，睡眠障害もなさそうです．ナフトピジル（フリバス®）に変更したところ，夜間頻尿も改善しました．なぜでしょうか？前立腺肥大症治療薬の選択と使用のポイントを教えてください．

A

● $α_1$ 交感神経遮断薬

降圧薬として用いられている $α_1$ 交感神経遮断薬は前立腺・尿道における抵抗を減弱させます．$α_1$ 受容体には，$α_{1A}$，$α_{1B}$，$α_{1D}$ のサブタイプがあることが知られ，タムスロシン（ハルナール® D）やナフトピジル（フリバス®），シロドシン（ユリーフ®）は，血管に多く存在する $α_{1B}$ 受容体には親和性が低く，起立性低血圧が生じにくくなっています．

フリバス®は膀胱に多く存在する $α_{1D}$ 受容体への親和性が高く，膀胱容量を増加させる効果があると言われています．また，最近，**前立腺の $α_1$ 受容体のサブタイプの分布には個人差があり**，ハルナール® Dが効かなかった患者にフリバス®を投与するとよく効いたり，また，その逆もあることが示されています[2]．$α_1$ 交感神経遮断薬は症状を取るためだけの薬ですが，効果が十分でなければ他の $α_1$ 交感神経遮断薬の使用を考慮すべきでしょう．

● 抗アンドロゲン薬

近年，**前立腺を縮小させる5α還元酵素阻害薬**〔デュタステリド（アボルブ®）〕が市販されました．この薬剤は，前立腺細胞中でテストステロンから活性型であるジヒドロテストステロンへの変換を阻害し，細胞の増殖を抑えて効果を発現します．**前立腺特異抗原（PSA）も減少するので，癌検診では注意が必要です**（内服しているときには，2倍に換算する必要が

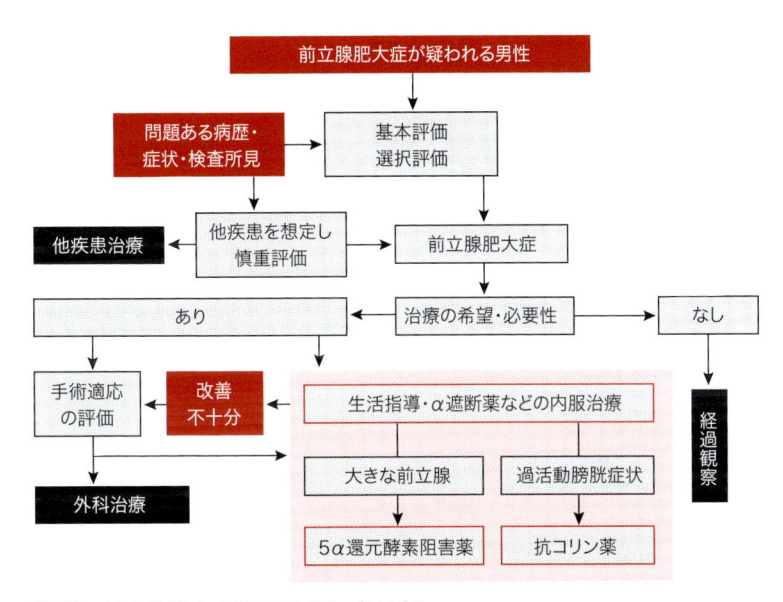

● 図　前立腺肥大症診療のアルゴリズム
前立腺肥大症の蓄尿症状に対する抗コリン薬投与は尿閉の可能性があり，注意が必要である
（前立腺肥大症診療ガイドライン[1]より転載）

ある)[3]．

　5α還元酵素阻害薬は血清テストステロン値を上げますので，勃起不全の生じる可能性が低いとされています．クロルマジノン（プロスタール®）やアリルエストレノール（パーセリン®）といった従来からのステロイド系抗アンドロゲン薬もありますが，こちらは勃起障害がかなりの頻度で生じます．これらの薬剤には即効性はなく，前立腺を小さく保つには飲み続けることが必要です．

　30 mL以上の前立腺肥大症の場合は抗アンドロゲン薬とα₁交感神経遮断薬を併用することで，治療効果が上がり，その持続期間も長期にわたることが示されています[1]．過活動膀胱を併発している症例では抗コリン薬の追加も治療手段となりますが，残尿増加や尿閉の可能性があることを認識している必要があります．エビデンスレベルは高くありませんが，植物エキス製剤であるエビプロスタット®やセルニルトン®，アミノ酸複合製

剤であるパラプロスト®，漢方薬である牛車腎気丸には排尿症状，蓄尿症状の緩和作用があるとされています．

● 手術という選択肢

虚弱高齢者で前立腺が大きく，将来，ADL障害や認知機能障害がさらに進む可能性が高く，また導尿やカテーテル留置が必要になると考えられる症例では，経尿道的前立腺手術を早めに考慮した方がよい患者群があります．薬物療法がさして効果がない場合には手術を行うことにより多剤併用が避けられる利点もあります．

Point 前立腺肥大症薬物療法のポイント

- 効果が不十分のときは他のα_1交感神経遮断薬に切り替えてみる
- α_1交感神経遮断薬と抗アンドロゲン薬を併用すると，それぞれの単独投与より効果が高く，持続する
- 抗アンドロゲン薬を用いている患者では，血清PSA値は2倍に換算する

● 文献

1）『前立腺肥大症診療ガイドライン』日本泌尿器科学会/編，リッチヒルメディカル，2011
2）Kojima Y et al.：Expression of a1-Adrenoceptor Subtype mRNA as a Predictor of the Efficacy of Subtype Selective a1-Adrenoceptor Antagonists in the Management of Benign Prostatic Hyperplasia. J Urol, 179：1040-1046, 2008
3）Andriole GL et al.：Clinical usefulness of serum prostate specific antigen for the detection of prostate cancer is preserved in men receiving the dual 5alpha-reductase inhibitor dutasteride. J Urol, 175：1657-1662, 2006

〈岡村菊夫〉

頻尿，尿閉，尿失禁

Q82 抗コリン薬の効果がいまひとつ…

腹圧性尿失禁の治療

73歳女性．尿失禁についてかかりつけ医と相談し，抗コリン薬内服を開始したところ，だいぶよくなったがまだ漏れがあるということで泌尿器科を受診されました．尿意切迫感と切迫性尿失禁は改善していますが，腹圧性尿失禁が改善していません．パッドテストでは軽症であり，テープ手術を希望されませんでした．どのように対処したらよいでしょうか．

A 女性では，切迫性尿失禁の他，腹圧性尿失禁（咳・くしゃみなど腹圧時に生じる），その両方がある混合性尿失禁があります[1]．腹圧性尿失禁の原因は妊娠・出産による骨盤底の筋膜・腱群の緩みが主ですが，高齢女性では尿道・尿道括約筋の弾性・緊張低下も原因となります．また，骨盤底の緩みにより，膀胱や子宮，直腸が膣内・膣外へ脱出（骨盤臓器脱：一種のヘルニアです）することがあります．

● 腹圧性尿失禁に骨盤底筋体操

切迫性尿失禁は過活動膀胱によるもので抗コリン薬が有効です．しかし，**腹圧性尿失禁には有効な薬物療法が確立されていません**．気管支拡張薬であるクレンブテロール（スピロペント®）は腹圧性尿失禁にも適応がありますが，効果はあまり期待できません．重症度はパッドテスト（1時間，決められた運動をして尿失禁量を測定）で決定します．

軽度の腹圧性尿失禁には，骨盤底筋体操が有効です（図）．臥位または座位で，おなかをへこませながら膣あるいは肛門をおなかの中に引き入れるように収縮させます．1回につき5〜10秒ぐらいの収縮を，朝昼夕食後に10回，お風呂の中で10回，テレビを見ながら10回してもらいます．収縮の間には深呼吸を2〜3回行い，酸素化を十分に行います．**骨盤底筋体操は，腹圧性尿失禁だけでなく切迫性尿失禁にも有効とされています**．骨盤底筋体操は持続して行うことが重要ですが，高齢者がモチベーションを持続することはなかなか難しいようです．なお，咳・くしゃみの前に骨盤底筋を締めると，尿失禁を消失あるいは軽減できることが知られています．複数

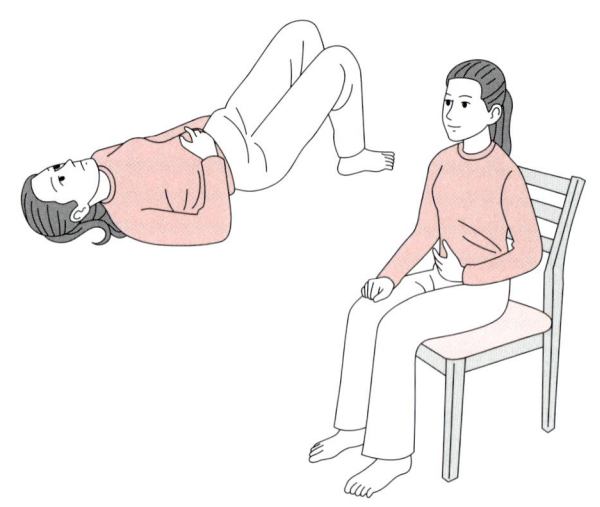

● 図　骨盤底筋体操
括約筋が締まるのが一番よくわかるのが仰向けに寝ころんだ姿勢ですが，座位でもよくわかります．イスにすわってできるようになると，どこでも気軽にできるようになります．1回締めたら深呼吸を2～3回して筋肉を休めましょう．10回締めるのを1コースとして，1日5コースを目指しましょう．（「尿もれケアナビ（unicharm）」http://www.nyoucare.jp/training/ を参考に作成）

の製薬会社，失禁ケア製品メーカーが体操のパンフレットを持っていますし，それぞれのホームページにも多くの情報が載っています．

その他の方法

　中等度～重度の腹圧性尿失禁では，尿道を支持するテープ手術が有効です[2]．局所麻酔や静脈麻酔下に行う30分程度の手術です．長期成績も安定していますので，情報が欲しい，骨盤底筋体操ではよくならない，手術を考えてもよいという患者さんには，泌尿器科受診を是非勧めてください．
　最近の尿失禁用パッドは吸水性，装着感のよいものが増えてきました．パッドを上手に使うのもよい手です．**多飲多尿は尿失禁を増悪させる因子**です．適切な水分摂取を勧めましょう．また，肥満も腹圧性尿失禁を増悪させます．体重を落とすと，腹圧性尿失禁の程度が改善することが知られています[3]．

Point 女性尿失禁診療のポイント

- 女性尿失禁には，腹圧性，切迫性，混合性のものがある
- 腹圧性尿失禁に対する有効な薬物療法はない
- 軽度の腹圧性尿失禁には骨盤底筋体操や行動療法が有効である
- 中等度〜高度の腹圧性尿失禁にはテープ手術が有効である

● 文献

1) 『EBMに基づく尿失禁診療ガイドライン』泌尿器科領域の治療標準化に関する研究班/編，じほう，2004
2) 石河 修：6) 尿失禁機能温存手術．日本産婦人科学会雑誌，58 (9)：337-341, 2006. http://www.jsog.or.jp/PDF/58/5809-337.pdf
3) Subak LL et al.：Weight loss: a novel and effective treatment for urinary incontinence. J Urol, 174：190-195, 2005

〈岡村菊夫〉

抗けいれん薬

Q83 脳梗塞後の痙攣が止まらない！

脳梗塞後の痙攣発作に対する対処法

高齢者の痙攣発作は，ほとんどが症候性てんかんであり，脳血管障害後の痙攣発作で救急外来を受診する高齢者は，多くいます．先日も80歳男性が，脳梗塞後の痙攣発作で，救急外来を受診．治療法として，まず，ジアゼパム（セルシン®，5 mg）1Aを静注しました．しかし，痙攣発作は，止まりませんでした．このようなとき，どのように対応すべきでしょうか？ また，再発防止の方法も教えてください．

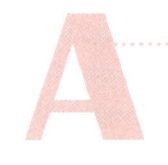

A

脳梗塞後の痙攣発作は，脳梗塞の病巣が原因の部分発作から二次性全般化し全身の痙攣発作を起こします．脳梗塞のなかでも，出血性梗塞や皮質を含んだ大梗塞，また，内科的合併症がある場合，痙攣発作を起こしやすくなります．脳梗塞後の痙攣発作は，早発性（14日以内）と遅発性（14日以後）に分けられますが，頻度としては，遅発性痙攣発作が多く，痙攣発作を繰り返し，再発する場合がよくあります．

● 痙攣発作の治療

救急外来での痙攣発作に対しては，まず，**ジアゼパム（セルシン®）の静注**を行います．使用量は，通常5 mg～10 mg，5 mg/分でゆっくり静注します．さらに，痙攣発作が，10～30分以上持続する場合（痙攣重積状態），ジアゼパムに加え，**フェノバルビタール（ノーベルバール®）の静注，フェニトイン（アレビアチン®）の静注**を順次追加します．それでも痙攣が続く場合，全身麻酔による治療・管理を行います（表）．投与中は血圧低下や呼吸抑制に十分注意する．

痙攣が，初回発作の場合，一般的に抗痙攣薬をすぐには始めず経過をみることが多いですが，痙攣のタイプや大梗塞など痙攣の病巣によっては，すぐ抗痙攣薬を始める場合もあります．

● 痙攣発作の再発予防

痙攣発作の再発予防には，バルプロ酸（デパケン®）やフェニトイン，カルバマゼピン（テグレトール®），ゾニサミド（エクセグラン®）などの

● 表　痙攣発作の治療（重積状態）

❶ ジアゼパム（セルシン®）：5〜10 mg, 5 mg/分で静注
❷ ジアゼパム（セルシン®）：5〜10 mg 静注追加，あるいは，フェノバルビタール（ノーベルバール®）15〜20 mg/kg を 50〜75 mg/分で静注
❸ フェニトイン（アレビアチン®）：5〜20 mg/kg 静注．最大速度 50 mg/分
❹ 脳波モニタリング．全身麻酔〔チオペンタール（ラボナール®）など使用〕

内服薬を使用します．まず，単剤投与が原則で，過量投与による意欲低下や眠気などが起きないよう，血液濃度をモニターします．一般的には，**部分てんかんでは，カルバマゼピン，全般性てんかんでは，バルプロ酸を第一選択薬として使用します**．最近，新規抗てんかん薬が，いくつか使えるようになりました．適応は部分発作（二次性全般化を含む）で，これまでの薬ではコントロールが困難な例に併用薬として使用します．新規抗てんかん薬には，ガバペンチン（ガバペン®）やトピラマート（トピナ®），ラモトリギン（ラミクタール®）などがあります．

Point　高齢者の痙攣発作治療の注意点

- 痙攣発作急性期には，ジアゼパムやフェノバルビタールの静注を行うが，血圧低下や呼吸抑制に十分注意する
- 痙攣発作の再発予防の薬は，基本的には単剤投与．意欲低下や眠気など起きないよう，血液濃度をモニターし，過量投与にならないようにする

● 文献

1）『てんかん治療ガイドライン 2010』（日本神経学会/監，「てんかん治療ガイドライン」作成委員会/編），医学書院，2010

〈金丸和富〉

Q84 パーキンソン病の薬で幻視が悪化！

高齢者における抗パーキンソン病薬の使い方

パーキンソン病治療薬には，いくつか種類があり，その使用の選択肢は増えています．しかし，特に高齢者では，副作用が出現しやすく，注意が必要です．最近，82歳女性のパーキンソン病で，歩行障害など症状が悪化したため，パーキンソン病の薬（ドパミン受容体作動薬など）を追加したところ，幻視が悪化し，家族は大変な思いをしました．適切な使用法を教えてください．

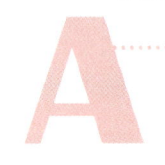

パーキンソン病は，中脳黒質にあるドパミン神経細胞が，減少して起こる病気です．ドパミンが，通常の20〜30％以下に減少するとパーキンソン病の症状が出てきます．およそ1,000人に1人がかかる頻度の多い病気です．薬による治療を開始する前に，**薬剤性パーキンソニズムを起こす薬を内服していないか調べる必要があります**．パーキンソン症状をきたす薬物には，抗精神病薬〔クロルプロマジン（ウインタミン®），ハロペリドール（セレネース®），スルピリド（ドグマチール®），リスペリドン（リスパダール®）など〕，制吐薬〔メトクロプラミド（プリンペラン®）など〕，循環器用薬（カルシウム拮抗薬）などがあります．高齢者は，複数の病院にかかり，たくさんの薬を処方されていることが珍しくありません．したがって，パーキンソン病の薬物治療の前に，まず，現在の内服薬をチェックする必要があります．

●パーキンソン病治療薬の使い方

パーキンソン病の治療は薬物治療が中心です．最近，薬の種類が増えてきましたが，残念ながらパーキンソン病自体を治す特効薬は，まだありません．治療薬にはL-ドパ製剤やドパミン・アゴニスト（ドパミン受容体を刺激する薬，表），ドパミンやL-ドパの分解を抑制する薬，アセチルコリンを抑制する薬（抗コリン薬）などがあります．基本的にドパミンを補充する**L-ドパ製剤が一番効果があり，薬物療法の中心となっています**．ドパミンそのものは脳の中に入り込めないので，脳の中に入ってドパミンに変化するL-ドパ製剤を内服します．L-ドパ製剤を少量から開始し，その他の薬を併

● 表　L-ドパ製剤とドパミン・アゴニスト

L-ドパ製剤	L-ドパ・カルビドパ配合剤	メネシット®，ネオドパストン®
	L-ドパ・ベンセラジド配合剤	イーシー・ドパール®，マドパー®，ネオドパゾール®
ドパミン・アゴニスト	麦角系アゴニスト	ブロモクリプチン（パーロデル®），ペルゴリド（ペルマックス®），カベルゴリン（カバサール®）
	非麦角系アゴニスト	タリペキソール（ドミン®），プラミペキソール（ビ・シフロール®），ロピニロール（レキップ®）

用します．治療薬のなかで，**抗コリン薬は振戦には効果がありますが，精神症状や消化器症状といった副作用を起こしやすく，また認知症を悪化させる可能性があり，できるだけ高齢者では使用を避けてください**．

　パーキンソン病の経過が長くなり病状が進行し，薬の使用が長期になると（薬の開始後，3～5年後），薬も効きにくくなり，薬による副作用が出やすくなります．L-ドパ製剤の効果持続時間が短縮し，症状が悪化，症状の日内変動が明らかになってきます．また，副作用として，幻覚・幻視など精神症状，ジスキネジア（不随意運動），起立性低血圧，眠気などがあります．幻視が悪化した場合，パーキンソン病治療薬の**併用薬を徐々に減らし，できるだけL-ドパ製剤単剤**とし，適宜，クエチアピン（セロクエル®）など非定型抗精神病薬を使用します．

Point　高齢者パーキンソン病治療の注意点

- L-ドパ製剤を中心に使用．副作用に注意しながら併用薬を使用
- 抗コリン薬は使用しない
- 幻覚・妄想が悪化したときは，抗コリン薬，アマンタジン（シンメトレル®），セレギリン（エフピー®），ドパミン・アゴニスト，エンタカポン（コムタン®），ゾニサミド（トレリーフ®）などを中止．L-ドパ製剤単剤とし減量．適宜，非定型抗精神病薬（クエチアピンなど）を追加する

● 文献

1) 『パーキンソン病治療ガイドライン2011』（日本神経学会/監，「パーキンソン病治療ガイドライン」作成委員会/編），医学書院，2011

〈金丸和富〉

せん妄

Q85 夜中に突然落ち着かなくなった！
高齢者の夜間せん妄への対処

高齢者の入院加療などで日中は落ち着いていて，指示にも従えた人が突然，夕方から不穏になりうろうろしたり，薬も拒否的になってしまいました．このような場合よい治療法はありますか？薬物を投与するにあたって何に注意したらよいでしょうか？

A

それまで特に問題がなかったのに，夕方から夜にかけて急に落ち着かなくなって周囲が困惑してしまうことを経験することは稀ではありません．「入院して認知症になったのでは？」などと不安になってしまうかもしれません．しかし，**多くの場合，突然認知症になることはなく，夜間せん妄の可能性を考えます**．

夜間せん妄をきたした高齢者に対して，向精神薬を投与する前に，まずは原因の除去や環境の整備を考えるべきでしょう．例えば，発熱や脱水など頻繁に経験するような症状でもせん妄をきたしますし，薬物による副作用もよく経験するものの一つです．それらを可能な限り解決することを考えます．また，せん妄は意識障害の一つの形ですので，話しかけたりして刺激を与えてあげることも有効です．

ただし，せん妄も重度になると上記ではなかなか改善しないことが多く，原因の疾患を治療しようとしても拒否されることも少なくありません．その場合は薬物を使って改善をはかるべきでしょう．夜間ですので，患者さんが眠ることを期待して睡眠導入剤を投与することもありますが，せん妄が重度で興奮している場合は効果が期待できないどころか，**せん妄を助長してしまうことやふらつきにより転倒してしまうこともあり**，注意が必要です．

● せん妄に対する薬剤選択のポイント

せん妄に対する薬物療法の**第一選択は抗精神病薬**の使用となります（表）．最近ではより錐体外路症状などといった副作用の少ない非定型抗精神病薬を投与することが増えています．原則は経口投与ですが，拒薬により投与できない場合もあります．どうしても鎮静が必要であれば抗精神病薬を静

● 表　夜間せん妄時に使用する主な抗精神病薬

クエチアピン （セロクエル®）	1回25 mg内服 錐体外路症状は生じにくい 糖尿病の症例には禁忌
リスペリドン （リスパダール®）	1回0.5 mg〜1 mg内服 血糖には注意が必要であるが糖尿病の症例にも使用可 内用液など剤型がいろいろあり，投与法に工夫が可能
ハロペリドール （セレネース®）	5 mgを筋注ないし静注，点滴静注 上記薬剤の経口投与ができないときに検討

注します．具体的には経口薬としてはクエチアピン（セロクエル®）やリスペリドン（リスパダール®）が使用されます．クエチアピンはドパミンD_1受容体に親和性が低くパーキンソニズムを有する症例に比較的使用しやすいと思われます．また，糖尿病のある症例では非定型抗精神病薬は禁忌となっているものが多いですが，リスペリドンは高血糖などに注意は必要ですが禁忌薬には入っていません．リスペリドンは口腔内崩壊錠や内用液などの剤型があるのもせん妄患者には投与しやすいと思われます．注射薬としてはハロペリドール（セレネース®）を静脈点滴することが多いですが，経口薬，注射薬ともに投与する際は異常の早期発見を心がける必要があり，慎重な観察が必要でしょう．

Point　せん妄に対する薬物療法のポイント

- 薬物療法の前に改善できる問題がないか検討する
- 安易な睡眠導入剤の投与は状態を悪化させることあり
- 糖尿病やパーキンソニズムの合併なども考慮して薬剤を選択する
- 特に抗精神病薬投与時は慎重に観察を行う

〈小宮　正〉

経口ステロイド

Q86 関節痛にとりあえずプレドニン®?

ステロイドのリスク：感染症以外

高齢者が多関節痛を主訴に来院した場合，CRPが軽度上昇しておりリウマトイド因子陽性であると関節リウマチが強く疑われるため，患者さんの苦痛を早く取ってあげる目的でプレドニン®の少量投与を開始することがあります．短期的には患者さんにとっては早く関節痛が軽減するため喜ばれる場合もありますが，このような対応は正しいのでしょうか．

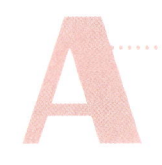

A

高齢者関節リウマチは，**発症時からプレドニゾロン（プレドニン®）のみで治療を行えば関節破壊が進行し，さまざまな合併症を併発し生命予後も悪化させます**．関節リウマチの治療の基本は抗リウマチ薬です．ステロイドの関節炎に対する効果は一時的で，関節破壊は進行します．ADLが低下している高疾患活動性の関節リウマチの場合は抗リウマチ薬と少量のプレドニン®5〜10 mgを併用することがありますが，プレドニン®には多くの副作用があるため，プレドニン®開始後数カ月先についても考え，適応をよく検討してから投与する必要があります．漠然と投与していると，易感染性となり，骨粗鬆症悪化により骨折を誘発し，高血圧や糖尿病を悪化させ，動脈硬化が進行し心血管イベントのリスクを高めてしまうことになり，高齢者にとっては特にリスクが高いです（表）．

● 骨折のリスク

ステロイドの合併症の最も効果的な予防策は，できるだけステロイドを減量し中止する努力をすることと言えます．特に糖尿病はステロイドの減量中止で改善を認めます．しかし罹病期間が長い高齢者関節リウマチや，関節リウマチ以外の膠原病疾患や自己免疫疾患では寛解維持のために少量のプレドニン®5〜10 mgを継続する場合があります．その際，プレドニン®の長期投与による骨への影響は深刻で，転倒しなくとも容易に脊椎の圧迫骨折が誘発され著しくADLを低下させることから，骨折予防が重要となります．

ステロイド性骨粗鬆症ではプレドニン®少量投与でも開始して3カ月で

● 表　高齢者のステロイド療法時に必要な確認点
　　（感染症以外の合併症について）

部位	チェック項目
骨	骨密度，骨折の既往，X線上の椎体圧迫骨折
内分泌	糖尿病，脂質異常症
血管	高血圧，慢性心不全，虚血性心疾患，脳梗塞，閉塞性動脈硬化症，深部静脈血栓症
消化器	薬剤性肝障害，脂肪肝，胃十二指腸潰瘍
精神神経症状	認知症，ステロイド精神病，不眠症
血液	薬剤性血球減少
呼吸器	気胸，縦隔気腫
頭頸部	白内障，緑内障
腎，尿路	慢性腎不全，電解質異常
筋骨格	大腿筋委縮，ステロイド性浮腫
日常生活機能	介助の必要度，服薬自己管理は可能か

骨折のリスクを高めるため，3カ月以上投与する予定がある場合は，ビスホスホネート製剤とビタミンDの使用を検討します．使用開始の基準としては，骨折の既往がある場合や既に脊椎の圧迫骨折が認められる場合，骨密度がYAMの80％以下の場合です．

　ステロイド性骨粗鬆症は骨密度が正常でも骨折のリスクがあることが知られており，プレドニン®を長期使用する場合はビスホスホネート製剤の使用を検討します．しかし近年ビスホスホネートの長期投与例を中心に抜歯時の顎骨壊死の報告が増えており，ステロイド療法自体が顎骨壊死の危険因子となることから，今後，リスク，ベネフィットの評価をしながらビスホスホネート製剤の投与方法について検討する必要があります[1]．

● 糖尿病の悪化，動脈硬化のリスク

　糖尿病はステロイドを開始すると必ずコントロールが悪化します．境界型や軽症糖尿病の場合，空腹時血糖は正常で食後血糖が高くなりますので，空腹時血糖のみでスクリーニングすると糖尿病の悪化に気が付かない場合があります．もともと経口剤でコントロールされていた糖尿病症例の大部分は，インスリン療法の導入が必要となります．ステロイドを減量後は血

糖コントロールが良好となるため低血糖に注意します．

　また，ステロイド療法は**糖尿病とは無関係に動脈硬化を進行させ，心疾患や脳血管障害のイベントを発症する率が高くなる**ことも知られています．そのため，ステロイド療法中は糖尿病，高血圧，脂質異常症など既知の危険因子を十分にコントロールする必要があります．

> **Point　ステロイド投与の注意点**
> - 骨粗鬆症の進行による脊椎圧迫骨折は高齢者のADLを低下させ予後悪化の一因となるため，予防につき検討が必要
> - ステロイド投与は動脈硬化の危険因子であり，ステロイドに関連した糖尿病，高血圧，脂質異常症の管理が重要

● 文献
1）杉原毅彦：高齢者に対するステロイド使用の注意点．モダンフィジシャン特大号，29：673-676，2009

〈杉原毅彦〉

経口ステロイド

Q87 高用量のステロイド療法開始1カ月後に肺炎合併

ステロイドのリスク：感染症

75歳の女性に高用量のステロイド療法を開始したところ，1カ月後に急速に進行する肺炎を合併してしまいました．ステロイド療法による日和見感染症の管理はどのように行えばいいでしょうか．

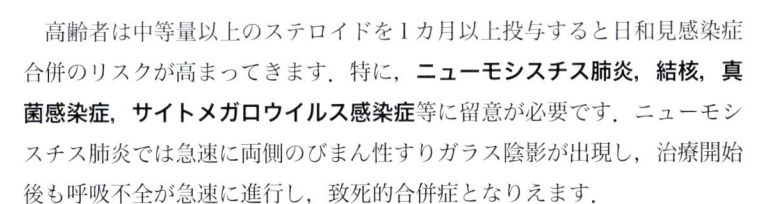

A

　高齢者は中等量以上のステロイドを1カ月以上投与すると日和見感染症合併のリスクが高まってきます．特に，**ニューモシスチス肺炎，結核，真菌感染症，サイトメガロウイルス感染症**等に留意が必要です．ニューモシスチス肺炎では急速に両側のびまん性すりガラス陰影が出現し，治療開始後も呼吸不全が急速に進行し，致死的合併症となりえます．

　中等量以上（0.4～0.5 mg/kg）のプレドニゾロン（プレドニン®）を高齢者に開始する場合，表に示したようなポイントに注意します．

● 感染症の予防と早期発見

　高齢者は若年者よりもニューモシスチス肺炎の合併リスクが高く，**治療開始時からST合剤の予防投与を考慮します**．また間質性肺炎等の既存の肺疾患を合併している例，治療経過中にリンパ球やIgGの低下した症例は，ニューモシスチス肺炎の合併リスクが高く[1]，ST合剤1錠/日の予防投与は必須です．

　一方でST合剤は比較的副作用の発現頻度が高く，薬疹，肝障害，血球減少，Cr上昇，Na低下，K上昇等に注意が必要です．当院では経験的に，低体重者で潜在的に腎機能低下を認める高齢者ではST合剤の予防投与量を半減していますが，予防効果は半量でも認められ副作用の頻度が少ない印象があります．

　また，予防という観点からはインフルエンザワクチンと肺炎球菌ワクチンについても検討します．

　治療開始後は**末梢血リンパ球数と免疫グロブリン値を2週間ごとに確認**

● 表　高齢者のステロイド療法時に必要な確認点（感染症に関して）

部位	確認項目
免疫機能	リンパ球数，好中球数，IgG，アルブミン 中等量以上ステロイド使用時は2週間に1度確認
頭頸部	口腔内う歯，残歯の感染，副鼻腔炎，嚥下機能
呼吸器	気管支拡張症，肺気腫，肺線維症，陳旧性肺結核，非結核性抗酸菌症，ツベルクリン反応，QFT，β-Dグルカン，肺炎球菌ワクチン投与歴，インフルエンザワクチン投与歴
消化器	B型肝炎（HBs抗原，HBc抗体），C型肝炎，憩室，胆石，偽膜性腸炎サイトメガロウイルス腸炎—サイトメガロウイルスアンチゲネミア
腎，尿路	慢性腎不全，神経因性膀胱，残尿，慢性膀胱炎，水腎症
皮膚	帯状疱疹の既往，皮膚潰瘍，白癬

　します．リンパ球数1,000以下，あるいはIgGが800以下まで低下するケースでは，日和見感染症に注意が必要です．免疫機能が低下してきたケースで胸部CT上すりガラス陰影が出現してきた場合は，異型肺炎についても留意しつつ，ニューモシスチス肺炎を疑い，痰のニューモシスチスPCR，痰細胞診による菌体の同定，β-Dグルカン測定を行います．β-Dグルカンの上昇が認められたら痰細胞診・培養による真菌の同定，アスペルギルス，クリプトコッカス抗原も確認します．

　また，肺病変，腸炎，肝障害などのいずれかの症状があれば，サイトメガロウイルス感染を疑い網膜炎の確認しつつサイトメガロウイルスアンチゲネミアの測定を行います．皮膚症状や口腔内潰瘍が認められれば帯状疱疹や単純ヘルペスにも注意が必要です[2]．

● B型肝炎と結核にも注意

　高齢者では若年者と比較して肝機能が正常でもHBs抗原陰性でHBs抗体あるいはHBc抗体陽性例が多く認められ，**B型肝炎再活性化にも注意が必要です**．このようなケースではHBV DNA量を測定し，検出される場合は抗ウイルス薬の併用が必要となります．ウイルスが検出されない場合も免疫抑制中に再活性化を起こすことが知られており，定期的（1～3カ月おき）にHBV DNA量を測定する必要があります．

結核についても治療開始時に評価します．高齢者は過去に暴露された可能性が高いことを念頭に，ステロイド開始前に結核の既往と家族等での結核発症の有無について病歴聴取を行い，画像上の陳旧性肺結核の評価，ツベルクリン反応とクォンティフェロン®（QFT）を確認します．結核の既感染が疑われる場合は，イソニアジドを体重と腎機能を考慮しながら2～3錠/日を6～9カ月間予防投与します．

QFTはツベルクリン反応と比較して比較的新しい結核の感染者で陽性になると言われていますが，結核既感染者でも陽性になります．ステロイド療法中に陰性から陽転化した場合は結核再活性化を疑います．非結核性抗酸菌症についても注意が必要です．高齢者ではもともと非結核性抗酸菌症の肺病変を合併している場合がありステロイド療法後に進行することがあります．

Point ステロイド使用時の感染症に対する注意点

- 中等量以上ステロイドを使用する際には，治療開始時に結核，ニューモシスチス肺炎に対する予防投与を検討
- 治療開始後の定期的な末梢血リンパ球数と免疫グロブリン値のフォローは感染症合併の予測上重要
- 一般細菌感染症以外にも，結核，ニューモシスチス肺炎，真菌感染症，サイトメガロウイルス感染症，帯状疱疹，非結核性抗酸菌症等の日和見感染についても早期発見に努める
- B型肝炎再活性化にも注意が必要

文献

1) Harigai M et al.：Pneumocystis pneumonia associated with infliximab in Japan. N Engl J Med, 357：1874, 2007
2) 杉原毅彦：高齢者に対するステロイド使用の注意点．モダンフィジシャン特大号, 29：673-676, 2009

〈杉原毅彦〉

Q88 ARB投与で血清カリウムが上昇！投与中止すべき？

腎機能低下に合併した高カリウム血症の補正法

高齢者で腎機能低下があると血清カリウムが高い人が多いですが，治療する場合はどのような方法で，どのくらいまで血清カリウムを下げればいいのでしょうか？ 68歳の糖尿病腎症の患者さんで高血圧と蛋白尿があったためアンジオテンシンⅡ受容体拮抗薬（ARB）を投与したら，血清カリウムが6.0 mEq/Lに上昇してあわてて中止しました．どうしたらいいのでしょうか？

●高カリウム血症の原因

腎機能が低下すると高カリウム血症になることはよく知られていますが，その理由はさまざまです（表）．糸球体濾過量が低下することよりは，ネフロン数の減少のために皮質集合管でのカリウム分泌が低下することが主たる理由です．高齢になるだけでネフロン数は減少しますので，腎機能低下のない高齢者でも何かのきっかけで高カリウム血症になりやすくなっています．さらに**糖尿病腎症では軽度から中等度の腎機能低下でも高カリウム血症になりやすい**ことが知られており，低レニン低アルドステロン症と表現されます（表）．血清Cr 1.5 mg/dL前後でも注意が必要です．

最近増加している原因として**レニン・アンジオテンシン・アルドステロン系の阻害薬の使用によるものが注目されます**．心保護・腎保護・血管保護の目的で用いられるこれらの薬剤は，副作用として高カリウム血症があります．しかし薬剤の有効性を重視し，高カリウム血症に対しては，その治療を行いながら，これら薬剤を継続使用することが推奨されます．

これまでは，心電図異常がなければ血清カリウムが5.5 mEq/Lくらいまでは経過観察していることが多かったと思われますが，最近高カリウム血症自体が腎不全や心疾患，死亡の危険因子である可能性が指摘され，積極的な介入が必要となってくるかもしれません．一方で，低カリウム血症（Q89参照）も腎不全や心疾患，死亡の危険因子である可能性があり，血清カリウムの目標値は4.0～4.5 mEq/Lの狭いレンジになりそうです．

● 表　腎機能低下時の高カリウム血症の原因

糸球体濾過量の低下（10 mL/分以下まで高カリウムにならない）	
細胞内→外のカリウムシフト：アシドーシス，β遮断薬，ジギタリス	
カリウム分泌低下：ACE阻害薬，ARB，抗アルドステロン薬（スピロノラクトン，エプレレノン），NSAIDs，加齢	
カリウムの相対的過剰摂取／腸管分泌の低下：食事性，便秘	
低レニン低アルドステロン症	

- 糖尿病　44％
- 間質性腎炎　12％
- 高血圧　12％
- 痛風腎　11％
- 鎮痛薬腎症，尿路閉塞など　12％
- 糸球体腎炎　5％
- 腎結石　3％
- 加齢

●高カリウム血症の補正法

　高カリウム血症の補正法としては，食事の改善と薬物療法があります．**生野菜，果物，豆類，イモ類，海藻類を控えてもらい**，1日カリウム摂取量は30 mEq/L程度に落とす必要があります（通常成人は1日40〜80 mEq/L摂取しています）．バナナ1本で8 mEq/Lありますから，4本食べればもうオーバーです．

　薬物療法は，まずカリウム吸着レジンの投与です．ポリスチレンスルホン酸ナトリウム（ケイキサレート®），ポリスチレンスルホン酸カルシウム（カリメート®）の吸着レジンは，服用しやすいようにドライシロップにし，かつフルーツフレーバーなどの工夫もされてきました．またゼリーになっているものもあります〔ポリスチレンスルホン酸カルシウム（アーガメイト®ゼリー）〕．1回1包あるいは1個で1日3回投与を基準に増減すればいいでしょう．便秘にならないように緩下薬を併用することもあります．

　高カリウム血症をみた場合は，同時に代謝性アシドーシスに対する注意と治療も重要です．動脈血血液ガスを外来で行うことは少ないかもしれませんが，**静脈血の血清クロール（Cl）濃度が110 mEq/L以上であれば，HCO_3^- 20 mEq/L以下の代謝性アシドーシスが存在していると疑われます**．少量の重炭酸ナトリウム（重曹）を1回0.5〜1 gで1日2〜3回投与すると代謝性アシドーシスは軽快し，高カリウム血症もある程度改善する

ことが期待されます．少量ですので浮腫や心不全の増悪はあまりみられません．代謝性アシドーシス自体も腎不全の進行因子であることが最近示されています．

Point 高カリウム血症を防ぐためのポイント

- 高カリウム血症の病態を正しく理解し，改善点がないかどうか明らかにする
- 高齢者の場合，腎機能低下がなくとも，何かのきっかけで高カリウム血症になりやすい
- 食事は重要で，栄養士の指導を受けてもらう
- 薬剤による副作用が出ても，適切な高カリウム血症の治療を行いながらその薬剤を継続する
- 吸着レジンによる積極的治療を行う
- 代謝性アシドーシスに対する監視と重曹投与による治療を行う

文献

1) Shavit L et al.：Aldosterone blockade and the mineralocorticoid receptor in the management of chronic kidney disease: current concepts and emerging treatment paradigms. Kidney Int, 81：955-968, 2012
2) Miao Y et al.：Increased serum potassium affects renal outcomes: a post hoc analysis of the Reduction of Endpoints in NIDDM with the Angiotensin II Antagonist Losartan (RENAAL) trial. Diabetologia, 54：44-50, 2011
3) Korgaonkar S et al.：Serum potassium and outcomes in CKD: insights from the RRI-CKD cohort study. Clin J Am Soc Nephrol, 5：762-769, 2010

〈内田俊也〉

電解質異常

Q89 降圧利尿薬を投与したら血清カリウムが下がりすぎた！

高齢者における低カリウム血症の原因と補正法

高齢者を診療していると血清カリウムが低い人が多いですが，これはどうしてそうなるのでしょうか？ 治療する場合は，どのような方法で，どのくらいまで血清カリウムを上げればいいのでしょうか？ 先日70歳の高血圧患者さんが初診で来られました．サイアザイド系利尿薬を使い始めたところ血清カリウムが3.1 mEq/Lと低下しました．こんなに簡単に下がるものでしょうか？ このような方の高血圧の治療はどうしたらいいのでしょうか？

A

体内のカリウムは98％が細胞内に存在し，細胞外液にはわずかしかありません．軽度の摂取不足，あるいは腎尿細管からの分泌の亢進があると容易に低カリウム血症になりやすいのです．高齢者では尿細管機能の減弱のためにカリウムの保持力が低下している可能性があります．特に**高血圧患者では低カリウム血症を合併することが多い**と思われます（表）．代表的な二次性高血圧である**原発性アルドステロン症**，漢方薬による**偽性アルドステロン症**，**腎血管性高血圧**，Cushing症候群などでは低カリウム血症を伴うことが特徴ですので，これらの疾患を想起して鑑別診断を行うことを忘れてはいけません．また**食塩感受性高血圧**では塩分摂取のために腎尿細管ではカリウムが交換的に分泌することも考えられ，食塩制限のみで高血圧も低カリウム血症も軽快することが期待されます．**明らかな原因がなくて血清カリウムが低値の場合は，多くは摂取不足**でしょうから生野菜，果物などを積極的に摂ってもらうといいでしょう．すなわちQ88で記述したことの逆の食事指導を行います．それでも不十分なときはカリウム製剤を内服してもらいます．

冒頭の患者さんの場合は，摂取不足あるいは腎のカリウム保持能に障害があって，体内のカリウムプールが少ない状況下でサイアザイド系利尿薬がカリウム排泄を促進させたことによる低カリウム血症と考えられます．したがって血圧管理が良好であればカリウム製剤の内服のみで血清カリウムは上昇すると思われます．もし血圧管理が不十分であれば**カリウムを保持する抗**

● 表　低カリウム血症の主な原因

高血圧で代謝性アルカローシス	原発性アルドステロン症，偽性アルドステロン症（甘草を含む漢方薬による），副腎皮質ステロイド，Cushing症候群，ACTH産生腫瘍，腎血管性高血圧，悪性高血圧，Liddle症候群，大動脈縮搾症，レニン産生腫瘍
正常血圧で代謝性アルカローシス	Bartter症候群，Gitelman症候群，マグネシウム欠乏，高カルシウム血症，サイアザイド系利尿薬，ループ利尿薬
摂取不足・腎外性喪失	嘔吐，下痢，緩下剤薬
代謝性アシドーシス	腎尿細管性アシドーシス，炭酸脱水酵素阻害薬，メタノール，エチレングリコール
その他の薬剤	インスリン

アルドステロン薬，ACE阻害薬やARBの併用も好ましいと思います．

　血清カリウムの目標値は少なくとも正常下限の3.5 mEq/L以上に設定し，可能であればQ88で記述したように**4.0〜4.5 mEq/Lの範囲が理想的**と思われます．特にジギタリスを使用している場合，**低カリウム血症はジギタリス中毒の危険因子**ですので，より注意が必要です．低カリウム血症も高カリウム血症と同様に腎不全や心疾患，死亡の危険因子である可能性が指摘されています（Q88参照）．

Point　低カリウム血症を防ぐためのポイント

- 低カリウム血症の病態を正しく理解し，改善点がないかどうか明らかにする
- 高血圧患者では低カリウム血症をみることが多い．ACE阻害薬やARBを上手に用いる
- 薬剤による低カリウム血症の可能性を常に想起する
- 利尿薬投与時は低カリウム血症に留意し，抗アルドステロン薬の併用も考慮する
- カリウム摂取不足のときは食事療法，さらにはカリウム製剤の内服投与を行う

● 文献

1）Hix JK et al.：Diuretic-associated hyponatremia. Semin Nephrol, 31：553-566, 2011
2）内田俊也：わかりやすい水電解質のアプローチ．日本内科学会雑誌，95：809-813, 2006

〈内田俊也〉

電解質異常

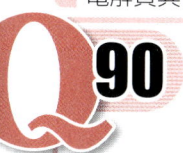

Q90 低ナトリウム血症による意識障害で救急外来！

高齢者における低ナトリウム血症の原因と治療法

高齢者を診療していると血清ナトリウムが低い人が多いですが，これはどうしてそうなるのでしょうか？治療する場合は，どのような方法で，どのくらいまで血清ナトリウムを上げればいいのでしょうか？先日74歳の高血圧治療中の患者さんが意識レベルの低下で救急外来に搬送されてきました．血清ナトリウムが120 mEq/Lと低下しており，これが意識障害の原因と考えられました．なお，アンジオテンシンⅡ受容体拮抗薬（ARB）と利尿薬の合剤が投与されていました．どうしてこのようなことが起こるのでしょうか？

A

低ナトリウム血症は入院患者さんの場合は多いとされていますが，外来患者さんでも原因がよくわからない血清ナトリウムの低下を認めることが少なくありません．教科書には低ナトリウム血症の原因として抗利尿ホルモン分泌不適合症候群（SIADH）などが記述されていますが，肺がんや脳腫瘍による典型的なSIADHは決して多くはなく，多くは複合的な原因が考えられます．

まず**高齢者では腎でのナトリウムの保持力が減弱しており，塩分喪失性になっていることが多い**です．この場合，体は脱水に傾いており，このため抗利尿ホルモンが刺激され相対的な水貯留が起こり低ナトリウム血症となります．

近年よく見かけるのが，冒頭の症例のように**ARBと利尿薬の合剤を服用している場合**です．ARBはレニン・アンジオテンシン系（RAS）抑制薬のため基本的にナトリウムを喪失させますが，利尿薬によりナトリウム喪失と脱水が助長され，この結果水の再吸収が高まり血清ナトリウムが希釈されて低値となると推察されます．**ループ利尿薬よりもサイアザイド系利尿薬で低ナトリウム血症の頻度が高いことも重要なポイントです**．冒頭の症例では，利尿薬との合剤を中止し，カルシウム拮抗薬など他の降圧薬に切り替えるだけで低ナトリウム血症は軽快すると思います．

最近は，原因が全く推測できない低ナトリウム血症を呈する高齢者にも

● 表　サイアザイド系利尿薬による症候性低ナトリウム血症
　　　223例（98〜128 mEq/L）の症状

・倦怠感	49％	・意識混濁	17％	・けいれん	0.9％
・浮遊感	47％	・転　倒	17％		
・嘔　吐	35％	・頭　痛	6％		

（文献3より引用）

遭遇します．この場合，ミネラルコルチコイドの作用が減弱していることが原因と想像されており，**酢酸フルドロコルチゾン（フロリネフ®）の少量投与で血清ナトリウムは上昇する**ことが観察されます．ただ心不全，腎不全があるときには，浮腫やうっ血性心不全を増悪させることがあり，適応を慎重に判断することが大切です．専門家に委ねる方が安全でしょう．

　低ナトリウム血症はそれ自体で悪心・嘔吐を招きます（表）．嘔吐すると胃液のなかのナトリウムが喪失しますので，低ナトリウム血症は容易に増悪します．一方，嘔吐は抗利尿ホルモンの強力な分泌促進因子でもあります．

　低ナトリウム血症が長期間続くと骨粗鬆症を引き起こすことが示され，最近注目されています．意識レベルの低下でも転倒の危険があり，両者あいまって病的骨折を起こしやすく，患者さんのQOLを損なう原因になります．この意味でも低ナトリウム血症は積極的に治療すべき病態であり，少なくとも正常下限の135 mEq/Lを目標にするのが望ましいと思われます．

Point　低ナトリウム血症を防ぐためのポイント

- 低ナトリウム血症の病態を正しく理解し，改善点がないかどうか明らかにする
- サイアザイド系利尿薬では低ナトリウム血症をみることが多い．食塩制限を厳しくしない
- 薬剤による低ナトリウム血症の可能性を常に想起する
- 低ナトリウム血症では骨粗鬆症，病的骨折が増加する

● 文献

1) Glover M & Clayton J : Thiazide-Induced Hyponatraemia: Epidemiology and Clues to Pathogenesis. Cardiovasc Ther, 2011 Jun 3. [Epub ahead of print]
2) Kinsella S et al. : Hyponatremia independent of osteoporosis is associated with fracture occurrence. Clin J Am Soc Nephrol, 5：275-280, 2010
3) Chow KM et al. : Clinical studies of thiazide-induced hyponatremia. J Natl Med Assoc, 96：1305-1308, 2004
4) 熊谷天哲, 内田俊也：Naの異常とその治療．「特集　循環器疾患に関連する電解質異常」梅村 敏/企, Mebio, 28：105-111, 2011

〈内田俊也〉

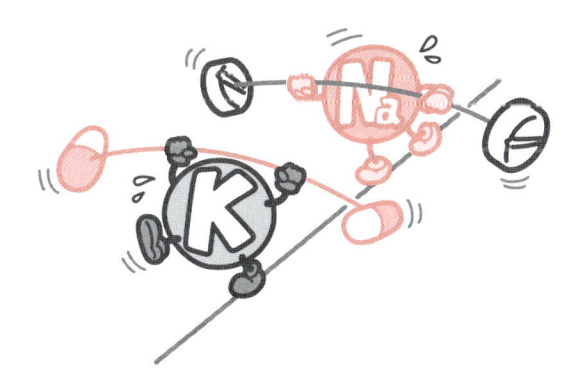

● 電解質異常

Q91 脱水症状に対し輸液したら，心不全！
高齢者の脱水に対する輸液療法

高齢者では脱水になりやすいと聞きますが，どうしてそうなるのでしょうか？ 輸液する場合は，どのような方法で，どの程度行うのがいいですか？ 先日73歳の一人住まいの患者さんが自宅で倒れていたと救急搬送されました．脱水症状が高度でしたので，リンゲル液を輸液したのですが，今度は心不全を起こして肺に水がたまってしまいました．高齢者の輸液療法はどうしたらいいのでしょうか？

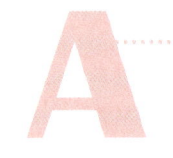

A　高齢者は体液量が成人男性の60％から50％へと減少していると同時に，加齢による尿細管機能の障害のために**尿を濃縮する力が減弱しており**，飲水量が少ないと容易に脱水に傾きます．さらに外気温が高いときや，長時間の運動による発汗，一時的な嘔吐や下痢，治療としての利尿薬使用などにより脱水が促進され，血圧の低下とともに転倒，意識混濁，ショックとなることも決して少なくありません．脱水には，3つのタイプがありますが，高齢者が罹患する多くは**水分欠乏と塩分欠乏の両方を伴った等張性脱水**のタイプです．**脱水が高度になると腎前性の急性腎不全を引き起こします**が，これも高齢者ではもともと軽度の腎機能低下があるためです．

　緊急性が高いときは輸液を行いますが，**高齢者の等張性脱水では，ハーフセイラインと言われる1号液を用いるのがいい**でしょう（表）．輸液製剤のナトリウム濃度が135 mEq/L前後の等張液は，輸液した水分は細胞外液にとどまり循環血漿量の回復には寄与しますが，細胞内には移行しませんので細胞内脱水は改善しないからです．**輸液製剤のナトリウム濃度は低くなるにつれ，細胞内に移動する水分量が増加します**．

　輸液速度も重要で，冒頭の症例は，リンゲル液という等張液を比較的速いスピードで入れたか，あるいは患者の心機能・腎機能が弱っていたかの可能性が考えられます．等張液は3時間かけてください．3号液や4号液の低張液は，それよりも早く点滴できます．重要なことは尿量が確保されているかどうかであり，急性腎不全を起こしている状況でカリウムを含有している3号液を用いることは危険です．また，高齢者は尿の希釈能も低下しているため，**漫然と低張液を続けていると，今度は低ナトリウム血症を**

● 表 輸液製剤の種類と原則

等張液	細胞外液と等張．生理食塩液は0.9% NaCl（154 mEq/L）．長期大量使用で高Cl血性代謝性アシドーシス．循環虚脱の回復に有効． ・リンゲル液：K^+とCa^{2+}を添加してより生理的にした． ・乳酸加リンゲル液：乳酸は肝で代謝されて等価のHCO_3^-になる．
1号液 （輸液開始液とも言う）	ナトリウム濃度が生理食塩液の1/2～2/3でありK^+は含んでいない．ハーフセイラインとも．脱水症や乏尿時の開始液として適当．
2号液 （細胞内補充液とも言う）	ナトリウム濃度は1号液と同様．K^+，Mg^{2+}，HPO_4を含む．腎不全では禁忌．
3号液 （維持液とも言う）	ナトリウム濃度が生理食塩液の1/3～1/5と低い．長期維持輸液として使用される．K^+を含むため腎不全が疑われるときには用いない．
4号液 （術後回復液とも言う）	3号液からK^+を除いたもの．腎不全時に用いる．

発症することがあります．血管に水や電解質を直接入れる輸液療法は極めて有効ですが，同時に合併症に対する注意も欠かすことはできません．

最近では経口補水液（OS-1®）が開発され，点滴が困難な小児を中心に広がりをみせています．清涼飲料水と比較してナトリウム濃度を2.5倍，カリウム濃度を4倍に増やす一方で，糖濃度は3分の1以下に抑えてあります．ゼリーもあり咀嚼や嚥下が困難な高齢者にもふさわしいと思います．**高齢者の脱水を防ぐキーポイントは飲水励行を含めた普段からの生活指導が特に重要です**．

> **Point 高齢者の脱水を防ぐためのポイント**
> - 普段からの飲水励行．1日1.5～2Lが望ましい
> - 高齢者の脱水は等張性脱水が多い．輸液は1号液で開始する
> - 熱中症に対する生活指導，夏季の利尿薬の一時中止なども考慮する
> - 低張液の漫然とした輸液では低ナトリウム血症の発現に注意する
> - 患者の状態に合わせて経口補水液も指導する

● 文献
1) Oh MS & Kim H-J：Basic rules of parenteral fluid therapy. Nephron, 92（supple 1）：56, 2002
2) 内田俊也：7章-IV 輸液の基本．『臨床検査法提要 改訂第33版』金井正光/監，金原出版，2010

〈内田俊也〉

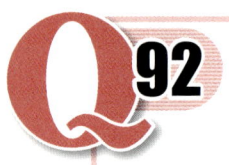

Q92 腎障害のある高齢者で気を付ける薬を教えて！

腎機能に応じて用量調整を要する薬剤

腎機能の低下した高齢者は非常に多いのですが，腎機能に応じて用量調整を必要とする薬剤あるいは禁忌となる薬剤を教えてください．

● 抗菌薬，抗ウイルス薬

抗菌薬の多くは腎障害の程度に応じて用量を調節しなければなりません[1]．
1) 腎不全症例では投与禁忌とされる抗菌薬：
   テトラサイクリン系（ドキシサイクリンとミノサイクリンを除く），パラアミノサリチル酸カルシウム，長時間作用型サルファ剤
2) 軽度から中等度の腎障害例では減量を必要とする抗菌薬：
   セファゾリン，ラタモキセフ，すべてのアミノグリコシド系，バンコマイシン，イミペネム
3) 高度の腎障害例では減量を必要とする場合がある抗菌薬：
   ペニシリン，アンピシリン，ピペラシリン，セファレキシン，セフォタキシム，セフタジジム，シプロフロキサシン

帯状疱疹などに用いられる抗ウイルス薬アシクロビル（ゾビラックス®）やバラシクロビル（バルトレックス®）も腎機能低下例や高齢者では錯乱などの精神障害が現れやすいため，障害の程度に応じて減量が必要です．

またインフルエンザ治療薬オセルタミビル（タミフル®）も糸球体濾過率（GFR）に応じた用量調整が必要です．

抗ウイルス薬のリバビリン（レベトール®，コペガス®），ホスカルネットナトリウム（ホスカビル®），アマンタジン（シンメトレル®）などは中等度〜高度腎障害例では禁忌，あるいは警告となっています．

● 循環器疾患治療薬

降圧薬ではアンジオテンシンII受容体拮抗薬（ARB），ACE阻害薬は中等度以上の腎障害例では避けることが望ましいです．また急性腎不全でも

禁忌です．降圧利尿薬は中等度以上の腎障害例では尿酸値が上昇しやすくなり，降圧効果も発現しにくく，電解質異常も現れやすいです．抗アルドステロン薬（セララ®，アルダクトン®A）は腎障害例では血清カリウム値が上昇しやすいため，慎重投与です．ニコランジル（シグマート®）は重篤な腎，肝機能障害では禁忌です．

　抗不整脈薬では，ジソピラミド（リスモダン®），ソタロール（ソタコール®）が重症腎不全では添付文書上，禁忌となっています．その他にもピルジカイニド（サンリズム®），シベンゾリン（シベノール®），プロカインアミド（アミサリン®），キニジン，ピルメノール（ピメノール®），フレカイニド（タンボコール®）なども大部分，あるいは一部が腎排泄のため，蓄積するとPQ延長，QRS幅延長から重篤な不整脈に発展する可能性があります．また低血糖を起こすこともあるので注意が必要です（表）．

　心房細動のレートコントロールでときどき用いられるジゴキシン（ジゴシン®）も腎障害例では減量を要します．副作用として食欲不振，高度の

● 表　主な抗不整脈薬の体内動態

Vaughan Williams 分類	成分名	商品名	主な排泄経路	未変化体尿中排泄率（%）	透析患者の1日量の目安
Ⅰa	プロカインアミド	アミサリン®	腎（肝）	50～70	400～800 mg
	ジソピラミド	リスモダン®	腎（肝）	50	50～150 mg
	硫酸キニジン	硫酸キニジン	腎	10～50	常用量
	シベンゾリン	シベノール®	腎	50～70	禁忌
	ピルメノール	ピメノール®	肝・腎	30	50～100 mg
Ⅰb	リドカイン	キシロカイン®	肝	2	常用量
	メキシレチン	メキシチール®	肝	10	常用量
	アプリンジン	アスペノン®	肝	<1	常用量
Ⅰc	プロパフェノン	プロノン®	肝	<1	常用量
	ピルジカイニド	サンリズム®	腎	70～80	25 mg×3/週～25 mg/日
	フレカイニド	タンボコール®	肝（腎）	30	50～100 mg
Ⅱ	プロプラノロール	インデラル®	肝	<1	常用量～やや減量
Ⅲ	アミオダロン	アンカロン®	肝	ほぼ0	常用量を慎重に投与
	ソタロール	ソタコール®	腎	75	禁忌
Ⅳ	ベラパミル	ワソラン®	肝	<10	常用量
	ベプリジル	ベプリコール®	肝	<1	―

鹿児島市医報，50（3）：7，2011より

徐脈などに注意します．

●抗血栓薬

抗トロンビン薬ダビガトラン（プラザキサ®）は腎排泄性なので必ず腎機能をチェックしてから処方します．エドキサバン（リクシアナ®）も高度腎障害では禁忌です．

●糖尿病治療薬，脂質異常症治療薬

血糖降下薬について，メトホルミン（メトグルコ®，グリコラン®，メデット®）は中等度以上の腎障害例では使用禁忌なので高齢者では必ず腎機能を確認しましょう．乳酸アシドーシスや低血糖を起こす危険性があります．配合剤であるメタクト®，ソニアス®，リオベル®も腎障害例では注意です．

SU薬のグリメピリド（アマリール®），グリベンクラミド（オイグルコン®，ダオニール®），グリクラジド（グリミクロン®），速効性インスリン分泌促進薬のナテグリニド（スターシス®，ファスティック®），チアゾリジン誘導体であるピオグリタゾン（アクトス®）なども重症腎不全では禁忌です．

DPP-4阻害薬のなかではシタグリプチン（ジャヌビア®，グラクティブ®），アログリプチン（ネシーナ®）が腎障害の程度に応じて用量調整が必要です．

脂質異常症治療薬であるフィブラート系薬剤（ベザトール®SR，ベザリップ®，トライコア®，リピディル®）は腎排泄性であり，腎機能低下例に使用すると横紋筋融解症，脱力などを起こしやすいです．特にスタチン薬との併用では急激に腎機能の悪化を招くことがあります．

骨代謝改善薬ビスホスホネートでは，リセドロン（アクトネル®，ベネット®），エチドロン（ダイドロネル®）が重篤な腎障害例に禁忌です．アレンドロン（フォサマック®，ボナロン®，テイロック®）は慎重投与です．

●消化器疾患治療薬

H_2受容体拮抗薬であるシメチジン（タガメット®），ファモチジン（ガ

スター®），ラニチジン（ザンタック®）などはいずれも腎排泄性であり，高齢者や腎機能低下例では傾眠，錯乱，幻覚などの中枢性症状を起こすことがあります．アルミニウム含有の消化性潰瘍治療薬であるマーロックス®，アドソルビン®，アルミゲル細粒，S・M散，アルサルミン®，コランチル®などはアルミニウム脳症やアルミニウム骨症を起こしやすく，透析中の症例では禁忌です．

マグネシウム含有の下剤である酸化マグネシウム（マグラックス®），マグコロール®などは蓄積により高マグネシウム血症を起こす場合があります．

精神，神経疾患治療薬

ベンゾジアゼピン系抗不安薬の多くは腎排泄性であり腎障害例では体内に蓄積しやすいため，鎮静効果が遷延しやすいです．腎機能に応じた用量調整と血中のモニタリングが必要です．

抗てんかん薬カルバマゼピン（テグレトール®），ガバペンチン（ガバペン®）や，抗精神病薬ハロペリドール（セレネース®），ペロスピロン（ルーラン®）はいずれも腎機能に応じて用量調整が必要です．

パーキンソン治療薬，アマンタジン（シンメトレル®），プラミペキソール（ビ・シフロール®）も腎機能低下例や高齢者では錯乱，幻覚などの副作用が出やすいです．

消炎鎮痛薬，抗リウマチ薬

非ステロイド性消炎鎮痛薬（NSAIDs）はいずれも腎障害を急速に悪化させる危険性があり，また腎障害例では血中濃度が高くなりやすいため注意が必要です．

ジクロフェナク（ボルタレン®），インドメタシン（インテバン®），ロキソプロフェン（ロキソニン®）などは腎機能に応じて用量を調整する必要があります．また降圧利尿薬トリアムテレン（トリテレン®）やニューキノロン系抗菌薬などとの相互作用にも留意する必要があります．

抗リウマチ薬であるブシラミン（リマチル®），メトトレキサート（リウマトレックス®），ペニシラミン（メタルカプターゼ®）なども腎障害例で

は禁忌あるいは慎重投与です．

●アレルギー疾患治療薬

選択的H_1受容体拮抗薬ベポタスチンベシル（タリオン®），フェキソフェナジン（アレグラ®），オロパタジン（アレロック®）などは腎障害例で血中濃度が上昇しやすいため少量から開始します．

> **Point　腎障害例への処方の注意点**
> - 高齢者のほとんどは腎機能がある程度障害されているとみるべきで，用量調整が必要な場合が多い
> - 新しい薬を処方する場合には，必ずクレアチニンクリアランス（Ccr）あるいはeGFRをチェックする習慣をつけることが重要
> - 不適正使用は，副作用を増大させるのみならず腎不全を悪化させることにもなり注意が必要

● 文献
1）『腎機能低下患者への薬の使い方 第2版』富野康日己/編，医学書院，2010

〈桑島　巖〉

Q93 肝障害例で気を付ける薬を教えて！

肝炎，肝硬変などへの禁忌薬

肝炎，肝硬変などで肝機能が低下している患者さんに対して使ってはいけない薬を教えてください．

A　肝臓で代謝分解され胆汁から排泄される薬物は少なくありません．このような薬物を肝機能障害がある人が服用すると，薬物が体内に蓄積して副作用が発現しやすく，時には中毒症状にまで進展します．また直接的に肝臓に悪影響を及ぼしてアレルギー性肝障害を起こす場合もあります．そのような場合には「その薬物に対してのアレルギー歴あり」として再使用は禁止されます．添付文書で肝障害のある場合には使用禁忌となっている薬剤は以下のとおりです．

● 循環器疾患治療薬

降圧薬としてはアンジオテンシンⅡ受容体拮抗薬（ARB）であるテルミサルタン（ミカルディス®）とその配合剤ミコンビ®，ミカムロ®は大部分が肝臓で代謝され胆汁から排泄されるために，高度な肝障害や胆汁排泄障害のある例では禁忌となっています．ロサルタン（ニューロタン®）とその配合剤プレミネント®も同様です．またACE阻害薬ではシラザプリル（インヒベース®）が腹水を伴うような重症な肝硬変では禁忌となっています．抗アルドステロン薬エプレレノン（セララ®）も高度な肝障害例では禁忌となっています．また本剤はCYP3A4を阻害する薬剤，例えばマクロライド系薬剤，アゾール系抗真菌薬，抗うつ薬フルボキサミン（ルボックス®），抗潰瘍薬シメチジン（タガメット®）などとの併用で高カリウム血症などの副作用が発現しやすくなります．最近では使われなくなりましたが，メチルドパ（アルドメット®）も高度な肝障害例では使えません．

その他の循環器疾患治療薬としては抗不整脈薬ジソピラミド（リスモダン®），利尿薬フロセミド（ラシックス®），トラセミド（ルプラック®）なども肝性昏睡などで禁忌とされています．

ワルファリンも肝臓で代謝を受けるために，肝障害例ではINRをみなが

ら用量を減らす必要があります．逆に言えばワルファリン治療中の症例で急にINR値が高くなってきた場合には肝障害の発現をチェックする必要があります．抗血小板薬のなかで肝障害を起こす薬としてはチクロピジン（パナルジン®）が有名です．

●脂質異常症治療薬，糖尿病治療薬

脂質異常症治療薬としては，HMG CoA還元酵素阻害薬（スタチン薬）も肝障害例では使用できないものがほとんどで，シンバスタチン（リポバス®），フルバスタチン（ローコール®），アトルバスタチン（リピトール®），ロスバスタチン（クレストール®）とその合剤カデュエット®のいずれもが重篤な肝障害症例で禁忌となっていることに注意が必要です．ただしプラバスタチン（メバロチン®）は慎重投与になっています．フィブラート系薬剤クロフィブラート（ビノグラック®）は胆石の症例では禁忌，ベザフィブラート（ベザトール®SR），クリノフィブラート（リポクリン®）は慎重投与になっています．ただしベザトール®SRは原発性胆汁性肝硬変における胆汁うっ滞による胆管障害に伴う炎症の改善効果がある可能性が報告されています[1]．フェノフィブラート（トライコア®，リピディル®）も肝障害，腎障害で禁忌です．

ただし，脂肪肝，特に非アルコール性脂肪性肝炎（NASH）では，脂質異常症を合併することが多いため，スタチン薬などの脂質異常症治療薬が必要な場合が少なくありません．この場合は必ずしも禁忌ではありませんが，定期的にALP，ZTT，血小板数などをチェックしましょう．

高度な肝障害例で禁忌となっている糖尿病治療薬としては，グリペンクラミド（オイグルコン®，ダオニール®），グリクラジド（グリミクロン®），グリメピリド（アマリール®），メトホルミン（メトグルコ®），ピオグリタゾン（アクトス®），ビルダグリプチン（エクア®）などがあります．低血糖や乳酸アシドーシスの原因となりますので注意が必要です．

●鎮痛薬，抗リウマチ薬

非ステロイド性消炎鎮痛薬（NSAIDs）の肝障害例における副作用報告は，抗菌薬についで多く，主にアレルギー性肝障害によって生じると考え

られますが，もともと高度な肝障害を有する例では禁忌となっています．軽度の肝障害の例ではAST/ALTやALPなどによるフォローが必要です．

オピオイド系鎮痛薬のブプレノルフィン（レペタン坐剤），硫酸モルヒネ（MSコンチン®），塩酸モルヒネ（オプソ®内服薬，アンペック®坐剤）なども重篤な肝障害では禁忌となっています．また抗リウマチ薬メトトレキサート（リウマトレックス®），レフルノミド（アラバ®），オーラノフィン（リドーラ®）なども禁忌です．

● その他

鎮咳薬であるコデインリン酸塩も重篤な肝障害例では禁忌です．抗てんかん薬バルプロ酸（デパケン®）やフェニトイン（アレビアチン®，ヒダントール®），フェノバルビタール（ノーベルバール®），トリメタジオン（ミノアレ®），睡眠薬ゾルピデム（マイスリー®）やラメルテオン（ロゼレム®）も高度肝障害例では禁忌となっています．

抗結核薬のなかでよく知られているのは，リファンピシン（リファジン®）とイソニアジド（イスコチン®）です．抗ウイルス薬ではアバカビル（ザイアジェン®），ネビラピン（ビラミューン®），サキナビル（インビラーゼ®）などが重篤な肝障害例で禁忌となっています．

その他にも肝障害例で使用禁忌あるいは慎重投与となっている薬剤はありますので，その都度チェックすることが重要です．

Point　肝障害例への処方の注意点

- 高齢者では肝障害例も多く，新しく薬剤を処方した場合には最低2～4週後の肝機能チェックが必要
- 薬剤使用中の高齢者で黄疸や，倦怠感，食思不振を訴えた場合は速やかに肝機能をチェック
- 尿の色の変化にも気を付けるよう指導する

● 文献

1) kanda T et al.：Bezafibrate treatment. a new medical approach for PBC patients? J Gastroenterol, 38：573-578, 2003

〈桑島　巖〉

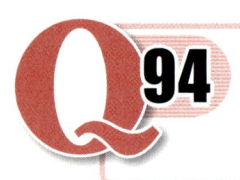

Q94 緑内障で気を付けるべき薬を教えて！

緑内障例への禁忌薬

緑内障（閉塞隅角緑内障）の高齢者で禁忌あるいは慎重投与となる主な薬剤を教えてください．

A 眼圧が標準の21 mmHgを常に超えている症例でも視神経，視野障害がなければ緑内障とは診断せず，高眼圧症と診断します．

隅角の構造によって閉塞隅角緑内障と開放隅角緑内障の2つに分けますが，**緑内障に対する禁忌薬剤のほとんどは，閉塞隅角緑内障に対してであり，頻度が高い開放隅角緑内障に対してではありません**．抗コリン作用をもつほとんどの薬剤が閉塞隅角緑内障に禁忌とされています．

● **原発閉塞隅角緑内障に対する禁忌薬**

抗コリン薬は散瞳とともに房水の出口を塞いで，排出を阻害して眼圧の上昇をきたすため，禁忌です．

抗不安薬では，ジアゼパム（セルシン®），エチゾラム（デパス®），トリアゾラム（ハルシオン®），フルニトラゼパム（サイレース®），ブロチゾラム（レンドルミン®）などが弱いながらも抗コリン作用を有するため，慎重投与が必要です．三環系抗うつ薬アミトリプチリン（トリプタノール®），クロミプラミン（アナフラニール®），アモキサピン（アモキサン®）や四環系マプロチリン（ルジオミール®），なども閉塞隅角緑内障では禁忌です．

抗てんかん薬クロナゼパム（リボトリール®），抗パーキンソン薬レボドパ含有製剤（ネオドパストン®，メネシット®，マドパー®，イーシー・ドパール®，ネオドパゾール®）や，その他の抗コリン薬（アーテン®，アキネトン®，トレミン®，パーキン®，トリモール®，コリンホール®，ペントナ®）なども禁忌です．

抗不整脈薬ではジソピラミド（リスモダン®），狭心症治療薬ではニトログリセリン（ニトロペン®），硝酸イソソルビド（ニトロール®）などが閉塞隅角緑内障に禁忌です．また，起立性低血圧に用いるアメジニウム（リ

ズミック®)も禁忌です．風邪薬PL顆粒や鎮咳薬フスコデ®，アストフィリン®，抗ヒスタミン薬クロルフェニラミン（ポララミン®，ペリアクチン，ゼスラン®，セレスタミン®）なども閉塞隅角緑内障に禁忌です．

　排尿障害治療薬には抗コリン作用のある薬が多いです．プロピベリン（バップフォー®），オキシブチニン（ポラキス®），ソリフェナシン（ベシケア®），イミダフェナシン（ステーブラ®）などは閉塞隅角緑内障に禁忌です．抗コリン薬系の気管支拡張薬イプラトロピウム（アトロベント®エロゾル），チオトロピウム（スピリーバ®）も閉塞隅角緑内障に禁忌です．

Point 緑内障例への処方の注意点

- 閉塞隅角緑内障に対する禁忌薬は非常に多く，病歴聴取でしっかり眼科受診歴の有無や点眼薬使用歴，眼の症状の有無を確認する
- 軽症あるいは治療中であれば使用できる薬剤も少なくないので必ず眼科医に相談すること

〈桑島　巖〉

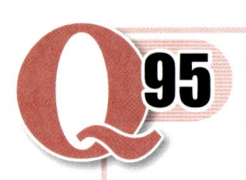

Q95 前立腺肥大症で気を付ける薬を教えて！

前立腺肥大症例への禁忌薬

前立腺肥大症で禁忌あるいは慎重投与となる薬剤を教えてください．

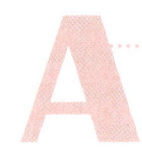

抗コリン作用を有する薬は膀胱の排出力を低下させるとともに尿道狭窄をもたらすため排尿障害をきたします．特に高齢者では前立腺肥大を有する症例が非常に多いため，注意が必要です．

三環系抗うつ薬アミトリプチリン（トリプタノール®），クロミプラミン（アナフラニール®），四環系抗うつ薬マプロチリン（ルジオミール®），抗うつ薬ミルナシプラン（トレドミン®）などはいずれも前立腺肥大症では禁忌です．

抗パーキンソン薬であるプロフェナミン（パーキン®），メチキセン（コリンホール®）も前立腺肥大症では禁忌です．

抗不整脈薬ジソピラミド（リスモダン®，ノルペース®）や起立性低血圧治療薬のアメジニウム（リズミック®）も禁忌です．感冒薬PL顆粒や鎮咳薬フスコデ®，抗ヒスタミン薬クロルフェニラミン（ポララミン®，ペリアクチン，ゼスラン®，セレスタミン®）なども禁忌です．

抗コリン作用を有する鎮痙薬ブチルスコポラミン（ブスコパン®），ジサイクロミン（コランチル®），プロパンテリン（メサフィリン®）も前立腺肥大による排尿障害には禁忌です．

気管支拡張薬には抗コリン作用を有するものが少なくありません．イプラトロピウム（アトロベント®エロゾル），オキシトロピウム（テルシガン®エロゾル），チオトロピウム（スピリーバ®）なども排尿障害症例では禁忌です．

> **Point** 前立腺肥大症例への処方の注意点
> - 高齢者の男性は前立腺肥大を合併する症例が非常に多いため，診察時には他の診療科で処方されている薬剤を必ずチェック
> - 抗コリン作用を有する薬剤はすべて慎重投与，あるいは禁忌となる
> - 尿閉で救急外来を受診した場合には，まず服薬している薬をチェック！

〈桑島　巖〉

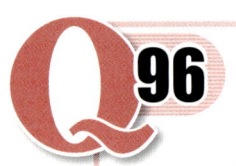

Q96 COPD, 気管支喘息で気を付ける薬を教えて！

COPD, 気管支喘息への禁忌薬

高齢者に多いCOPDや気管支喘息に対して禁忌あるいは慎重投与となる薬剤を教えてください．

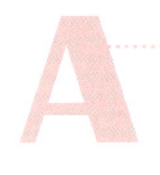

COPDや喘息患者に対して禁忌薬を処方すると，呼吸困難や喘息症状を悪化させるのみならず，時には致死的になる場合もあるので，禁忌薬を周知しておくことは臨床医として基本的な知識です．

喘息に対する禁忌薬

β遮断薬は基本的に禁忌ですが，どうしても使わなければいけない場合にはアテノロール（テノーミン®），ビソプロロール（メインテート®），メトプロロール（セロケン®，ロプレソール®）などの心臓（β_1）選択性の高い薬剤を少量から開始します．COPDでは禁忌ではありませんが，慎重投与が必要です．

プロプラノロール（インデラル®），ピンドロール（カルビスケン®），カルテオロール（ミケラン®）などのβ_1非選択性であるβ遮断薬は気管支喘息には禁忌となっています．カルベジロール（アーチスト®），ソタロール（ソタコール®）も気管支喘息には禁忌となっています．

チモロール（チモプトール®点眼液），カルテオロール（ミケラン®点眼液）などの緑内障治療に用いられるβ遮断薬の点眼液も気管支喘息では禁忌です．

モルヒネ，オキシコドン（オキノーム®，オキシコンチン®）などの麻薬性鎮痛薬やコデインリン酸塩などの麻薬性鎮咳薬，シプロヘプタジン（ペリアクチン）などの抗ヒスタミン薬も気管支喘息発作中には禁忌です．

アスピリン喘息での禁忌薬

アスピリンなどの抗炎症薬によって惹起される喘息をアスピリン喘息と

言いますが，その既往のある症例はアスピリンのみならず外用薬を含めすべての消炎鎮痛薬が禁忌となります．具体的には，アスピリン（バファリン®），ロキソプロフェン（ロキソニン®），ジクロフェナク（ボルタレン®），イブプロフェン（ブルフェン®），メロキシカム（モービック®），アセトアミノフェン（カロナール®），チアラミド（ソランタール®）などのほか，PL顆粒なども禁忌です．

消炎鎮痛薬のインドメタシン（インダシン®坐剤）などの坐剤，ロキソプロフェン（ロキソニン®パップ）などの外用薬もアスピリン喘息患者では禁忌です．

Point 喘息症例への処方の注意点

- 喘息が悪化した場合には点眼薬や湿布薬を含めて必ず使用薬剤のチェックが重要
- アスピリン喘息の有無は初診時に聴取しておくことが重要

〈桑島　巖〉

Q97 間質性肺障害の副作用が心配です

薬剤性肺疾患を起こす可能性のある薬剤

間質性肺疾患を起こす可能性のある薬剤を教えてください．また，チェック方法や起こった場合の対処法についてもお願いします．

A　漢方薬を含め非常に多くの薬剤が間質性肺炎を起こす可能性がありますが，特に有名なのがゲフィチニブ（イレッサ®），パクリタキセル（タキソール®）などの抗悪性腫瘍薬のほか，メトトレキサート（リウマトレックス®），ブシラミン（リマチル®），オーラノフィン（リドーラ®），レフルノミド（アラバ®），インフリキシマブ（レミケード®），エタネルセプト（エンブレル®），などの抗リウマチ薬，免疫抑制薬，生物学的製剤です．

循環器疾患治療薬では，不整脈に用いられるアミオダロン（アンカロン®）が有名で，500 mg/日以上で間質性肺障害のリスクが増大すると言われますが，高齢者では200 mg/日でも生じることがあります．

これらの薬剤を用いている場合は元々の基礎疾患も重篤である場合がほとんどで，治療域と中毒域が狭いのが特徴です．

意外にも漢方薬による間質性肺疾患も少なくありません．小紫胡湯，柴苓湯が比較的多いです．

薬剤性肺障害の危険因子として，①60歳以上，②もともと肺線維症や間質性肺炎が存在すること，③抗悪性腫瘍薬を多剤併用していること，④腎障害などがあります．上記に加えメトトレキサートでは糖尿病，低アルブミン血症，などが間質性肺障害のリスク因子です．

薬事法により薬剤による副作用として2006年に集計された間質性肺障害は，ゲフィチニブ，メトトレキサートの2つが断トツに多く，次いでパクリタキセル，ペグインターフェロン，アミオダロン，エタネルセプトの順でした．

息切れ，呼吸困難，空咳，発熱などがみられた場合，必ず胸の聴診でfine crackles（捻髪音）の有無を確認し，血液検査でCRP，KL-6（シアル化糖鎖抗原）値，SP-D値を測定，血液ガス，胸部CT検査などを行います．リ

ウマチ性肺病変などの原疾患の悪化との鑑別診断が重要ですが，薬剤性が疑われた場合には原因となる薬剤を中止することが重要です．症状や病態に応じてパルス療法を含めたステロイド治療が行われます．

Point 副作用による間質性肺炎の診断と治療

- あらゆる薬剤で間質性肺炎は起こりうる．特に抗リウマチ薬，抗悪性腫瘍薬，アミオダロン，漢方薬などを服用している症例に息切れ，呼吸困難，空咳，発熱などの症状がみられた場合には必ず胸の聴診でfine crackles（捻髪音）の有無を確認し，必要に応じてCTとKL-6値を測定すること
- 治療法としては，まず原因となる薬剤の中止．重症例ではパルス療法を含めたステロイド投与
- 関節リウマチの症例ではもともとのリウマチ性肺病変との鑑別が難しい場合があり，呼吸器科専門医に相談する

〈桑島　巖〉

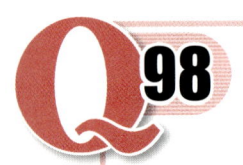

Q98 服薬時間をずらして処方しなければならない薬剤について教えて！

同時服用で吸収阻害の起こる薬剤

貧血で鉄剤治療を受けている患者さんが尿路感染を併発したので，抗菌薬セフジニル（セフゾン®）を処方したところ，調剤薬局から，服薬時間をずらして処方してくださいと言われました．どのような理由でしょうか．また他にも時間間隔を空けて服用する薬剤があったら教えてください．

A

●鉄剤や制酸薬などが吸収阻害する薬剤

鉄剤や制酸薬のような金属イオンを含む薬剤と一緒に服用すると効果が減弱する薬があります．これは2つの薬剤がキレートを形成して吸収が阻害されるために効果が減弱，あるいは消失してしまうためです．

抗菌薬ではセフェム系薬剤，例えばセフジニル（セフゾン®）を有機酸鉄剤（フェロミア®，フェルム®，インクレミン®）などと一緒に服用すると，セフジニルの吸収が約10分の1まで阻害されてしまいます．したがってセフジニルを服用後，3時間以上間隔を空けて鉄剤を服用する必要があります．

テトラサイクリン系のミノサイクリン（ミノマイシン®），テトラサイクリン（アクロマイシン® V）と鉄剤，マグネシウム含有薬剤，アルミニウム含有薬剤，カルシウム含有薬剤も同時服用すると，抗菌薬の吸収が20～30％減弱しますので，両薬剤の服用間隔を2～4時間空けるようにします．

ニューキノロン系のレボフロキサシン（クラビット®）もアルミニウム，マグネシウム，カルシウム含有制酸薬（キャベジン，メサフィリン®），鉄剤（フェロミア®）との同時服用によって吸収率が大幅に減弱しますので，やはり2時間以上の間隔をおいて服用してもらいます．

甲状腺ホルモン製剤のチラーヂン®末，チラーヂン®Sもアルミニウム含有制酸薬（アルサルミン®など）や鉄剤（フェロミア®）などと同時服薬すると効果が減弱しますので，2時間空けて服用するように指導します．

利胆剤ウルソデオキシコール酸（ウルソ®）などもアルミニウム含有薬

剤と同時服用すると吸収が阻害されるのでやはり2時間以上間隔を空けて服用します．

● 吸収阻害に注意する脂質異常症治療薬

脂質異常症治療薬として用いられるコレスチラミン（クエストラン®）とコレスチミド（コレバイン®）は陰イオン交換樹脂（レジン）であるために，消化管内で胆汁酸，陰イオン性物質や酸性物質などを吸着して，コレステロールの異化を促進して血中のコレステロール低下作用を発揮します．

この作用のため例えば，メトトレキサート（リウマトレックス®）などの抗リウマチ薬，NSAIDs，チアジド系降圧利尿薬，テトラサイクリン，バンコマイシン，甲状腺ホルモン製剤，ワルファリンなどの吸収を阻害させますので，本剤投与前4時間または，投与後4～6時間の間隔を空けて服用する必要があります．

同じ脂質異常症治療薬であるエゼチミブ（ゼチーア®）も上記薬剤の血中濃度を低下させるので併用する場合には，4時間以上の間隔を空ける必要があります．

> **Point 呼吸阻害の起こる薬剤処方の注意点**
> - 時間をずらして服用すべき薬剤を知っておく
> - 鉄剤，制酸薬などの金属イオン含有薬剤は，同時服用で効果が弱まる薬が少なくないため，処方する場合には注意が必要
> - またクエストラン®やコレバイン®のような陰イオン交換樹脂も，同時服用で他の薬の消化管での吸収を阻害するため，注意が必要

● 文献
1) 桐野玲子：鹿児島市医報，43（12）：38，2004

〈桑島　巖〉

Q99 名前の似た薬の処方ミスに注意！

類似名称薬

調剤薬局からの疑義照会！「先生，関節リウマチの患者さんにプルゼニド処方されていますが，患者さんは便秘していないとおっしゃってますが….」もしかするとプレドニン？

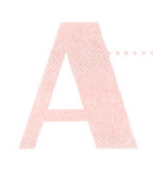

A. 最近は電子カルテやオーダリングシステムで頭文字3文字ほど入力すると薬品名が出てくるようになり，大変便利ですが，うろ覚えの薬だと全く別な薬を処方する危険性も少なくありません．例えば降圧薬アルマール®が処方されるべきところを，血糖降下薬アマリール®を処方してしまったなどの事例が多発しました※1．

名称類似による「ヒヤリハット」事例が多い薬品名をいくつか挙げてみました（表）．

● 表　注意が必要な類似名称薬の一例

アマリール	アルマール*1	ノイロトロピン	ノイロビタン配合錠
イトリゾール	イソゾール	ノルバスク	ノルバデックス
ウテメリン	メテナリン	フェノバール散	フェニトイン散
クラリス	クラリシッド	プレドニン	プルゼニド
サクシン*2	サクシゾン	ベザテートSR錠	ベザトールSR錠
セフメタゾン	セフマゾン	マグミット	マグラックス
テオドール	テグレトール	ムコダイン	ムコスタ
ニューロタン	ニューレプチル	ユリノーム	ユリーフ
ノイロトロピン	ノイトロジン		

＊1：最近アルマールからアロチノロール塩酸塩錠に名称変更された．
＊2：サクシンから，「スキサメトニウム」に名称変更された．

※1：そのためアルマール®はアロチノロール塩酸塩と名称変更となった
※2：例えば「アルマールβ遮断薬」など

オーダシステムにおいて，薬剤の性質を示す用語を商品名に付加するなどの工夫[※2]や，処方から薬剤投与までの各段階において，医師，薬剤師，看護師の各職種同士のチェック体制の強化が望まれます．

> **Point　類似名称薬への対策**
> - オーダーシステムの名称表示を工夫する
> - 処方から薬剤投与までの各段階において，各職種同士のチェック体制を強化する

〈桑島　巖〉

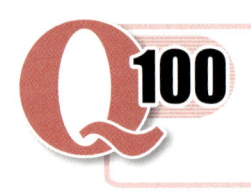

Q100 高齢者に不適切な薬剤とは？

高齢者への処方のポイント

高齢者に不適切な薬剤はあるのでしょうか．あったらそのリストを教えてください．

● 高齢者に不適切な薬というのはなく，不適切使用こそ問題

　基本的には高齢者に対して不適切な薬というのはほとんどありません．高齢者に不適切に使用することが問題であり，病態が多彩な高齢者だからこそ慎重な投与が求められるということです．

　高齢者に多い有害事象を未然に防ぐことを目的に作製された薬剤処方の基準として米国の医師によって作製された「ビアーズ基準」というものがあります．日本でもこの基準に準じて，精神科医を中心とした9名の専門家の協議によって作製された日本版が発表されており，高齢者への使用は避けることが望ましい，あるいは特定の疾患，病態で使用を避けることが望ましい薬剤のリストが示されています．

　しかしそのなかにレセルピン，アルドメット，クロニジンといったあまり使用されていない薬剤も含まれていたり，またアミオダロン，ピルシカイニド，プロプラノロールといった高齢者でも病態によっては使用しなければならない薬剤もあり，現在の高齢者医療にそぐわない内容となっています．したがってここではそのリストを紹介することはしません．

● 個々の病態を把握することこそが安全処方のコツ

　基本的には薬は年齢にかかわらず，すべての患者に対して慎重な投与が必要であり，年齢というよりも**個々の患者の腎機能，肝機能，心機能など病態を把握したうえでの投薬が必要**ということです．特に高齢者では病態が複雑であり薬物の代謝排泄が遅延していることを考慮して薬剤を処方すべきであって一律に高齢者のみに投薬不適切な薬剤というのは存在しないと考えて間違いありません．

　高齢者に対して薬剤の知識が不十分なまま投与してしまうことの例としては，新規に発売された抗凝固薬ダビガトラン（プラザキサ®）で死亡例

が多発したことが典型と言えます．この薬剤は高齢者でも腎機能などをきちんと把握して処方すれば多くの脳卒中を予防できるメリットがあります．患者の病態を正しく考慮せずに不適切に処方された結果が出血性有害事象や死亡につながったと言えるのです．

> **Point 高齢者への処方のポイント**
> - 高齢者だからといって使用してはいけない薬は基本的にはない
> - しかし高齢者では病態が多彩であることが特徴であり，個々の症例の腎機能，肝機能，心機能など病態を把握したうえで薬を処方することが重要である
> - 高齢者では，多くの薬を服用している例が多く，その相互作用を理解してから処方することが重要である

〈桑島　巖〉

索引

数字

1型糖尿病 ……………………… 148
2型糖尿病 ……………………… 148
5α還元酵素阻害薬 …………… 218

欧文

A〜C

α_1交感神経遮断薬 ………… 218
$\alpha 1$作用 ……………………… 91
ABCアプローチ ………………… 63
ACE阻害薬 …… 96, 114, 118, 120, 240, 246, 251
α-GI薬 …………………… 124, 141
AKI ……………………………… 88
ARB …… 96, 110 114, 118, 120, 240, 246, 251
ARBと利尿薬の合剤 ………… 241
ASCEND-HF試験 ……………… 87
α-グルコシダーゼ阻害薬 … 144
α遮断薬 ……………………… 110
$\beta 1$刺激薬 ……………………… 90
$\beta 2$作用 ……………………… 90
β_2刺激薬 ……………… 58, 61, 66
BG薬 …………………………… 142
BIP ……………………………… 155
BNP …………………………… 136
BOT …………………………… 133
B型肝炎 ……………………… 234
β遮断薬 …………… 96, 110, 258
Ccr ……………………… 129, 139
Center Strep Score …………… 18
C.E.R.A. ……………………… 178
CHADS$_2$ score ……………… 75
CHOP ………………………… 174
CKD …………………… 88, 177
Clostridium difficile ………… 37
CML …………………………… 171
COMS ………………………… 29

COPD ………………………… 258
COPDの増悪 ………………… 63, 65
COPDの薬物治療 …………… 66
COX-2選択性 ……………… 195, 197
COX-2選択的阻害薬 ……… 197, 206
CRP …………………………… 28, 260
CYP …………………………… 201
CYP1A2 ……………………… 201
CYP2C9 ……………………… 201
CYP2C19 …………………… 201
CYP3A4 ……………………… 201

D〜K

DA …………………………… 178
dense intensity ……………… 175
DIC …………………………… 168
Diffuse Large B-cell Lymphoma ………………… 174
DLBCL ………………………… 174
dose intensity ………………… 175
DPP-4阻害薬 ……… 124, 134, 141, 248
eGFR …………………… 139, 141
EMPHASIS-HF試験 …………… 94
EPHESUS試験 ………………… 93
EPO …………………………… 177
ESA …………………………… 177
FIELD ………………………… 155
fine crackles ………………… 260
FIRST ………………………… 91
Forrester分類 ………………… 87
FRAX® ………………………… 42
Friedewaldの式 ……………… 156
G-CSF ………………………… 175
H$_1$受容体拮抗薬 ……………… 111
H$_2$RA ……………… 201, 203, 207
H$_2$受容体拮抗薬 …………… 248
hANP ………………………… 87
Helicobacter pylori除菌療法 ………………………… 201
HOMA指数 …………………… 134
international prognostic index ……………………… 174
IPI …………………………… 174
IRI …………………………… 134
J-WIND試験 …………………… 87

KL-6値 ………………………… 260

L〜X

ILABA ………………………… 58, 66
LDL-コレステロール ………… 160
LDL低下療法 ………………… 156
low T3 syndrome …………… 106
L-ドパ製剤 …………………… 226
MCI …………………………… 54
MMSE ………………………… 131
MRSA ………………………… 24
MTX …………………………… 180
NMDA受容体拮抗薬 ……… 51, 132
Nohria分類 …………………… 87
non-LDL-C値 ………………… 157
NSAIDs …… 40, 194, 197, 249, 252
NSAIDs潰瘍 ……………… 200, 205
PDE阻害薬 …………………… 97
PG製剤 ……………………… 201, 203
PL顆粒 ……… 199, 255, 256, 259
PPI ………………… 195, 201, 207
PSA …………………………… 218
QOL …………………………… 128
QTc延長 ……………………… 172
RALES試験 …………………… 93
Ramsay-Hunt症候群 ………… 32
R-CHOP ……………………… 174
red man syndrome …………… 24
rHuEPO ……………………… 177
rt-PA ………………………… 162
small dense LDL …………… 157
ST合剤 ……………………… 184, 233
SU薬 …… 124, 128, 134, 143, 248
T3製剤 ……………………… 105
T4製剤 ……………………… 105
TG低下療法 ………………… 155
TZD薬 ………………………… 141
Xa阻害薬 ……………………… 74, 83

和文

あ行

悪性リンパ腫 ………………… 174
アシクロビル …………………… 32
アスピリン ………………… 102, 79

アスピリン喘息 … 258	炎症マーカー … 131	急性期めまい … 107
アセトアミノフェン … 32, 199	黄色ブドウ球菌 … 34	急性膵炎 … 155
アタザナビル … 203	横紋筋融解症 … 154	急性尿細管壊死 … 199
圧迫骨折 … 39	オピオイド系鎮痛薬 … 253	急性副腎不全 … 105
圧迫止血 … 85		吸入ステロイド … 58
アテローム血栓 … 79	**か行**	凝固優位型DIC … 168
アプリンジン … 71	改訂長谷川式知能検査 … 131	狭心症 … 99
アミオダロン … 71	過活動膀胱 … 215	狭心症治療薬 … 254
アミノグリコシド系抗菌薬 … 22	学習記憶能力 … 131	虚弱 … 161
アルツハイマー型認知症 … 131	拡張期血圧 … 114	起立性低血圧 … 107
アレンドロン酸 … 49	下垂体機能低下症 … 105	起立性低血圧治療薬 … 256
アログリプチン … 142	過大降圧 … 113	筋肉痛 … 156
アンジオテンシンⅡ受容体拮抗薬 … 110	活性型ビタミンD_3製剤 … 49	グリクラジド … 141
	家庭用血圧計 … 112	クリニカルシナリオ … 87
胃潰瘍 … 201, 207	ガベキサートメシル酸塩 … 169	グリニド薬 … 124, 134, 141, 143
易血栓性 … 128	ガランタミン … 51	クリプトスポリジウム … 34
意識障害 … 146, 228	カリウム吸着レジン … 237	グリベンクラミド … 141
イソニアジド … 14, 15	過量投与 … 199	グリメピリド … 141
胃腸炎 … 34	カルシウム拮抗薬 … 118, 120	グルカゴン分泌 … 124
遺伝子組換え組織型プラスミノゲンアクチベータ … 162	カルシトニン製剤 … 40	クレアチニンクリアランス … 22
胃粘膜防御因子増強薬 … 201	カルバマゼピン … 225	クレアチニンクリアランス予測式 … 22
イマチニブ … 172	カルベジロール … 96	クロストリジウム・デフィシール … 37
インクレチン … 124	肝壊死 … 199	クロピドグレル … 102
インスリン … 143	癌 … 138	痙攣 … 146
インスリン使用 … 131	肝機能 … 251	痙攣発作 … 224
インスリン治療 … 141	間質性肺疾患 … 260	下剤 … 210
インスリン抵抗性 … 126, 134	肝障害 … 181	結核 … 14, 184, 233
インスリンの皮下注射法 … 150	関節破壊 … 230	血管性認知症 … 131
インスリン皮下注射の開始法 … 151	関節リウマチ … 180, 183, 230	血清シスタチンC … 141
インスリン皮下注射の単位量の調節 … 152	感染症 … 183, 233	血栓イベントリスク … 74
インスリン分泌 … 124	眼帯状疱疹 … 52	血栓溶解療法 … 162
インスリン療法 … 148	冠動脈インターベンション … 99, 102	血栓リスク … 77
インダパミド … 122	肝排泄型 … 22	血中濃度 … 68
インフルエンザ … 16, 30	カンピロバクター … 34	血糖降下薬 … 248
後向き法 … 152	感冒 … 16	血糖値 … 123
うつ症状 … 131	漢方薬 … 260	下痢 … 34, 37, 213
うつ状態 … 128	冠攣縮 … 99	嫌気性菌 … 20
エイコサペンタエン酸製剤 … 155	気管支拡張薬 … 64, 255, 256	原発性アルドステロン症 … 239
エゼチミブ … 159	気管支喘息 … 58, 258	原発性骨粗鬆症 … 39
エナラプリル … 97	キサンチン誘導体 … 61	高CPK血症 … 154
エプレレノン … 93	偽性アルドステロン症 … 239	高LDL-コレステロール血症 … 158
エリスロポエチン … 177	逆流性食道炎 … 201	抗悪性腫瘍薬 … 260
	吸収阻害 … 262	降圧薬 … 114, 117, 251
	求心性肥大 … 94	

索引 269

索引

降圧利尿薬 …… 117, 122, 247, 249
抗アルドステロン薬
　…………………… 93, 115, 240, 247
抗アンドロゲン薬 ……………… 219
高インスリン血症 ……… 126, 134
抗インフルエンザウイルス薬
　………………………………………… 30
抗ウイルス薬 ……… 33, 246, 253
抗うつ薬 ………………… 192, 256
高カリウム血症 ………………… 236
交感神経 ………………………… 71
後期高齢者 ………… 117, 140, 158
抗凝固薬 ………… 74, 83, 85, 163,
抗菌薬 ………… 34, 37, 63, 246, 262
抗菌薬の投与期間 ……………… 28
高血圧 …………………… 119, 239
抗結核薬 ………………………… 253
抗血小板薬
　……………… 76, 79, 81, 85, 102, 252
抗血栓薬 …………………… 85, 348
高血糖 …………………………… 131
抗コリンエステラーゼ阻害薬
　………………………………………… 132
抗コリン作用 …………… 254, 256
抗コリン薬
　……………… 66, 215, 221, 227, 254
甲状腺機能 ……………………… 131
甲状腺機能低下症 ……………… 105
甲状腺ホルモン製剤 …… 105, 342
厚生省DIC診断基準 …………… 168
抗精神病薬 ………………… 228, 249
抗てんかん薬 ……… 249, 253, 254
抗動脈硬化作用 ………………… 136
抗トロンビン薬 …… 74, 77, 83
抗認知症薬 …………………… 51, 56
抗パーキンソン薬 ……… 254, 356
抗ヒスタミン薬 …… 255, 256, 258
抗不安薬 ………………… 192, 354
抗不整脈薬
　……………… 68, 71, 247, 251, 254, 256
高マグネシウム血症 …………… 211
抗リウマチ薬 ……… 249, 252, 260
抗リウマチ薬の副作用 ………… 180
高齢者 …………………… 32, 68, 165
誤嚥性肺炎 ……………………… 20
国際予後指標 …………………… 174

骨髄抑制 ………………………… 180
骨折リスク ……………………… 136
骨粗鬆症 …………………… 39, 242
骨盤底筋体操 …………………… 221
コリンエステラーゼ阻害薬 …… 51
混合型インスリン ……………… 150

さ行

サイアザイド系利尿薬 … 122, 241
サイアザイド類似薬 …………… 122
再灌流傷害 ……………………… 87
細菌性肺炎の危険因子 ………… 184
サイトメガロウイルス感染症
　………………………………………… 233
サルコペニア …………………… 139
サルモネラ ……………………… 34
酸化マグネシウム ……………… 210
ジアゼパム …………… 108, 224
視覚記銘力 ……………………… 131
刺激性下剤 ……………………… 210
持効型溶解インスリン ………… 150
脂質異常症治療薬
　………………… 248, 252, 263
シスタチンC …………………… 139
ジソピラミド …………………… 71
シタグリプチン ………………… 142
シックデイの教育 ……………… 130
ジフェニドール ………………… 108
ジフェンヒドラミン …………… 108
シベンゾリン …………………… 71
脂肪肝 …………………………… 134
脂肪肝の存在 …………………… 126
社会サポート …………………… 133
集合管 …………………………… 93
収縮期血圧 ……………………… 114
重症低血糖 ………………… 126, 128
重症低血糖の遷延 ……………… 125
重曹 ……………………………… 237
十二指腸潰瘍 …………………… 207
出血イベントリスク …………… 74
出血リスク ………………… 77, 83
手段的ADL ……………………… 128
循環器疾患治療薬
　………………… 246, 251, 260
消炎鎮痛薬 ………………… 249, 259
消化器疾患治療薬 ……………… 248

症候性てんかん ………………… 224
硝酸薬 …………………………… 99
食塩感受性高血圧 ……………… 239
食後高血糖 ………………… 124, 126
止痢剤 …………………………… 213
自律神経 ………………………… 71
自律神経異常 …………………… 128
自律神経症状 …………… 128, 143
新規経口抗凝固薬 ……………… 74
腎機能 …………………………… 246
腎機能障害 ……………………… 138
腎機能の評価 …………………… 141
真菌感染症 ……………………… 233
心筋梗塞 ………………………… 114
神経症状 ………………………… 146
心血管イベントのリスク … 197
心血管死亡 ……………………… 138
腎血管性高血圧 ………………… 239
心原性ショック ………………… 90
腎硬化症 ………………………… 88
心室性期外収縮 ………………… 68
腎症 ……………………………… 131
腎性貧血 ………………………… 177
身体機能低下 …………………… 130
浸透圧性下剤 …………………… 210
腎排泄型 …………… 22, 203, 207
心不全 …………………………… 136
心房細動 …………………… 71, 74
睡眠維持障害 …………………… 187
睡眠薬 …………………………… 253
スタチン薬 ………………… 156, 252
ステロイド ………… 58, 61, 64
ステロイド性骨粗鬆症 ……… 230
ステロイドのリスク … 230, 233
ステント血栓症 ………………… 102
ストロングスタチン …………… 159
スピロノラクトン ……………… 93
スライディングスケール ……… 152
制酸薬 …………………… 203, 262
精神, 神経疾患治療薬 ……… 249
精神的動揺 ……………………… 112
生物学的製剤 …………… 183, 260
赤芽球造血刺激因子製剤 …… 177
咳反射 …………………………… 20
赤痢アメーバ …………………… 34

切迫性尿失禁 215, 221	超速効型インスリン 149	乳酸アシドーシス 138
セレコキシブ 206	治療薬物モニタリング 24	入眠障害 186
前期高齢者 158	鎮咳薬 253, 258	ニューモシスチス肺炎
潜在性結核感染の治療 14	鎮痙薬 256	184, 233
喘息 258	鎮痛薬 253, 258	尿意切迫感 215
喘息治療ステップ 59	椎骨脳底動脈循環不全症 107	尿酸値 123
喘息の薬物治療 61	ツベルクリン反応 14	尿路感染症 26
選択的H_1受容体拮抗薬 250	低T3症候群 106	ニロチニブ 172
センナ 210	低栄養 139	認知機能 126, 131
せん妄 228	低カリウム血症 61, 122, 239	認知機能低下 130
線溶優位型DIC 168	低血糖 128, 131, 143, 146	認知機能低下防止作用 136
前立腺特異抗原 218	低血糖の遷延 145, 146	認知症 128
前立腺肥大症 215, 218, 256	テイコプラニン 24	ネシリチド 87
造影剤使用 139	低コレステロール血症 161	粘液水腫昏睡 105
相互作用 207	低心拍出量状態 92	捻髪音 260
早朝覚醒 186	低ナトリウム血症 122, 241	粘膜防御因子 203
続発性骨粗鬆症 39	低分子ヘパリン 83, 169	粘膜防御因子増強薬 203
ソタロール 71	低用量アスピリン 198, 205	ノイラミニダーゼ阻害薬 30
速効型インスリン 149	テープ手術 222	脳MRI 131
	テオフィリン徐放製剤 58	脳血管障害を伴った
た行	鉄剤 262	アルツハイマー型認知症 132
	転倒 128	脳血流SPECT 131
代謝性アシドーシス 237	糖欠乏症状 143	脳梗塞 74, 79, 107, 131, 162, 224
体重減少 139	等張性脱水 244	脳梗塞再発防止作用 136
体重増加 136	糖尿病 119, 230, 231	脳梗塞再発予防 79
帯状疱疹 32	糖尿病治療薬 248, 252	脳卒中 79
帯状疱疹後神経痛 32	糖尿病の負担感 128	ノルアドレナリン 90
耐性/不耐容 172	洞不全症候群 96	ノルエピネフリン 90
大腿骨近位部骨折 192	動脈硬化 231	ノロウイルス 34
タクロリムス 182	ドネペジル 51	
ダサチニブ 172	ドパミン 90	**は行**
脱水症状 244	ドパミン・アゴニスト 226	
ダナパロイドナトリウム 169	ドブタミン 90	パーキンソン治療薬 249
ダビガトラン 77	トラセミド 94	パーキンソン病 226
胆汁排泄型 207	ドラッグラグ 77	肺炎 16
炭水化物 146	トロンボモジュリン 169	肺血栓塞栓予防 83
チアゾリジン薬 124, 141	ドンペリドン 56	排尿障害治療薬 255
チアゾリジン誘導体 248		白血球数 28
チトクロームP450 201, 208	**な行**	発症予防 30
注意・集中力 131		バラシクロビル 32
中間型インスリン 150	内臓脂肪蓄積 126, 134	バルプロ酸 225
中途覚醒 186	ナファモスタットメシル酸塩	バンコマイシン 22, 24, 38
腸炎ビブリオ 34	169	反跳性不眠 187
腸管アデノウイルス 34	ニコランジル 99	ピオグリタゾン 136
長期管理薬物療法 58	二次予防 160	ビグアナイド薬 124, 134
長時間作用性β_2刺激薬 58, 66	ニューキノロン系抗菌薬 18	ヒスタミンH_2受容体拮抗薬 201

索引 271

索引

非ステロイド性抗炎症薬 ····· 194
ビスホスホネート関連顎骨壊死
 ·· 47
ビスホスホネート製剤 ····· 47
ビソプロロール ························· 96
ビタミンB_{12} ···························· 131
ピペラシリン ····························· 26
肥満 ··· 126
肥満型 ····································· 134
びまん性大細胞型B細胞性
　リンパ腫 ······························ 174
病原性大腸菌 ··························· 34
日和見感染症 ························ 233
ピルジカイニド ························ 71
ビルダグリプチン ················ 142
ピルメノール ···························· 71
ファムシクロビル ··················· 32
フィードバック ····················· 167
フィブラート系薬剤
 ························ 154, 156, 248, 252
フェニトイン ························· 224
フェノバルビタール ············ 224
不穏 ··· 228
腹圧性尿失禁 ························ 221
副交感神経 ······························· 71
副作用 ······································· 68
副腎皮質機能低下症 ·········· 105
副鼻腔炎 ··································· 16
服薬アドヒアランス ············ 126
不顕性誤嚥 ······························· 20
浮腫 ··· 136
不整脈 ····································· 128
ブドウ糖 ································ 146
フレカイニド ··························· 71
プロスタグランジン製剤 ···· 201
プロトンポンプ阻害薬 ·195, 201
プロバイオティクス ············· 38
プロパフェノン ······················ 71
分子標的薬 ···························· 171
閉塞隅角緑内障 ···················· 254
閉塞性動脈硬化症 ········· 81, 96
併用 ··· 49
ヘパリン ··································· 83
ベプリジル ······························· 71
ペリアクチン ········ 255, 256, 258

ベンゾジアゼピン系抗不安薬
 ·· 249
便秘 ··· 210
片麻痺 ···································· 146
ポリカルボフィルカルシウム
 ·· 213

ま〜わ行

慢性腎臓病 ···························· 177
慢性閉塞性肺疾患 ········· 63, 65
未分画ヘパリン ···················· 169
脈圧の大きな高齢者 ·········· 114
無症候性脳梗塞 ···················· 132
メチルキサンチン ·················· 66
メトトレキサート ··············· 180
メトホルミン ························ 138
メトロニダゾール ·················· 38
めまい ···································· 107
メマンチン ······························· 51
免疫抑制薬 ··················· 180, 260
持ち越し効果 ························ 187
モニタリング ························ 166
夜間せん妄 ···························· 228
薬剤性パーキンソニズム ···· 226
薬剤性肺疾患 ························ 260
薬剤の継続/中止 ···················· 85
薬剤溶出性ステント ············ 102
薬物間相互作用 ···················· 201
薬物治療開始基準 ················· 42
輸液 ································ 34, 244
輸液プラン ···························· 167
輸液療法 ································ 165
葉酸 ··· 131
予防投与 ··································· 14
ラクツロース ························ 211
ラクナ梗塞 ······························· 79
ランブル鞭毛虫 ······················ 34
利胆剤 ···································· 262
リツキシマブ ························ 174
リナグリプチン ···················· 142
利尿薬 ···································· 251
利尿薬含有配合剤 ··············· 110
リバスチグミン ······················ 51
リファンピシン ············· 14, 15
良性発作性めまい症 ··········· 107

緑内障 ·························· 215, 254
緑膿菌 ······································· 26
類似名称薬 ···························· 264
レニン・アンジオテンシン・
　アルドステロン系の阻害薬
 ·· 236
レパグリニド ························ 142
レビー小体型認知症 ············· 54
レボフロキサシン ·················· 19
レムナント ···························· 157
ロイコトリエン受容体拮抗薬
 ·· 58
ロタウイルス ··························· 34
ワルファリン ····· 74, 77, 83, 85, 251

薬剤名（商品名）索引

欧文

FOY® 169
MSコンチン® 253
S・M散 249

和文

ア行

アーガメイト® ゼリー 237
アーチスト® 96, 258
アーテン® 254
アキネトン® 254
アクテムラ® 184
アクトス® 126, 136, 248, 252
アクトネル® 44, 46, 50, 248
アクロマイシン® V 262
アザルフィジン® 180
アストフィリン® 255
アズノール® 33
アスペノン® 71
アダラート® 112, 208
アダラート® カプセル 112
アドソルビン® 249
アトロベント® エロゾル 255, 256
アナフラニール® 193, 254, 256
アポルブ® 218
アマリール®
 .... 125, 111, 146, 248, 252
アミサリン® 247
アムロジン® 120
アモキサン® 193, 254
アモバン® 187, 188
アラバ® 180, 253, 260
アランタ® 203
アリセプト® 51, 54, 56, 132
アリクストラ® 83
アルサルミン® 203, 249, 262
アルダクトン® A 93, 247
アルドメット® 251

アルファロール® 50
アルミゲル細粒 249
アレグラ® 250
アレディア® 46
アレビアチン® 224, 253
アレロック® 250
アンカロン® 71, 260
アンプラーグ® 81
アンペック® 坐剤 253
イーシー・ドパール® 227, 254
イクセロン® パッチ
 .... 51, 54, 56, 133
イスコチン® 14, 184, 253
イナビル® 30
イレッサ® 203, 260
インクレミン® 262
インダシン® 195
インダシン® 坐剤 259
インテバン® 249
インデラル® 258
インヒベース® 251
インビラーゼ® 253
ウインタミン® 226
ウリトス® 215
ウルソ® 262
エクア® 124, 142, 252
エクセグラン® 224
エサンブトール® 14
エスポー® 177
エパデール 155
エバミール® 187, 188
エビプロスタット® 219
エブトール® 14
エフピー® 227
エポジン® 177
エルシトニン® 40
エンブレル® 184, 260
オイグルコン®
 .... 125, 141, 146, 248, 252
オキシコンチン® 258
オキノーム® 258
オプソ® 内服薬 253
オメプラール® 201
オメプラゾン® 201
オルガラン® 169

オレンシア® 184
オンコビン® 176

カ行

ガスター® 248
カデュエット® 252
カバサール® 227
ガバペン® 225, 249
カリメート® 237
カルシトラン® 40
カルデナリン® 110
カルビスケン® 258
カロナール® 32, 259
キシロカイン® 208
キャベジン® 262
キロサイド® 171
クエストラン® 263
グラクティブ® 124, 142, 248
グラケー® 50
クラビット® 18, 262
グリコラン® 248
クリノリル® 195, 196
グリベック® 171
グリミクロン® 125, 141, 248, 252
グルコバイ® 144
グルトパ® 162
クレストール® 252
ケイキサレート® 237
ゲンタシン® 22, 26
コアヒビター® 169
コートリル® 105
牛車腎気丸 220
コデインリン酸塩 253, 258
コペガス® 246
コムタン® 227
コランチル® 249, 256
コリンホール® 254, 256
コレバイン® 263
コロネル® 213

サ行

ザイアジェン® 253
柴苓湯 260
サイレース® 187, 189, 254
サワシリン® 18

薬剤名索引

サ行（続き）

ザンタック®	249
サンリズム®	71, 247
シグマート®	99, 247
ジゴシン®	247
シプロキサン®	18
シベノール®	71, 144, 247
ジャヌビア®	124, 142, 248
シュアポスト®	142
小柴胡湯	260
シンポニー®	184
シンメトレル®	21, 30, 227, 246, 249
スターシス®	248
ステーブラ®	215, 255
スピリーバ®	255, 256
スピロペント®	221
スプリセル®	173
セイブル®	144
ゼスラン®	255, 256
ゼチーア®	159, 263
セファドール®	108
セフゾン®	262
セフメタゾン®	20
セララ®	93, 247, 251
セルシン®	108, 201, 208, 224, 254
セルニルトン®	219
セレコックス®	194, 195, 197, 206
セレスタミン®	255, 256
セレネース®	226, 229, 249
セロクエル®	227, 229
セロケン®	258
センナリド®	210
ゾシン®	20
ソタコール®	71, 247, 258
ソニアス®	248
ゾビラックス®	32, 246
ゾメタ®	46
ソランタール®	259

タ行

ダイクロトライド®	122
ダイドロネル®	46, 348
ダオニール®	125, 141, 146, 248, 252
タガメット®	208, 248, 351
タキソール®	260
タケプロン®	196, 201
タゴシッド®	24
タシグナ®	173
タミフル®	30, 246
ダラシン®S	18, 20
タリオン®	250
ダルメート®	187
タンボコール®	71, 247
チモプトール®点眼液	258
チラーヂン®	105, 262
チロナミン®	105
テイロック®	46, 248
テオドール®	208
テグレトール®	224, 249
デトルシトール®	215
テノーミン®	258
デパケン®	224, 253
デパス®	254
テリボン®	44
テルシガン®エロゾル	256
ドグマチール®	192, 226
トピナ®	225
ドミン®	227
ドラール®	187
トライコア®	154, 248, 252
トラゼンタ®	124, 142
トラベルミン®	108
トリテレン®	249
トリプタノール®	254, 256
トリモール®	254
ドルナー®	81
トレドミン®	193, 256
トレミン®	254
トレリーフ®	227

ナ行

ナウゼリン®	56
ナトリックス®	117, 122
ニトプロ®	88
ニトロール®	88, 99, 113, 254
ニトロペン®	254
ニューロタン®	251
ネオパストン®	227, 254
ネオパゾール®	227, 254
ネシーナ®	124, 142, 248
ネスプ®	178
ネルボン®	187
ノーベルバール®	224, 253
ノルバスク®	120
ノルペース®	256

ハ行

パーキン®	254, 256
パーセリン®	219
パーロデル®	227
バイアスピリン®	133
ハイドレア®	171
ハイペン®	195
パキシル®	193
パセトシン®	18
バップフォー®	215, 255
パナルジン®	79, 252
バファリン®	259
パラプロスト®	220
ハルシオン®	187, 254
バルトレックス®	32, 246
ハルナール®D	111, 218
ハンプ®	87
ビーマス®	210
ビオフェルミン®	213
ビクリン®	22
ピクロックス®	32
ビ・シフロール®	227, 249
ヒダントール®	253
ビノグラック®	252
ピメノール®	71, 247
ヒュミラ®	184
ピラマイド®	14
ビラミューン®	253
ピリナジン®	32, 199
ファスティック®	248
ファムビル®	32
フェルム®	262
フェロミア®	262
フォサマック®	44, 46, 50, 248
フォルテオ®	44
フサン®	169
フスコデ®	255, 256
ブスコパン®	256

ブスルフェクス® ……………171	マグラックス® ………………249	リスパダール® ………226, 229
フラグミン® …………………169	マドパー® ……………227, 254	リスミー® …………………187
プラザキサ® ……………77, 248	マブリン® …………………171	リズミック® ……………254, 256
フラジール® …………………38	ミオコール® ………………113	リスモダン®
プラビックス® ……79, 81, 102, 201	ミカムロ® …………………251	……………71, 144, 247, 251, 254, 256
フリバス® ………………111, 218	ミカルディス® ……………251	リツキサン® ………………174
プリンペラン® ……………226	ミケラン® …………………258	リドーラ® ……………253, 260
フルイトラン® …………118, 122	ミケラン®点眼液 …………258	リバスタッチ® ……51, 54, 56, 133
プルゼニド® ………………210	ミコンビ® …………………251	リピディル® ………154, 248, 252
ブルフェン® ………195, 197, 259	ミノアレ® …………………253	リピトール® ………………252
プレタール® ………21, 79, 81, 133	ミノマイシン® ……………262	リファジン® ………14, 199, 253
プレドニン® ……176, 184, 230, 233	ミヤBM® …………………213	リフレックス® ……………193
プレミネント® ……………251	ミリスロール® …………88, 113	リポクリン® ………………252
プログラフ® ……………180, 201	ミルセラ® …………………178	リボトリール® ……………254
プロスタール® ……………219	ムコスタ® …………………205	リポバス® …………………252
プロテカジン® …………203, 207	メイラックス® ……………192	リマクタン® …………………14
プロノン® ……………………71	メイロン® ……………107, 108	リマチル® ………180, 249, 260
フロリード …………………203	メインテート® …………96, 258	リレンザ® ……………………30
フロリネフ® ………………242	メサフィリン® …………256, 262	ルーラン® …………………249
ベイスン® …………………144	メタクト® …………………248	ルジオミール® ……193, 254, 256
ベザトール®SR ……154, 248, 252	メタルカプターゼ® ………249	ルプラック® ……………93, 251
ベザリップ® ……………154, 248	メデット® …………………248	ルボックス® ………………251
ベシケア® ………………215, 255	メトグルコ® ……126, 138, 248, 252	レイアタッツ® ……………203
ベネット® ………44, 46, 50, 248	メネシット® ……………227, 254	レキップ® …………………227
ベノジール® ………………187	メバロチン® ………………252	レニベース® …………………97
ベプリコール® ………………71	メマリー® ………51, 52, 56, 133	レペタン坐剤 ………………253
ペルジピン® ………………113	モービック® ……………195, 259	レベトール® ………………246
ヘルベッサー® ……………113	モニラック® ………………211	レミケード® ……………184, 260
ペルマックス® ……………227		レミニール® ……51, 51, 54, 56, 132
ベンザリン® ……………186, 187	**ヤ〜行**	レメロン® …………………193
ペントシリン® ………………26	ユーロジン® ………………187	レンドルミン® ……187, 189, 254
ペントナ® …………………254	ユナシン®S …………………20	ローコール® ………………252
ホスカビル® ………………246	ユリーフ® ………………111, 218	ロキソニン® ……195, 205, 249, 259
ボナロン® ………44, 46, 50, 248	フキソベロン® ……………210	ロキソニン®パップ ………259
ボノテオ® ……………………46	ラシックス® ………………251	ロセフィン® ……………20, 22
ポラキス® …………………255	ラニラピッド® ……………203	ロセレム® …………………253
ポララミン® ……………255, 256	ラピアクタ® …………………30	ロヒプノール® …………187, 189
ポリフル® …………………213	ラボナール® ………………225	ロプレソール® ……………258
ボルタレン®	ラミクタール® ……………225	ロペミン® …………………213
…………194, 195, 197, 249, 259	リウマトレックス®	ロラメット® ……………187, 188
	……………180, 249, 253, 260, 263	ワンアルファ® ………………50
マ行	リオベル® …………………248	
マーロックス® ……………249	リカルボン® …………………46	
マイスリー® ……187, 188, 189, 253	リクシアナ® ……………84, 248	
マグコロール® ……………249	リコモジュリン® …………169	

薬剤名索引 275

高齢者の薬よろずお助け Q&A100
高齢者はここが違う！
症例に合わせた薬の安全処方−使い分けとさじ加減

2012年 6月20日 第1刷発行	編 集	桑島 巖
	発行人	一戸裕子
	発行所	株式会社 羊 土 社
		〒101-0052
		東京都千代田区神田小川町2-5-1
		TEL 03 (5282) 1211
		FAX 03 (5282) 1212
		E-mail eigyo@yodosha.co.jp
		URL http://www.yodosha.co.jp/
ⓒ YODOSHA Co.,LTD. 2012	装 幀	野崎一人
Printed in Japan		
ISBN978-4-7581-1724-1	印刷所	日経印刷株式会社

本書に掲載する著作物の複製権，上映権，譲渡権，公衆送信権（送信可能化権を含む）は（株）羊土社が保有します．本書を無断で複製する行為（コピー，スキャン，デジタルデータ化など）は，著作権法上での限られた例外（「私的使用のための複製」など）を除き禁じられています．研究活動，診療を含み業務上使用する目的で上記の行為を行うことは大学，病院，企業などにおける内部的な利用であっても，私的使用には該当せず，違法です．また私的使用のためであっても，代行業者等の第三者に依頼して上記の行為を行うことは違法となります．

JCOPY <（社）出版者著作権管理機構 委託出版物>
本書の無断複写は著作権法上での例外を除き禁じられています．複写される場合は，そのつど事前に，（社）出版者著作権管理機構（TEL 03-3513-6969, FAX 03-3513-6979, e-mail：info@jcopy.or.jp）の許諾を得てください．

羊土社のおすすめ書籍

つまずき症例で学ぶ 薬の処方徹底トレーニング

これだけは知っておきたい "つまずきポイント"と"処方のコツ"

藤村昭夫／編　安藤仁, 岡山雅信／編集協力

症例をもとにしたQ&Aのトレーニング形式で, 知っておきたい処方のコツが学べます. 日常診療でよく出合う, 処方判断の難しい81症例を厳選！処方のクリニカルパールが満載です.

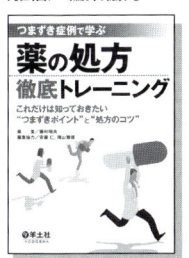

- ■ 定価(本体 4,200円＋税)
- ■ A5判　381頁　ISBN978-4-7581-1715-9

よく出合う「困った」を解決！ 薬の疑問Q&A

エビデンスと経験に基づいた薬の使い方のコツとポイント

名郷直樹, 南郷栄秀／編

アンケートで集めた, 日常診療で困ることの多い, 薬や処方に関する様々な疑問にQ&A形式で答えます！薬剤・疾患別から投与方法・合併症など患者に応じた薬の使い方まで幅広く解説！

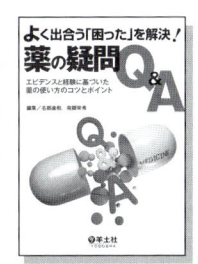

- ■ 定価(本体 3,800円＋税)
- ■ A5判　294頁　ISBN978-4-7581-0695-5

治療薬・治療指針 ポケットマニュアル 2012

梶井英治／監
小谷和彦, 朝井靖彦／編

「症状・疾患への初期対応」と「頻用薬の処方」を一冊に凝縮, 投薬のコツやアドバイスが満載で, 初期診療で必要なことがすぐにわかる. 禁忌や相互作用, ジェネリックなどを一覧にした付録も充実！

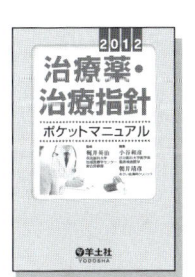

- ■ 定価(本体 4,000円＋税)
- ■ A6変型判　940頁　ISBN978-4-7581-0904-8

改訂版 糖尿病治療薬ハンドブック

河盛隆造, 綿田裕孝／監
日吉徹／編

薬の使い分けや血糖コントロールなど, 糖尿病薬の処方で「悩む」ポイントをわかりやすく解説！インクレチン関連薬の解説や症例ごとの薬の選び方など新情報を大幅に追加. 実臨床で役立つコツが満載！

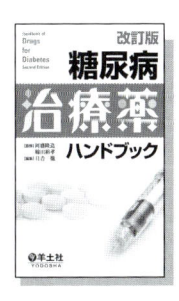

- ■ 定価(本体 4,400円＋税)
- ■ B6変型判　367頁　ISBN978-4-7581-1718-0

発行　羊土社 YODOSHA

〒101-0052 東京都千代田区神田小川町2-5-1　TEL 03(5282)1211　FAX 03(5282)1212
E-mail : eigyo@yodosha.co.jp
URL : http://www.yodosha.co.jp/

ご注文は最寄りの書店, または小社営業部まで

羊土社のおすすめ書籍

絶対受けたい！
Dr.ブランチのケースカンファレンス英語LIVE

病歴と身体所見から解き明かす
ホンモノの臨床推論

ジョエルブランチ,
井上健司／著

ブランチ先生の大人気カンファレンスをリアル体験！診断プロセスを定型化しどんな患者さんでも見抜く力が身につく！英語による症例プレゼンの実例が豊富で,自分の発表にもすぐ使える！

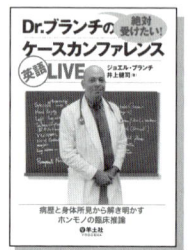

- 定価（本体3,800円＋税）
- B5判　■ 158頁　■ ISBN978-4-7581-1721-0

画像診断に絶対強くなるワンポイントレッスン

病態を見抜き、サインに気づく読影のコツ

扇和之／編
堀田昌利, 土井下怜／著

カンファレンス形式で、今まで知らなかった画像の読み方が楽しくわかります。CT, MRIを中心に読影のツボを大公開！グッと差がつく解剖のポイントも必読です！

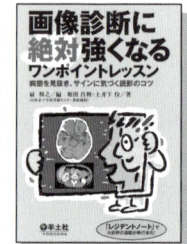

- 定価（本体3,600円＋税）
- A5判　■ 180頁　■ ISBN978-4-7581-1174-4

日常診療のよろずお助けQ&A100

救急・外来・当直で誰もが出会う「困った」に経験とエビデンスで答えます！

林寛之／編著
菅野圭一, 岩田充永／著

実例に基づく研修医の質問に、『レジデントノート』でおなじみの林寛之先生が丁寧に答えます。便利な付録カード『医療過誤を避けるTips』付き！

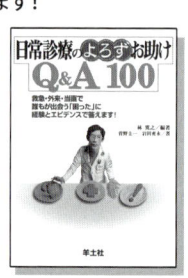

- 定価（本体3,300円＋税）
- A5判　■ 206頁　■ ISBN978-4-89706-695-0

迷いやすい症例から学ぶ
ジェネラリストの診断力

Clinical Problem Solving

総合内科はおもしろい！

宮田靖志, 濱口杉大／編著
江別市立病院総合内科／執筆

レジデントノートの人気連載が単行本化！病歴や診察、検査から何を読み取り、どう診断へと絞り込んでいるのか？ジェネラリストの思考プロセスを大公開！臨床推論を楽しみながら診断力が磨けます！

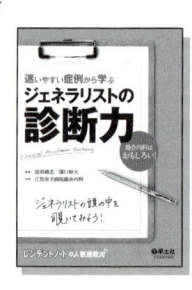

- 定価（本体4,000円＋税）
- B5判　■ 198頁　■ ISBN978-4-7581-1714-2

発行　羊土社 YODOSHA
〒101-0052 東京都千代田区神田小川町2-5-1　TEL 03(5282)1211　FAX 03(5282)1212
E-mail : eigyo@yodosha.co.jp
URL : http://www.yodosha.co.jp/

ご注文は最寄りの書店、または小社営業部まで

羊土社のおすすめ書籍

内科で出会う 見ためで探す 皮膚疾患アトラス

出光俊郎／編

症状と見ためから探せる皮膚アトラス！すべての診療科で出会う皮膚疾患を中心に、典型例はもちろん、非典型例や鑑別疾患などバリエーション豊富な写真を掲載．皮膚の異常をみたら、まずはこの一冊！

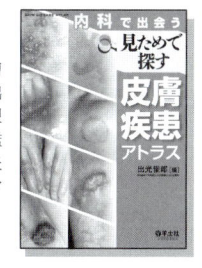

- 定価（本体 5,700円＋税）
- B5判　245頁　ISBN978-4-7581-1722-7

年齢・体重ですぐわかる！ 小児の治療薬の選び方と使い方

水谷修紀／監
土井庄三郎／編

小児医療にかかわる全医療者必携！「薬剤編」で代表的な治療薬を網羅し、体重当たりの薬用量と年齢別目安が一目でわかる．作用機序や副作用の解説も充実！「症候編」で症例を呈示し、実践的な薬の使い方を解説！

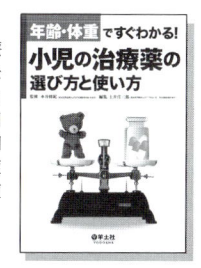

- 定価（本体 5,400円＋税）
- B5判　463頁　ISBN978-4-7581-1710-4

類似薬の使い分け

症状に合った薬の選び方とその根拠がわかる

藤村昭夫／編

薬の使い分けの難しい疾患別に、類似薬の特徴と使い方の違いを比較して解説．分類図で類似薬が一目でわかり、豊富な症例から具体的な処方も学べて理解しやすい！薬選びに困っている全ての医師に役立つ一冊．

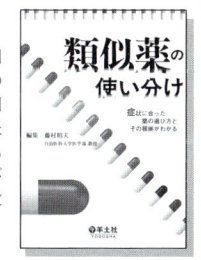

- 定価（本体 3,600円＋税）
- A5判　286頁　ISBN978-4-7581-0665-8

症状と患者背景にあわせた 頻用薬の使い分け

経験とエビデンスに基づく適切な処方

藤村昭夫／編

よく出合う症状別に頻用する薬の特徴を比較して解説．患者の年齢や基礎疾患、本人の希望などあらゆる状況を考慮した薬選びのコツがよくわかる．処方例も充実し日常診療にすぐ活かせる一冊！

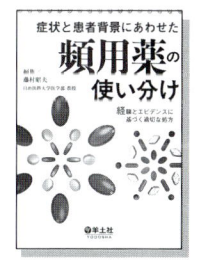

- 定価（本体 3,200円＋税）
- A5判　223頁　ISBN978-4-7581-0693-1

発行　羊土社 YODOSHA
〒101-0052 東京都千代田区神田小川町2-5-1　TEL 03(5282)1211　FAX 03(5282)1212
E-mail : eigyo@yodosha.co.jp
URL : http://www.yodosha.co.jp/

ご注文は最寄りの書店、または小社営業部まで

プライマリケアと救急を中心とした総合誌

レジデントノート

年間定期購読料（送料サービス）
・月刊のみ　12冊
　定価（本体24,000円＋税）
・月刊＋増刊
　増刊を含む定期購読は羊土社営業部までお問い合わせいただくか，ホームページをご覧ください．
　URL : http://www.yodosha.co.jp/rnote/

医療現場での実践に役立つ研修医のための必読誌！

レジデントノート は，
研修医・指導医にもっとも
読まれている研修医のための雑誌です

月刊　毎月1日発行　B5判　定価（本体2,000円＋税）

研修医指導にも
ご活用ください

特徴

① 医師となって最初に必要となる"基本"や"困ること"をとりあげ，ていねいに解説！
② 画像診断，手技，薬の使い方など，すぐに使える内容！日常の疑問を解決できます
③ 先輩の経験や進路選択に役立つ情報も読める！

増刊 レジデントノート

増刊　年6冊発行　B5判　定価（本体3,900円～4,500円＋税）

月刊レジデントノートの
わかりやすさで，1つのテーマを
より広く，より深く解説！

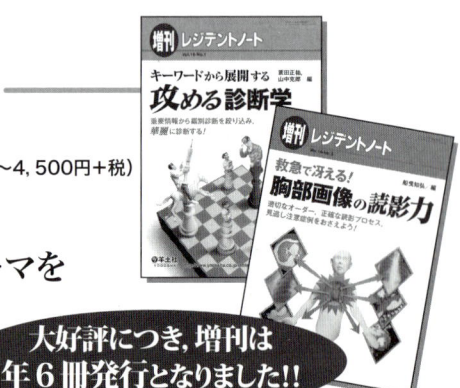

大好評につき，増刊は
年6冊発行となりました!!

発行　羊土社 YODOSHA
〒101-0052 東京都千代田区神田小川町2-5-1　TEL 03(5282)1211　FAX 03(5282)1212
E-mail : eigyo@yodosha.co.jp
URL : http://www.yodosha.co.jp/

ご注文は最寄りの書店，または小社営業部まで